透析看護
ケアマニュアル

編集

川野良子 東京女子医科大学 総括看護部長
大橋信子 東京女子医科大学病院 看護師長

医学監修

秋葉 隆 東京女子医科大学腎臓病総合医療センター
血液浄化療法科教授

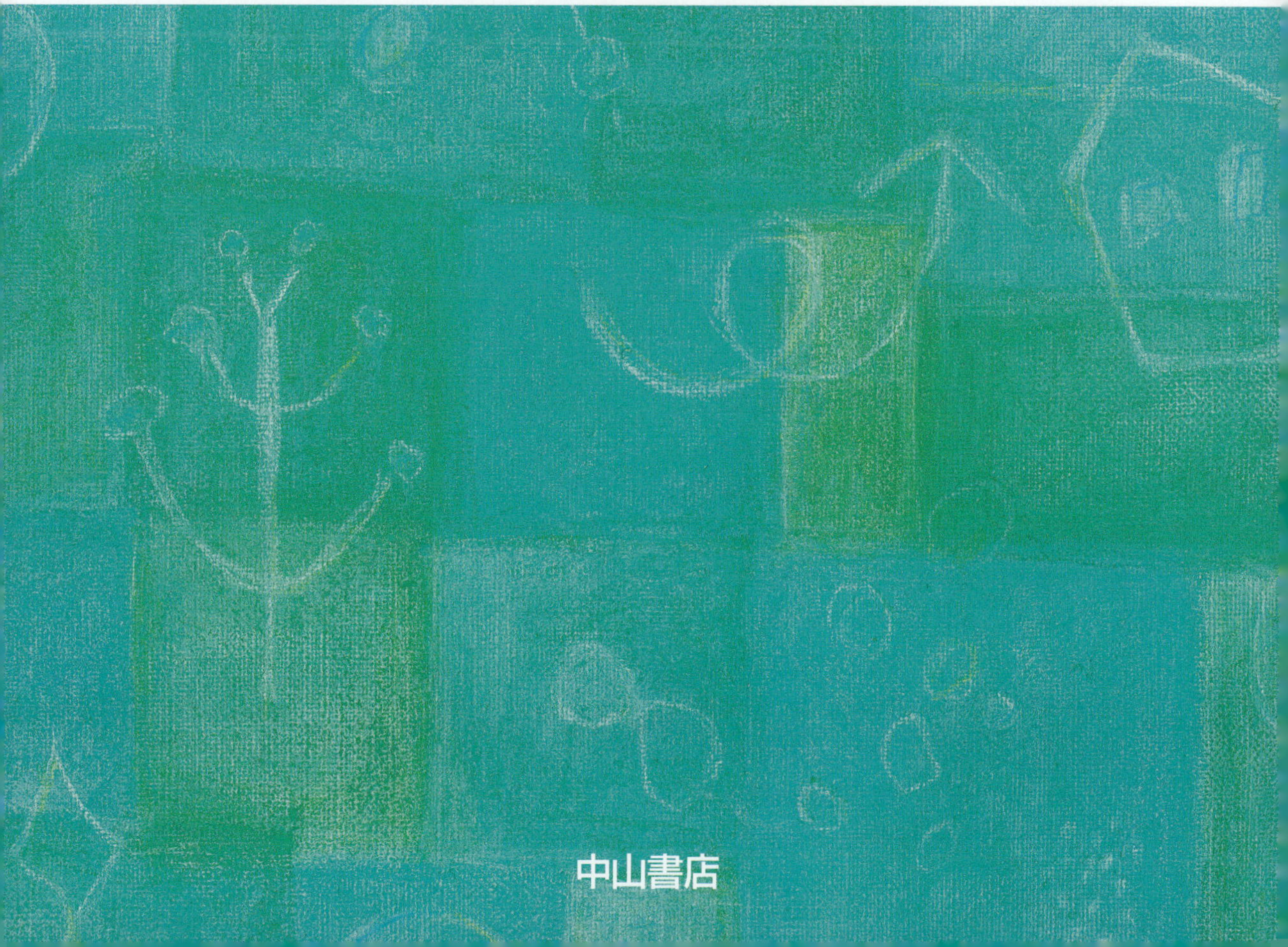

中山書店

執筆者一覧

●編集
川野良子	東京女子医科大学統括看護部長
大橋信子	東京女子医科大学病院看護師長

●医学監修
秋葉　隆	東京女子医科大学腎臓病総合医療センター血液浄化療法科教授

●執筆者（執筆順）
勝村広美	東京女子医科大学病院看護部
篠﨑紗那	元東京女子医科大学病院看護部
塩之入聖子	東京女子医科大学病院看護部
金子岩和	東京女子医科大学臨床工学部
村上　淳	東京女子医科大学臨床工学部
加藤紀子	東京女子医科大学臨床工学部
石森　勇	東京女子医科大学臨床工学部
大橋信子	東京女子医科大学病院看護部
高橋由実	東京女子医科大学病院看護部
磯谷弥生	東京女子医科大学病院看護部
鈴木はるみ	東京女子医科大学病院看護部
松浦優衣	東京女子医科大学病院看護部
武田由貴	東京女子医科大学病院看護部
星井英里	東京女子医科大学東医療センター看護部
渡部聖子	東京女子医科大学病院看護部
清水幹夫	東京女子医科大学臨床工学部
徳井好恵	東京女子医科大学臨床工学部
山田祐史	東京女子医科大学臨床工学部
廣川牧子	東京女子医科大学病院看護部
大友陽子	東京女子医科大学病院看護部
岡部　祥	東京女子医科大学病院看護部
齊藤舞衣	東京女子医科大学病院看護部
森山道代	東京女子医科大学膠原病リウマチ痛風センター
奥見雅由	東京女子医科大学腎臓病総合医療センター泌尿器科
松村里美	東京女子医科大学病院看護部
岩嵜佐和子	東京女子医科大学病院看護部
庄子智美	東京女子医科大学病院看護部
外賀裕次郎	東京女子医科大学病院薬剤部
玉川ひとみ	東京女子医科大学病院社会支援部

序

　看護は，生活の視点をとおして患者さんを捉えることから始まります．生活より治療が優先される診療科もありますが，医療技術の画期的な進歩により，また，医療施設に限定されていた患者さんの治療の場が在宅へ拡大されたことにより，患者さんの生活をみることは治療を行う上で重要な視点になってきています．

　透析療法は長期間になりますから，透析を受けている患者さんの「日常生活」の中に「治療」が共存することになります．また，透析治療を受けている患者さんは，さまざまな合併症を有することも少なくないため，リスク管理も重要なポイントとなります．

　近年，看護職において専門領域の知識・技術を有する認定看護師，専門看護師が多くの分野で誕生し，活躍していますが，透析看護がいち早く認定看護師研修コースをスタートさせたことも頷けるところです．本学においても透析看護認定看護師研修コースを開設し，毎年，全国から透析看護に携わる受講生を受け入れています．

　このように，透析治療における看護・ケアはより高い専門性を求められてきましたが，一方で，透析治療を受ける患者さんのケアは認定看護師だけが実施しているわけではないという現実があります．実際に透析関連の医療施設やクリニックで働いている看護師の多くは透析看護認定看護師でない方であろうと思います．

　このような現状を考えると，透析治療を受けている患者さんへの看護ケアの質向上には，より高い専門性をもった看護師の育成だけでなく，透析治療・ケアの実践について可視化した，実践の場で活用できるマニュアルが必要となります．

　本書は，透析看護に携わる看護師に求められる知識・ケアを網羅した透析ケアのスタンダードを，図や写真を多用し，ビジュアル面の充実を図ることで理解を深めやすくしました．患者さんの生活を支援するために透析看護の中でも重要な合併症の解説には多くのページを割いています．合併症について病態関連図を示し全体像の把握ができるようにし，その上で標準看護計画・看護のポイントを解説しました．看護師の多くが苦手意識の強い透析装置などの機器についても図や写真を用い，わかりやすくポイントを絞って解説しました．解説文も箇条書きや表形式にし，ポイントが把握しやすくなっています．さらに，「ここが重要！」「気をつけよう！」等のコーナーを設け，重要事項がパッと目につくような工夫も行いました．

　本書は，本学の血液浄化の医師はもちろん，臨床工学技士など多職専門家の力や知恵を結集して完成させたものです．各施設のマニュアルとして臨床の透析ケアにかかわる看護師の看護の質の向上を図ることはもとより，看護学生の実習の予習やレポート作成時の参考書としても活用していただきたいと思います．

　本書が多くの方に活用され，読者の皆様から，さらに洗練された透析マニュアルづくりに資する貴重な御意見を賜ることができれば，望外の喜びです．

2014年7月

東京女子医科大学総括看護部長　川野良子

CONTENTS

執筆者一覧──ⅱ
序──ⅲ

1章 腎臓の解剖・生理　勝村広美　2

2章 腎不全の基礎知識　篠﨑紗那　10

3章 透析療法における検査の基礎知識　塩之入聖子

1 血液検査　26
2 胸部X線，心電図，超音波検査　35

4章 血液透析と看護

1 血液透析の目的と方法
- 血液透析の目的　金子岩和──44
- 血液透析のしくみ　金子岩和──46
- ダイアライザ　村上淳──51
- 透析用血液回路　村上淳──54
- 透析技術（組立，プライミング，返血）加藤紀子──58
- 透析液　村上淳──63
- 水処理装置，透析液供給装置，粉末透析液製剤溶解装置　石森勇──69
- 透析装置　石森勇──74
- バスキュラーアクセス　大橋信子──77
- 透析に使用する薬剤　高橋由実──84

2 血液透析患者の看護　大橋信子──88
3 長期血液透析による合併症と看護
- 心不全，虚血性心疾患，不整脈　磯谷弥生──99
- 透析関連低血圧　鈴木はるみ──114

- 腎性貧血　松浦優衣――123
- 脳血管障害　鈴木はるみ――128
- 閉塞性動脈硬化症（ASO）　武田由貴――140
- 二次性副甲状腺機能亢進症　星井英里――147
- 透析アミロイドーシス　星井英里――152
- 皮膚瘙痒症　渡部聖子――156
- 看護TOPICS 単純血漿交換療法（PE）　清水幹夫――165
- 看護TOPICS 二重濾過血漿交換法（DFPP）　徳井好恵――168
- 看護TOPICS LDL吸着療法　山田祐史――173

5章 腹膜透析と看護　廣川牧子

1 腹膜透析の目的と方法
- 腹膜透析の目的と適応――178
- 腹膜透析のしくみ――180
- 腹膜透析の種類――186
- 持続式携行型腹膜透析（CAPD）の手技――192

2 腹膜透析患者の看護
- 持続式携行型腹膜透析（CAPD）導入時の看護（入院）――198
- 持続式携行型腹膜透析（CAPD）外来の看護（定期受診時の管理）――205

3 腹膜透析による合併症と看護
- カテーテルトラブル――212
- 腹膜炎――222
- ヘルニア・腰痛――229
- 肥満――235
- 腹痛――240
- 便秘，被嚢性腹膜硬化症――244

6章 透析療法における感染対策　大友陽子 ……252

7章 腎移植と看護

1 生体腎移植　岡部祥 ……266
2 献腎移植　岡部祥 ……271

3　免疫抑制薬の理解と看護　　齋藤舞衣，森山道代……………………275
　　4　拒絶反応の治療と看護
　　　　● 拒絶反応の治療　　奥見雅由── 280
　　　　● 拒絶反応に対する看護　　松村里美，森山道代── 283
　　5　腎移植患者の看護　　岩嵜佐和子 ………………………………………285
　　　　看護TOPICS　小児腎不全の治療と子どもへのかかわり　　星井英里── 289

付録● 英語・略語一覧　　庄子智美 …………………………………………………294
　　　透析患者に注意が必要な薬剤一覧　　外賀裕次郎………………………………299
　　　透析患者が利用できる社会資源　　玉川ひとみ …………………………………312

索引……………………………………………………………………………………………321

腎臓の解剖・生理

1章 腎臓の解剖・生理

1 腎臓の解剖・生理

腎臓の構造と機能

腎臓の形態・周囲の臓器との相対的関係

腎臓の位置と構造（図1）

　腎臓は横隔膜につながる後腹壁に付着し，壁側腹膜の後方，脊柱の両側で腰椎の上方に一対ある．第11胸椎（T_{11}）から第3腰椎（L_3）の高さにあるため，肋骨で保護される．右腎は，肝臓に圧迫されているため，やや低い位置にある．

　成人の腎臓は，長さ約12cm，幅約5cm，厚さ約5cm，重量はそれぞれ約150gで，暗赤色のソラマメに似た器官である．腎臓には，尿管や腎動脈・腎静脈，神

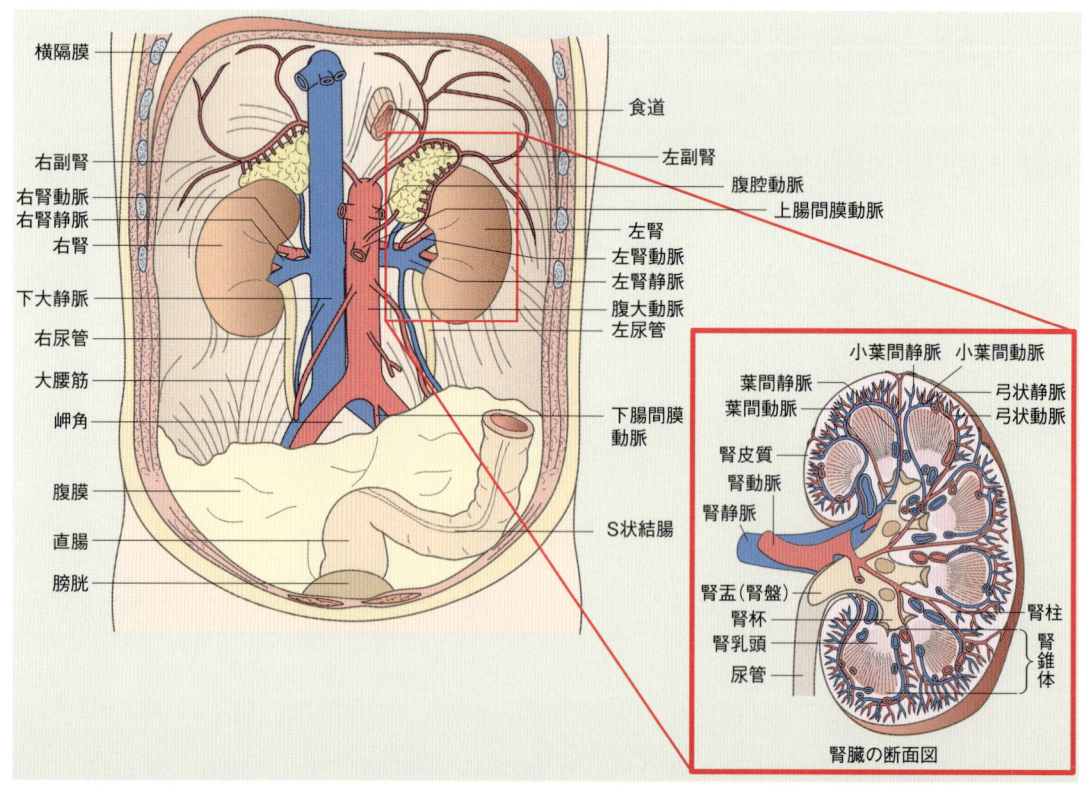

図1　腎臓の位置と構造

経などが出入りしている.

　外層の表面に近い部分を皮質，皮質の下部の内層を髄質という．髄質には横縞のある三角形の部分がいくつかあり，それを腎錐体という．それぞれの腎錐体は皮質に面しており，また，その先端には腎乳頭があり，腎臓の内側に向かっている．腎錐体は皮質が進展したように見える腎柱という組織で区分されている．腎臓の内側のくぼみの中央の扁平な腔所を腎盂（腎盤）という．腎盂は尿管につながっている．

血液の流れ（図1）

　腎臓は常に血液を浄化し，その組成を是正している．そのため，血液量が非常に豊富であり，毎分総血液量の約1/4が腎臓を通過する．

　腎臓に動脈血を供給するのが腎動脈で，腎盂（腎盤）に入ってから前枝・後枝に分岐し，さらに葉間動脈に分岐する．葉間動脈は腎柱を進んで皮質に至り，髄質と皮質の移行部で弓状動脈となる．弓状動脈は腎錐体の上をアーチ状に走行する．弓状動脈から皮質の小葉間動脈に分岐して，皮質へ血流を供給する．小葉間動脈からはさらに輸入細動脈に分岐する．輸入細動脈の先で多岐に分岐している球状の毛細血管が糸球体である．

　静脈血の還流は，動脈血と逆となる．

原尿から尿へ

　腎臓に送られた血液は糸球体で濾過され，原尿がつくられる．原尿は，糸球体を包むボウマン嚢の腔から近位および遠位尿細管に送られて電解質・アミノ酸・水分の再吸収が行われ，また管腔内へ尿酸などが分泌され，尿として集合管に送られる（図2）．

　集合管に集められた尿は，その後，腎杯，腎盂（腎盤）に流入し，腎盂（腎盤）から尿管に流れ，一時的な貯蔵庫である膀胱へと送られる．

ネフロンの構造（図3）

　尿をつくる最小の構成単位をネフロンと呼ぶ（図3）．ネフロンは，糸球体・ボウマン嚢・尿細管から成り，片腎に約100万個ある．

糸球体とボウマン嚢

　糸球体は糸のような毛細血管の丸い塊で，血管内皮細胞，上皮細胞，血管の塊を固定しているメサンギウム細胞によって構成されている．

　糸球体には，腎動脈が分岐して葉間動脈－弓状動脈－小葉間動脈へと分かれながら細くなってできた輸入細動脈から血液が流れ込む．血液は糸球体の毛細血管から濾し出され，尿細管を取り囲むように網目状に走る輸出細動脈を流れる．

　糸球体は血液を濾過し，原尿をつくる役割を担っており，濾過の際にバリアと

1章 腎臓の解剖・生理

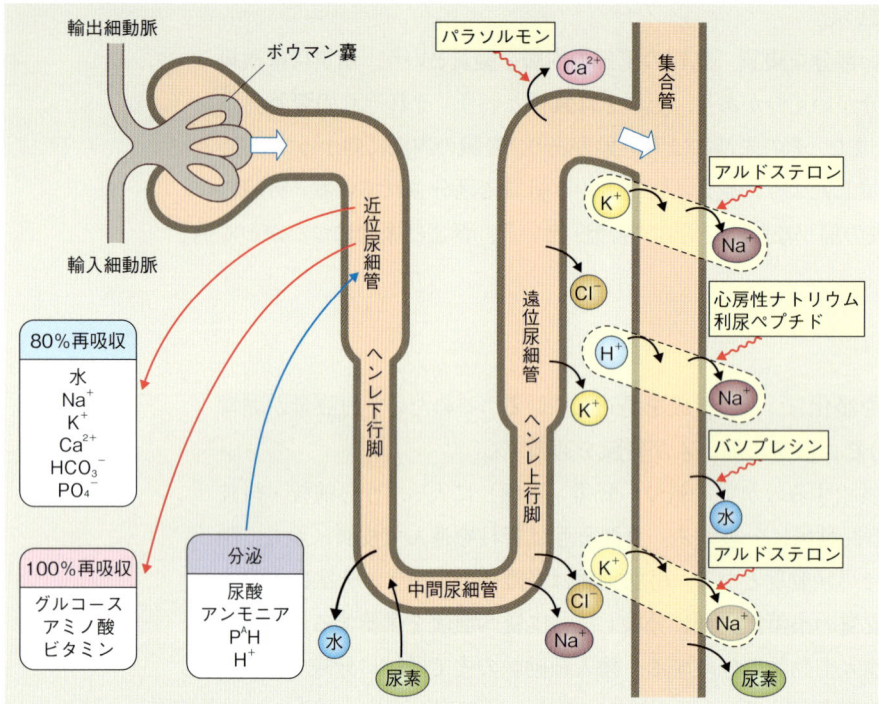

図2 腎臓における再吸収・分泌

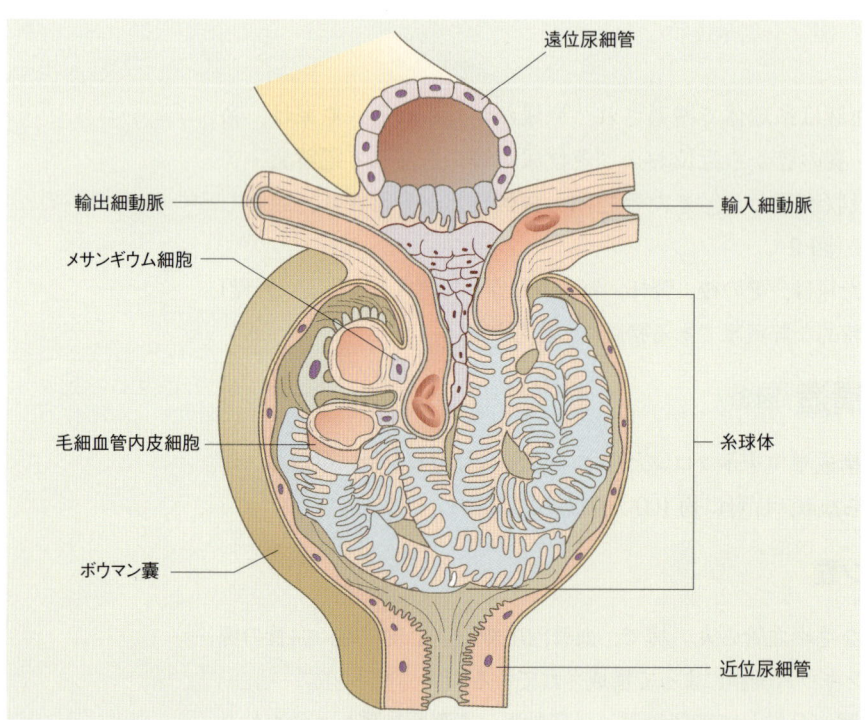

図3 ネフロンの構造

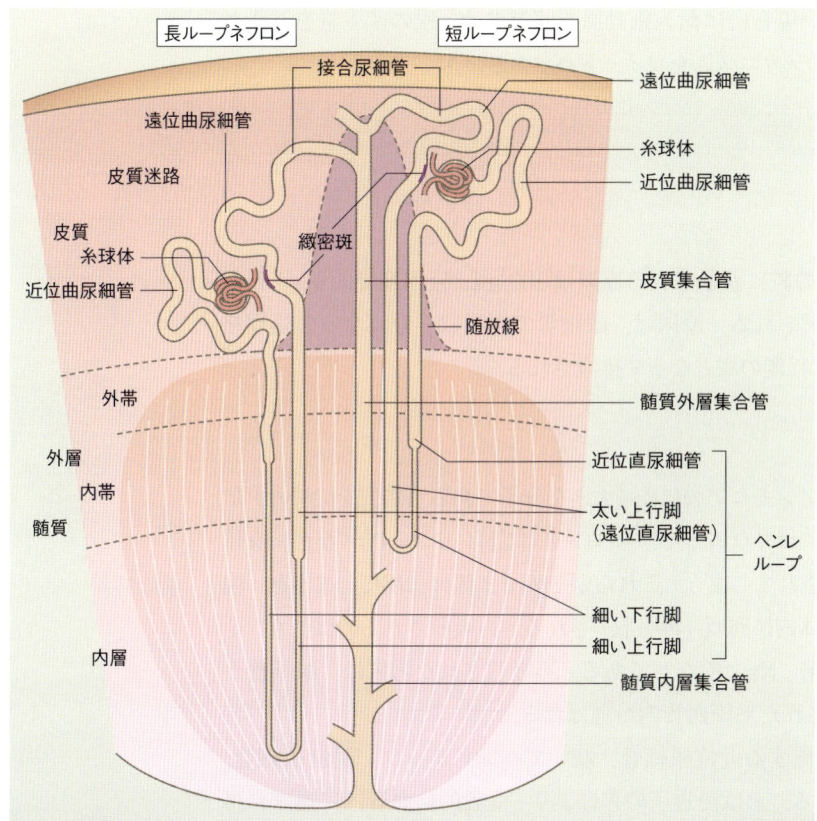

図4 尿細管の構造

なる血管壁の組織の網目は分子量 65,000 のアルブミンを通さない大きさである。また、糸球体はボウマン囊に覆われており、その内腔が尿細管につながっている。糸球体とボウマン嚢を合わせて腎小体という。

尿細管

近位尿細管からヘンレ下行脚，ヘンレ上行脚，遠位尿細管につながり，合流して集合管になる部分を指す（図4）．数本の集合管が集まって腎錐体の先端から腎盂に開口する．尿細管をすべて伸ばすと約 120 km に及ぶともいわれている．

尿細管の基底膜の内側には一層の尿細管細胞が並んでいる．尿細管細胞は解剖学的な部位により，水，電解質，尿酸，アミノ酸などの再吸収やそのほかの物質の分泌機能など，さまざまな機能を担っている（図2）．

傍糸球体装置

輸入細動脈と輸出細動脈の間の糸球体部分が遠位尿細管と接触する部位を指す．遠位尿細管は必ず自身の由来である糸球体に接するように走行する．

傍糸球体装置は尿中ナトリウム（Na）濃度のセンサーの役割を担っており，糸球体に流れ込む血液量を増減し，尿の産生量や Na の排泄量を調節している．た

とえば尿中Na濃度が高い場合には輸入細動脈を収縮させ，尿の産生量を減少させるように調節する．このメカニズムをフィードバックという．

尿の生成

原尿の生成

糸球体からボウマン嚢の腔に濾過される原尿は100 mL/分程度であり，1日あたり約150 Lの原尿がつくられる．原尿は，尿細管で再吸収・分泌などの処理を受けて，最終的に1.5L/日程度の尿となって排泄される．

再吸収・分泌

糸球体からは，尿素やアンモニアのほか（大きな分子である蛋白質を除いた）アミノ酸，糖，電解質（Na，カリウム〔K〕，クロール〔Cl〕，リン〔P〕）など，身体に必要なものまでが濾過されてしまう．これらがそのまま体外に出てしまうと，脱水状態に陥るため，再度体内に回収（再吸収）される．再吸収されるのは，水（全体の90％），アミノ酸，糖，Na，Kなどである．再吸収された物質は，尿細管からその周囲に張りめぐらされた毛細血管内へ運ばれる．

まず，糸球体に近く位置する近位尿細管，続いてヘンレループ，遠位尿細管，集合管で再吸収が行われる．水は浸透圧の差により，受動的に血管内に運ばれ再吸収される．遠位尿細管では，副腎から分泌されるアルドステロンが水やNa，Clの再吸収を進め，体液を増やし，結果，血圧を上げる役目を果たす．また集合管には受容体があり，脳下垂体ホルモンの1つであるバソプレシン（抗利尿ホルモン）が結合すると，毛細血管側へと水の再吸収が行われる．

蛋白質の分解で生じる尿素やアンモニア，Kなどは尿内へ排泄される．

腎臓の3つのはたらき

腎臓の主なはたらきとして，①排泄，②恒常性の維持，③内分泌の機能の3つがあげられる．

排泄

尿素，尿酸およびクレアチニンは，血中にみられる最も重要な含窒素老廃物である．尿素は肝臓でアミノ酸がエネルギーを産生したときに生成される蛋白質代謝の最終産物であり，尿酸は核酸が代謝されるときに放出され，クレアチニンは筋組織でのクレアチニン代謝に関連している．

尿細管細胞はこれらの物質を再吸収する膜担体がほとんどないため，これらは原尿中にとどまり，尿中に高濃度に含まれる．クレアチニンは腎臓の糸球体で濾過されて，尿細管で再吸収も分泌もほとんどされずに原尿中に分泌される．

原尿は血漿成分のすべて（蛋白質を除く）を含んでいるが，集合管に到達するまでに，水の大部分と栄養素および必要な電解質のほとんどを失う．残ったものが尿として排泄される．尿は老廃物のほとんどと不必要な物質を含んでいる．

恒常性の維持

●体液量の調節

腎臓は電解質の再吸収を調節し，特に体内 Na 量はきわめて綿密に調節されている．Na は細胞外液に最も多く含まれる陽イオンで 135〜145mEq/L と狭い範囲で調節され，細胞活動性を維持している．Na バランスが変化し，Na が体内に蓄積されると水分の排泄抑制が起こって体液が増え，血圧上昇や浮腫が出現する．逆に Na の体内量が減少すると脱水・低血圧になる．

●酸塩基平衡の維持

血液は pH7.4 の弱アルカリであり，これを維持するために，腎臓は酸（H^+）の排泄と重炭酸イオン（HCO_3^-）の再吸収をする．

●骨代謝の調節

骨にはカルシウム（Ca），P，マグネシウム（Mg）などが含まれ，血液中においてそれらの物質が不足すると骨から溶け出して補うが，この調節に腎臓が関与する．

内分泌の機能

●エリスロポエチンの産生

腎臓はエリスロポエチンという糖蛋白を産生し，骨髄にはたらきかけて赤血球の産生を促す．

●ビタミン D の活性化

皮膚にあるビタミン D の前駆物質は紫外線に当たると活性型ビタミン D_3 に変化し，肝臓・腎臓に運ばれ，さらに活性化される．これは十二指腸ではたらいて食物内 Ca の吸収を促す．また，副甲状腺ホルモンと協調的にはたらいて，骨からの Ca の溶出や，腎尿細管での Ca の再吸収の調節に関与する．

●レニン－アンジオテンシン－アルドステロン系

レニン－アンジオテンシン－アルドステロン系は，体液量を保持し，血管を収縮し，血圧を維持するよう調節している．このうちレニンは傍糸球体装置から分泌される酵素で，血中のアンジオテンシノーゲンをアンジオテンシンに変換し，血管を収縮させる．また，副腎皮質にはたらいてアルドステロン分泌を促進し，腎での Na 再吸収を促進し，体液量を維持する．

（勝村広美）

2章

腎不全の基礎知識

2章 腎不全の基礎知識

腎機能低下によって起こる症状

　腎臓の機能が障害されると，尿に排泄される老廃物の排泄能力低下や，水・電解質・酸塩基平衡の調節，内分泌器官が障害され，さまざまな症状が引き起こされる．

老廃物の排泄能力低下による障害：高窒素血症

　糸球体の濾過能力が低下することにより尿毒素が血液中に蓄積する．尿に排泄されるべき老廃物が血液中に貯留し，全身に影響が及んだ状態を尿毒症という．尿毒素の血中濃度を測定するのは容易ではないため，窒素含有老廃物のうち尿素窒素（BUN），クレアチニン（Cr），尿酸（UA）が指標として用いられる．高窒素血症の場合，これらの血中濃度が高値を示す（表1）．高窒素血症では，頭痛，食欲不振，嘔気，意識障害，出血傾向，瘙痒感などの尿毒症症状をきたす（表2）．

表1　高窒素血症の指標

	基準値	特徴
尿素窒素（BUN）	8〜20 mg/dL	体内でエネルギーとして使われた蛋白質の老廃物である．通常，腎臓から濾過され尿中に排泄されるが，腎機能の低下により濾過できない分が血液中に残り，値が上昇する
クレアチニン（Cr）	男性 0.6〜1.1 mg/dL 女性 0.4〜0.8 mg/dL	筋肉中の物質からできる老廃物で，食事の影響を受けず，常に一定量生産され，ほとんど体内に再吸収されることなく，腎臓で濾過された後，尿中へ排泄される．筋肉量に関係するため，男女差や運動により左右される
尿酸（UA）	男性 3.6〜7.0 mg/dL 女性 2.7〜7.0 mg/dL	エネルギーの代謝によってプリン体が分解されて生じた老廃物である．痛風は，尿酸が原因物質とされているが，腎機能低下によっても起こる

これらの値が基準値を上回り尿毒素が蓄積すると，頭痛，食欲不振，嘔気，意識障害，出血傾向，瘙痒感などの尿毒症症状が出現する（表2）．

表2　高窒素血症の症状の例

脳	意識障害，痙攣，不眠，頭痛，倦怠感
眼	視力障害，眼底出血
顔	浮腫，黄土色
口	アンモニア臭，歯肉出血，味覚異常
心臓	心肥大，心不全
肺	咳，痰，呼吸苦，肺水腫，胸水
胃	食欲不振，胃部不快感，嘔気，嘔吐
皮膚	皮下出血，浮腫，瘙痒感
骨	低カルシウム血症
末梢神経	感覚異常，イライラ感

水分量の調節不全による障害：体液貯留

尿量の減少により下肢などに浮腫を認めるようになる．さらに進行すると，胸水・腹水が貯留し，全身浮腫に至る．その結果，動悸，息切れ，咳，痰，起坐呼吸などの症状が出現する．また，循環血液量も増加するため高血圧も呈し，心肥大に至る．

体液バランスの調節不全による障害

電解質異常

腎臓からの電解質の排泄低下により，高カリウム血症，高リン血症，高ナトリウム血症を呈する（表3）．

代謝性アシドーシス

腎臓の機能が低下すると，通常，生体内では塩基よりも酸が過剰に産生・蓄積されるため，体液中の重炭酸イオン（HCO_3^-）量が低下し，pHは酸性に傾く．

表3　電解質異常の指標

	基準値	特徴
カリウム（K）	3.5〜5.0 mEq/L	K値5.5 mEq/Lで高カリウム血症と診断される．筋の脱力，呼吸筋麻痺，心伝導障害で不整脈や心室細動となり，死に至ることもある．慢性的な高カリウム血症では，血液中K濃度がより高値になるまで心電図変化はみられないこともある
リン（P）	2.5〜4.5 mg/dL	P値が5.0 mg/dL以上で高リン血症と診断される．高リン血症はそれ自体で特異的な症状を呈することは少ないが，Pが上昇すると腸内でのカルシウム（Ca）吸収力が低下し，低カルシウム血症を引き起こす．さらに二次性副甲状腺機能亢進症，異所性石灰化などを発症することもある
ナトリウム（Na）	135〜145 mEq/L	高ナトリウム血症では，口渇感，過換気のほか，痙攣，昏睡，脱力，低血圧などをきたすこともある

血圧の調節不全による障害：高血圧

腎臓では，水分とナトリウム（Na）のバランスが一定になるように調整されている．腎血流量が低下すると，腎臓の傍糸球体装置からレニンの分泌が促進される．レニンは血液中のアンジオテンシノーゲンに作用し，アンジオテンシンIを生成する．アンジオテンシンIはアンジオテンシン変換酵素（ACE）によってアンジオテンシンIIに変換される．アンジオテンシンIIは副腎皮質に作用してアルドステロンの分泌を促進させる．アルドステロンは，腎臓で水とNaを再吸収させ，体液量を増加させる作用がある．このアルドステロンによる体液貯留作用と，アンジオテンシンIIによる血管収縮作用により，血圧が上昇する（図1）[1]．

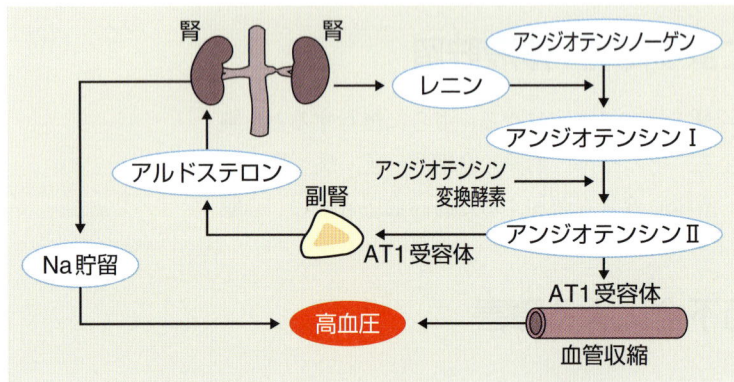

図1　レニン-アンジオテンシン-アルドステロン系と血圧調節
（佐々木成編：看護のための最新医学講座　腎疾患と高血圧．中山書店；2007 p.256.[1]より）

ビタミンD活性化不全による障害：二次性副甲状腺機能亢進症

副甲状腺ホルモン（PTH）の分泌を促進刺激する低カルシウム血症や高リン血症が長期間持続することにより，副甲状腺過形成をきたし，PTH過剰分泌により異常が生じる病態である．

腎臓の機能であるビタミンDの活性化が低下し，腸管からのカルシウム（Ca）吸収が低下することで，低カルシウム血症を呈する．血液中のCaの低下を補うために，副甲状腺よりPTHが持続的に刺激される．それにより，骨から血液中へのCaの吸収が亢進することで，骨の形成が追いつかなくなり，骨の量が減少し，骨内に線維が増加するため（線維性骨炎），関節痛や骨折などを生じやすくなる．

また，電解質の排泄低下により生じた高リン血症では，リン（P）の吸収を抑制しようとPTHの分泌が促進される．それにより，血液中のCa濃度が上昇し，血管などの骨以外の部位にCaが蓄積（異所性石灰化）しやすくなる．

骨軟化症は，活性化ビタミンD_3の欠乏や石灰化部位へのアルミニウム沈着により起こるといわれている．無形成骨症は，骨の吸収と形成の両方が極端に低下した状態で，異所性石灰化を促進する．異所性石灰化は，動脈硬化を促したり，

心血管合併症を引き起こすため，生命予後に影響を及ぼす（図2）[2]．

慢性腎臓病（CKD）に伴う骨ミネラル代謝異常は，このように低カルシウム血症，高リン血症，ビタミンDの活性化不全による障害などが関与しており，骨病変に限らず，血管などの軟部組織の異所性石灰化を含めた概念としてCKD-MBDと近年提唱された．また，PTHは通常，インタクトPTH（iPTH）として測定され，副甲状腺機能の指標となり，この値から骨代謝の状態がおおよそ推定できる（表4）．

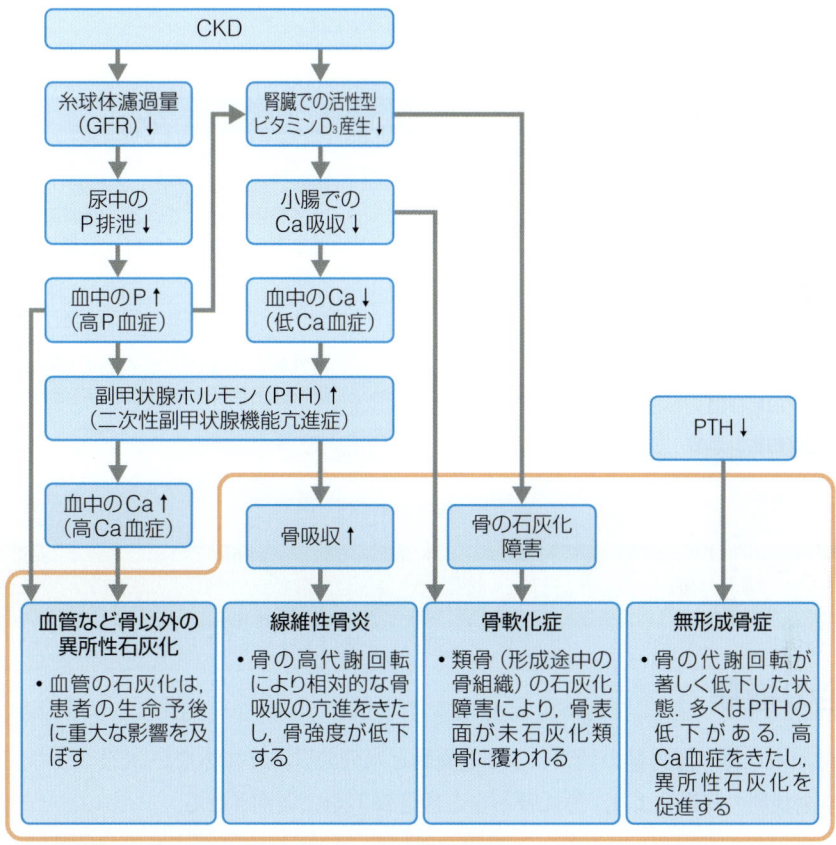

図2　CKDに伴う骨ミネラル代謝異常（CKD-MBD）
（医療情報科学研究所編：病気がみえる vol.8 腎・泌尿器．メディックメディア：2012．p217.[2]より）

表4　骨ミネラル代謝異常における指標

	基準値	特徴
カルシウム（Ca）	9〜11 mg/dL	腎機能低下により低カルシウム血症を引き起こし，手指・口唇のしびれや痙攣などのテタニー症状を起こすことがある
リン（P）	2.5〜4.5 mg/dL	PTHによりCaとPはバランスを取っており，Pの値が上昇するとCaの値は低下する
インタクトPTH（iPTH）	10〜65 pg/mL	副甲状腺機能の指標となる

造血ホルモン分泌不全による障害：腎性貧血

腎臓の機能低下に伴い，腎臓の間質にある線維芽細胞が萎縮することで，造血ホルモンであるエリスロポエチンの分泌が低下する．これにより赤血球の寿命の短縮や，尿毒症物質の増加による溶血や出血傾向から貧血を引き起こし，立ちくらみや倦怠感，動悸，息切れ，狭心症症状などを呈する（**表5**）．

なお，すべてが腎性貧血とは限らず，鉄欠乏性貧血や消化管出血などによる貧血の場合もある．

表5 腎性貧血の指標

	基準値	特徴
赤血球	男性：4.2〜5.7×10^6/μL 女性：3.7〜5.0×10^6/μL	主にヘモグロビン・ヘマトクリット値に基づき診断される．目安としてヘモグロビン11.0g/dL以上を目標としている．貧血の状態では全身に酸素不足を生じており，心臓に負担がかかっている
ヘモグロビン	男性：13.5〜17.6 g/dL 女性：11.3〜15.2 g/dL	
ヘマトクリット	男性：40〜50％ 女性：35〜45％	
平均赤血球容積	80〜100 fL	腎性貧血の場合，これらの値は正常値を示す．正球性正色素性貧血であることが特徴
平均赤血球ヘモグロビン量	27〜35 pg	
平均赤血球ヘモグロビン濃度	31〜35％	

腎不全の種類と原因

腎不全の種類

腎不全とは，糸球体の濾過量の低下により老廃物と水分の排泄ができない状態をいう．腎不全状態の経過により，急性腎不全と慢性腎不全に大別される．

急性腎不全（ARF）

数時間〜数日で進行し，明らかな侵襲（下痢，嘔吐，手術，造影剤など）の直後に多く発症する．早期の介入ができれば可逆性のため，腎機能の回復を目指し治療を行う．原因は腎前性，腎性，腎後性に分けられる（**表6**）．

近年は，急性腎不全の予後改善のため，より早期の段階の腎障害を含めた急性腎障害（AKI）という概念が広がっている．AKIの定義は，種々の原因による障害によって機能的または構造的な変化が腎臓に起こり，急激（48時間以内）に腎機能障害を起こした場合とされる．

表6 急性腎不全の分類

腎前性	脱水やショックによる体液欠乏・血圧低下による腎血流量の低下によって起こる．腎はさかんにナトリウム（Na）と水を再吸収して体液量を増やそうとはたらく．補液により循環血液量を確保し血圧を上げることで，腎血流が早期に回復すれば改善する
腎性	急性尿細管壊死や急性糸球体腎炎，急速進行性糸球体腎炎などにより，腎がNaと水を再吸収することができないために起こる．予後は悪く，腎不全が改善されず慢性腎不全に移行することもある
腎後性	尿路閉塞（尿路結石・前立腺肥大）により尿生成が停滞することにより起こる．尿路閉塞を解除することで改善される

慢性腎不全（CRF）

糖尿病性腎症，慢性糸球体腎炎，腎硬化症などが原因となり，数か月〜数年をかけて緩徐に進行する．無症状で検診などの際に偶然発見される場合もある．多くの場合は不可逆性のため，治療は腎機能悪化の進行を防ぐことを目的に行われる．

近年では，慢性腎不全に至る前に，より早期から腎機能障害を疾患として捉える概念である慢性腎臓病（CKD）が広く用いられるようになった．CKDの定義は，3か月以上持続する尿異常（蛋白尿，血尿），もしくは腎形態異常や腎機能が60%未満に低下した状態であるとされる．

CKD重症度分類

10年前からCKDという概念が提唱されている．日本でもこの概念が腎臓病診療のガイドラインに取り入れられ，『CKD診療ガイド2009』が刊行された．

CKDは，①尿異常，画像診断などで腎障害が明らか，②糸球体濾過量（GFR）60 mL/分/1.73 m^{2}未満のいずれかまたは両方が3か月以上持続することで診断される．従来のステージ分類はGFRで区分される腎機能のみを示していたが，原疾患により予後が大きく異なるため，2012年版のCKD重症度分類（表7）では，まず原疾患を記載することとなった．また同じGFRであっても尿蛋白量によりリスクが異なるため，アルブミン量・蛋白量の程度を考慮に入れた区分も取り入れた[3]．

現在，CKDの重症度は，原因（C），腎機能（G），蛋白尿・アルブミン尿（A）によるCGA分類で評価する．たとえば，糖尿病で尿アルブミン/Cr比300 mg/gCr，GFR 60 mL/分/1.73 m^{2}の場合，「糖尿病G2A3」と記載する．同様に「慢性腎炎G3bA1」や「原因不明のCKD G4A2」などと記載する．

腎不全の原因

透析導入の原疾患から見ると，多い順に糖尿病性腎症（43.8%），慢性糸球体腎炎（18.8%），腎硬化症（13.0%），多発性囊胞腎（2.5%）である（図3）[4]．

表7 CKDの重症度分類

原疾患	蛋白尿区分		A1	A2	A3
糖尿病	尿アルブミン定量 (mg/日) 尿アルブミン/Cr比 (mg/gCr)		正常 30未満	微量アルブミン尿 30〜299	顕性アルブミン尿 300以上
高血圧 腎炎 多発性嚢胞腎 移植腎 不明 その他	尿蛋白定量 (g/日) 尿蛋白/Cr比 (g/gCr)		正常 0.15未満	軽度蛋白尿 0.15〜0.49	高度蛋白尿 0.50以上
GFR区分 (mL/分/1.73m²)	G1	正常または高値	>90		
	G2	正常または軽度低下	60〜89		
	G3a	軽度〜中等度低下	45〜59		
	G3b	中等度〜高度低下	30〜44		
	G4	高度低下	15〜29		
	G5	末期腎不全 (ESRD)	<15		

重症度のステージはGFR区分と尿蛋白区分をあわせて評価する．
重症度は原疾患・GFR区分・尿蛋白区分をあわせたステージにより評価する．CKDの重症度は死亡，末期腎不全，心血管死亡発症のリスクを緑■のステージを基準に，黄■・オレンジ■・赤■の順にステージが上昇するほどリスクは上昇する．
(日本腎臓学会編：CKD診療ガイド2012．日腎会誌2012；54：1047.[3)] より)

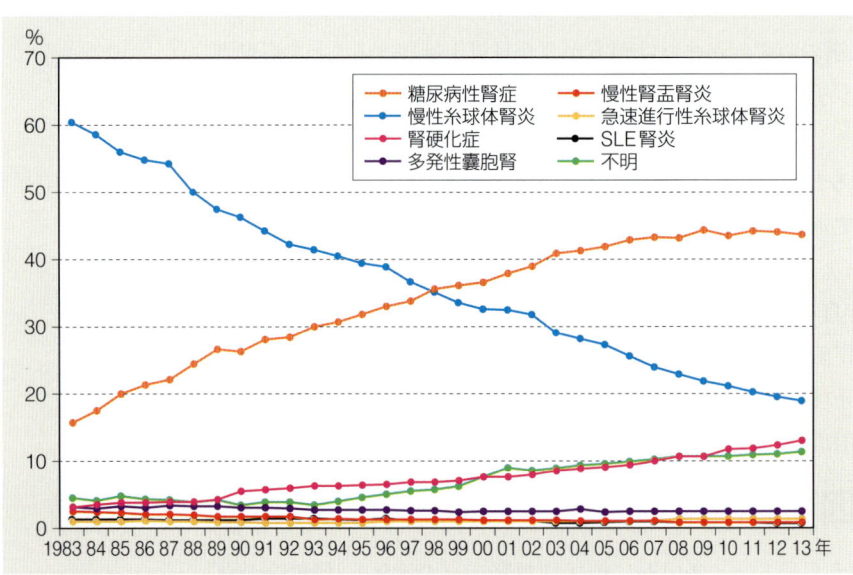

図3 年別透析導入患者の主要原疾患の推移（2013年末）
(日本透析医学会：図説 わが国の慢性透析療法の現状 p.12.[4)] より)

糖尿病性腎症

　透析導入原因疾患として，1990年代に慢性糸球体腎炎を抜いて1位となっている．糖尿病に伴う高血糖により引き起こされる腎障害（主に糸球体障害）であり，糖尿病三大合併症の1つである．長年の糖尿病罹患により，尿中アルブミン排泄の増加（微量アルブミン尿）が出現し，進行に伴い持続性蛋白尿を認める．ネフローゼ症候群を呈することも多く，最終的に末期腎不全に移行し，血液透析などの腎代替療法が必要となる．そのため，血糖降下薬を用いてHbA_{1c}（NGSP）値6.5％未満，ACE阻害薬やアンジオテンシンII受容体拮抗薬（ARB）を用いて血圧値130/80mmHg未満を目標とした厳格な血糖・血圧管理や生活管理を行い，糖尿病性腎症の発症・進行を防ぐことが大切である．

慢性糸球体腎炎（CGN）

　症候診断名（臨床所見分類）として，急性腎炎症候群，急速進行性腎炎症候群，慢性腎炎症候群，無症候性蛋白尿・血尿，ネフローゼ症候群の5つに分類する．また，組織診断名（病理組織学的分類）には，微小糸球体病変，巣状分節性糸球体硬化症，膜性腎症などがある．さらに病因による診断名は，一次性，二次性〔糖尿病性腎症，ループス腎炎，抗好中球細胞質抗体（ANCA）関連腎炎など〕，遺伝性（Alport症候群など）がある．
　治療はステロイド薬や免疫抑制薬の使用，降圧薬，利尿薬，抗凝固薬，脂質異常症治療薬などの薬物療法と生活管理を行い，腎機能を維持し，腎不全の進行を防ぐ．

腎硬化症

　長期間にわたり高血圧が持続すると，小葉間動脈から輸入細動脈において硬化性変化を生じる．それに続いて腎血流の低下から腎間質の線維化，糸球体の硬化が進行し，腎実質の硬化に至る．これは高齢者に多く，近年増加傾向にある．
　自覚症状や尿所見に乏しいが，腎超音波検査やCTスキャンにおいて両側の腎萎縮がみられることが特徴である．血圧のコントロールと腎機能低下に応じてCKDに沿った治療を行う．

多発性嚢胞腎（PKD）

　多数の嚢胞が両側の腎に生じ，腎機能が徐々に低下して腎不全に至る遺伝性疾患である．常染色体優性多発性嚢胞腎（ADPKD）と常染色体劣性多発性嚢胞腎（ARPKD）がある．前者は肉眼的血尿や腎腫大による腰背部痛などの症状を呈し，CTやMRIで両側の腎にさまざまな大きさの多数の嚢胞が認められる．後者は出生前〜新生児期に羊水過多や腹部腫瘤などで発見され，微小な嚢胞が放射線状に多発し，腎は著明に腫大して腎実質の線維化が認められる．血圧の管理，飲水

の励行，感染症や脳動脈瘤などの合併症対策が必要である．

慢性腎盂腎炎

感染症により腎盂や腎実質に引き起こされた炎症が原因である．治療が不十分で急性腎盂腎炎から慢性化したものや再発を何回も繰り返したもの，無症状で長期間経過したものなどがある．尿道から細菌が侵入する尿路感染も原因の1つとなっている．通常，腎盂に細菌が入り込んでも排尿で押し流されることが多いが，細菌が溜まると腎盂腎炎を引き起こす．排尿時痛，頻尿，残尿感などがみられ，腰痛や発熱などをきたし，敗血症となることもある．治療は抗菌薬の投与を行う．

急速進行性糸球体腎炎（RPGN）

糸球体腎炎のうち，数週～数か月で急速に腎機能が低下していく疾患である．原因は不明だが，なんらかの免疫学的な異常が示唆されている．腎生検により組織診断を行う．急速に進行し，予後は不良で，透析が必要になることが多く，早期に治療を開始する必要がある．治療はステロイド薬，免疫抑制薬の投与や血漿交換なども行われる．

全身性エリテマトーデス（SLE）腎炎

SLEに伴う糸球体障害をループス腎炎とよび，SLE患者の50～80％にみられる[5]．糸球体に免疫複合体が沈着し，傷害されることにより発症する．無症候性蛋白尿・血尿，ネフローゼ症候群などの症候を示し，腎不全をきたすこともある．治療は，腎生検による組織型や組織学的活動性の評価に基づき行う．急性期にはステロイド薬や免疫抑制薬の投与，血漿交換などを行う．維持期には低用量のステロイド薬を内服する．

腎不全の治療

CKDステージ1～4の治療

保存期の治療の目的は，QOLが著しく低下する末期腎不全への移行や死亡率が高まる心血管疾患（CVD）への進展を抑制することである．リスク因子である高血圧，糖尿病，脂質異常症，喫煙などと，CKDの原因，合併症に対する治療を行う．またCKDのステージに合わせた治療や生活改善を実施する．

高窒素血症

尿毒症症状に対しては，経口吸着薬を内服して体内の尿毒症物質を吸着し，便と一緒に排泄を促す．ただし，吸着薬は尿毒症物質だけでなく，ほかの薬剤も吸着してしまう可能性があるため，食間に内服する．

体液貯留

腎障害による全身性の浮腫に対してはNa制限や安静の指導のほか，利尿薬やアルブミン製剤の投与が行われる．尿量の低下や浮腫がある場合には水分制限が必要だが，保存期の水分摂取の目安は1日尿量1〜1.5 L程度が適切である．意識的な水分摂取としては，尿量から200mL少ない程度として，0.8〜1 Lが適切である．

電解質異常

高カリウム血症に対しては，カリウム（K）摂取量を1.5 g/日未満とすることを目標に，K制限食にする．Kは果物や生野菜に多く含まれているため，缶詰の使用やゆで野菜にすることでKの含有を減らす．K制限食に切り替えてもK濃度が5.5 mEq/L以下に改善しない場合は，高カリウム血症改善薬を内服し，Kを吸着して便と一緒に排泄させる．

高リン血症に対しては，低P食が基本となる．Pは乳製品，肉，魚，ピーナッツに多く含まれている．P制限のみでは不十分な場合はP吸着薬を投与する．P吸着薬は食物中のPを結合しやすいよう食直前に内服する．

代謝性アシドーシス

アルカリ化剤として重炭酸Na（重曹）を内服する．

高血圧

高血圧は心血管疾患の強力な危険因子であるため，降圧療法は直接，心血管疾患の発症・進展抑制に寄与する．また，診察室血圧130/80 mmHg程度までは到達した血圧値が低いほど糸球体濾過量（GFR）の低下速度が遅くなることが示されている[6]．

降圧目標は130/80 mmHg未満で，尿蛋白量が1g/日以上の場合には125/75 mmHg未満を目標とする．ACE阻害薬やARBを第一選択とし，十分な降圧を図ることで，蛋白尿が減少し，腎保護に役立つ．それでも改善がみられない場合には，Ca拮抗薬，利尿薬の併用も考慮する．

二次性副甲状腺機能亢進症

血清Ca，P，PTHに応じて，活性型ビタミンD製剤，Ca製剤，P製剤を内服する．

貧血

ヘモグロビン値10〜12 g/dLを目標に，エリスロポエチン製剤を1〜2週間おきに投与する．一般的にはヘマトクリット値が30％以下に低下した場合に，エリ

スロポエチン製剤を使用する．鉄欠乏がみられる場合は，鉄剤の補充も行う．

喫煙

　喫煙は CKD 進行の危険因子であり，CKD 患者にとっては CKD の悪化因子であるとともに心血管疾患の危険因子であるため，禁煙を勧める．

血糖コントロール

　HbA_{1c}（NGSP）値 6.5％未満を目標とし，血糖降下薬やインスリンの投与を行う．また CKD ステージ 3 以上の場合，血糖降下薬のビグアナイド薬は乳酸アシドーシスを引き起こす可能性があるため，禁忌である．

脂質異常症

　LDL コレステロール 120 mg/dL 未満を目標に，食事療法から開始し，目標に達しない場合は，脂質異常症治療薬を使用する．

CKDステージ5の治療

　末期腎疾患の状態であり，近く透析導入が必要な段階である．原則として専門医による治療，透析などの腎代替療法の準備，腎不全合併症の検査と治療，症状の緩和を行う．透析療法は避けられなくなるため，患者の今まで行ってきたことを評価しつつ，受け入れ状況を把握したうえで，腎代替療法への心構えができるよう援助していく．

血液透析

　ダイアライザを構成している管状の半透膜（ホローファイバー，中空糸）に血液を流し，周囲を流れる透析液との間で透析を行う方法．通院にて週 3 日，1 回あたり 4 時間の透析が頻用されている．透析前後で体液組成の変動が大きく，心血管系や腎機能に負担をかける．残存腎機能の低下が早い．日本では，末期腎不全患者の 95％が血液透析を施行している．

腹膜透析

　腹腔内カテーテル留置術を行い，腹膜を半透膜として用いて透析液の注入・排液を行う．在宅で 1 回 20～30 分の透析液交換を 1 日 4 回行うが，通院の負担は少ない．夜間の就寝中に機械を用いて自動的に透析液交換を行う自動腹膜灌流透析（APD）もある．しかし，腹膜は劣化し，透析不足・除水不全となるため，治療期間は 5～8 年が限度で，やがて血液透析へ移行する．

腎移植

　根治的治療であり，腎機能を回復することができる．ドナーの種類により生体

腎移植と献腎移植に分けられる．日本ではドナーが不足しており，移植を行えずに透析療法を選択せざるをえない末期腎不全患者がほとんどである．移植腎の機能が低下した場合は，再移植または透析が必要となる．

透析導入基準

慢性腎不全に対する透析導入基準は，厚生労働省班研究の川口らによる基準が用いられていた（表8）[7]．合計60点以上であれば透析導入となるが，60点以下でも，重症で管理不良の臨床症状がある場合や症状の増悪が予測される場合は透析導入の適応となる．また糖尿病性腎症の場合は，より低いスコアでの導入が推奨されていた．

その導入基準策定から20年が経過し，透析導入患者の背景は年齢や原疾患において大きく変化した．また，高齢化に伴い，筋肉量を加味した指標が必要となっており，クレアチニン値を利用することや，日常生活の活動度低下も導入基準の決定において考慮するようになった．現在は透析医学会より，新たな導入ガイドラインが発信されている．ガイドラインでは，「十分な保存的治療を行っても進行性に腎機能の悪化を認め，GFR＜15 mL/分/1.73 m^2 になった時点で，透析導

表8 慢性腎不全透析導入基準

Ⅰ．臨床症状
1．体液貯留（全身性浮腫，高度の低蛋白血症，肺水腫）
2．体液異常（管理不能な電解質・酸塩基平衡異常）
3．消化器症状（悪心，嘔吐，食欲不振，下痢など）
4．循環器症状（重篤な高血圧，心不全，心膜炎）
5．神経症状（中枢・末梢神経障害，精神障害）
6．血液異常（高度の貧血症状，出血傾向）
7．視力障害（尿毒症性網膜症，糖尿病網膜症）
　これら1～7の小項目のうち3個以上のものを高度（30点），2個を中程度（20点），1個を軽度（10点）とする．

Ⅱ．腎機能

血清クレアチニン（mg/dL）	（クレアチニンクリアランス mL/分）	点数
8以上	（10未満）	30
5～8未満	（10～20未満）	20
3～5未満	（20～30未満）	10

Ⅲ．日常生活障害度
　尿毒症症状のため起床できないものを高度（30点）
　日常生活が著しく制限されるものを中程度（20点）
　通勤，通学あるいは家庭内労働が困難となった場合を軽度（10点）

※Ⅰ．臨床症状，Ⅱ．腎機能，Ⅲ．日常生活障害度の3項目の点数の合計が60点以上を透析導入とする．

注：年少者（10歳未満），高齢者（65歳以上），全身性血管合併症のあるものについては10点加算．

（川口良人：慢性透析療法の透析導入ガイドライン作成に関する研究．平成3年度厚生科学研究「腎不全医療研究事業」報告書．1992．p.125-132[7] より）

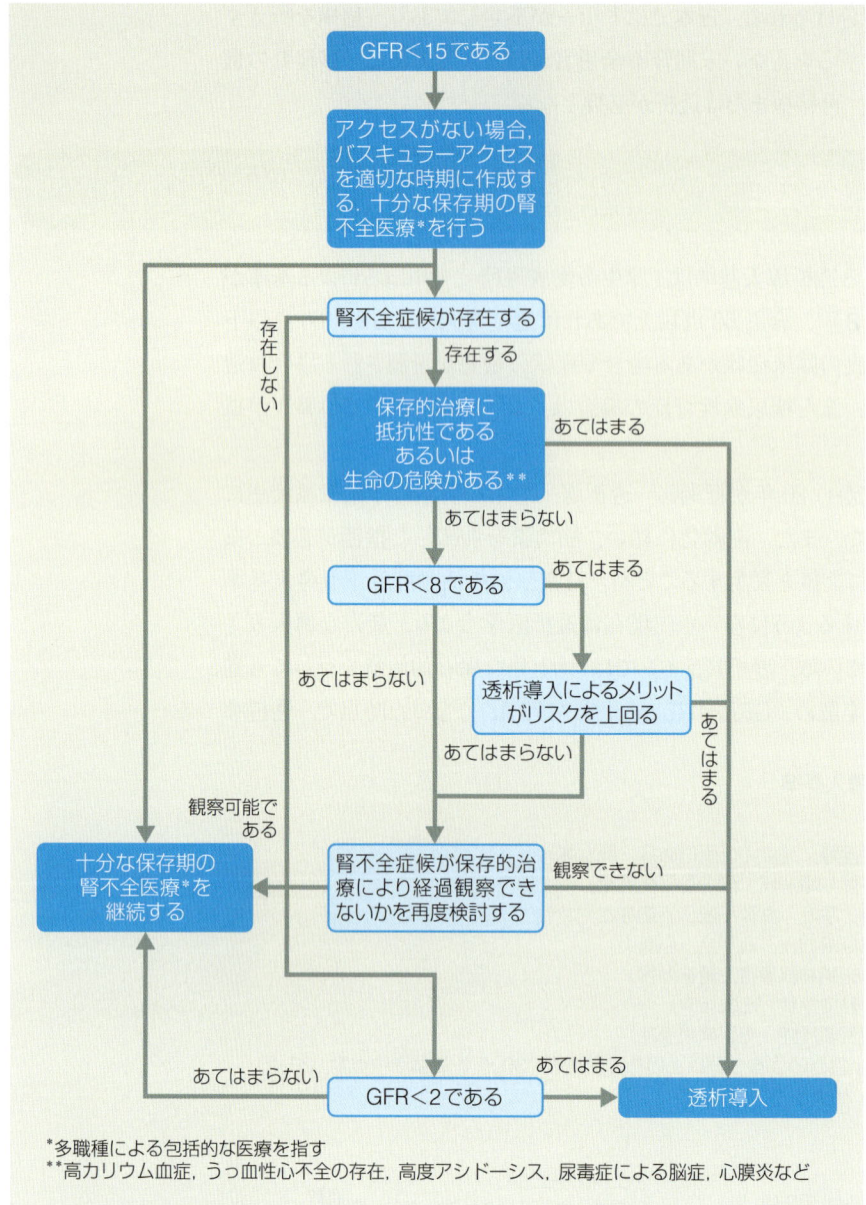

図4 血液透析導入の判断
(日本透析医学会：維持血液透析ガイドライン：血液透析導入．日本透析医学会雑誌 2013；46（12）：1107-1155.[8]）より）

入時期の判断の必要性が生じてくる．ただし実際の血液透析の導入は，腎不全症候，日常生活の活動性，栄養状態を総合的に判断し，それらが透析療法以外に回避できないときに決定する」[8]）と定義されている（**図4**）．機械的な作業ではなく，症例ごとに慎重な判断が求められている．

（篠﨑紗那）

●文献
1) 佐々木成編：看護のための最新医学講座　腎疾患と高血圧．中山書店；2007．p.256．
2) 医療情報科学研究所編：病気がみえる vol.8 腎・泌尿器．メディックメディア；2012．p.217．
3) 日本腎臓学会編：CKD 診療ガイド 2012．日腎会誌 2012；54：1031-1089．
4) 日本透析医学会：図説　わが国の慢性透析療法の現状．p.12．
5) 三宅勝久ほか：ネフローゼ症候群を呈するループス腎炎．Jpn J Clin Immunol 2013；36(3)：129-133．
   https://www.jstage.jst.go.jp/article/jsci/36/3/36_129/_pdf
6) 日本腎臓学会編：CKD 診療ガイド 2012．日腎会誌 2012；54：1105-1114．
7) 川口良人：慢性透析療法の透析導入ガイドライン作成に関する研究．平成3年度厚生科学研究「腎不全医療研究事業」報告書．1992；p.125-132．
8) 日本透析医学会：維持血液透析ガイドライン：血液透析導入．日本透析医学会雑誌 2013；46(12)：1134-1139．

●参考文献
1) 萩原千鶴子編：はじめての透析看護．メディカ出版；2013．
2) 原茂子, 宗村美栄子編：最新 CKD 実践ガイド 慢性腎臓病の理解とケア．学研メディカル秀潤社；2008．
3) 尾岸恵三子ほか編：腎臓病のある生活とナーシング．医歯薬出版；2003．

3章 透析療法における検査の基礎知識

3章 透析療法における検査の基礎知識

1

血液検査

目的

透析維持期の血液検査は，透析効率の確認と患者の身体状況を把握するために行われる．定期的に施行されるデータから患者の状態を把握し，状況にあった適切な指導につなげていく．患者自身が検査データに興味をもち，データを含め自分の身体の状態を把握し，QOLを維持・向上できるよう支援していく必要がある．

表1に透析患者の透析前採血の各指標の目標値・健腎者の基準値を示す．

表1 血液検査の目標値・基準値

検査項目	目標値	基準値
尿素窒素（BUN）	70～90 mg/dL	8～22 mg/dL
クレアチニン（Cr）	男：12～15 mg/dL 女：10～13 mg/dL	0.61～1.04 mg/dL
尿酸（UA）	9～10 mg/dL 以下	7 mg/dL 以下
ナトリウム（Na）	135～145 mEq/L	135～150 mEq/L
カリウム（K）	3.6～5.5 mEq/L	3.5～5.3 mEq/L
リン（P）	3.5～6.0 mg/dL	2.5～4.5 mg/dL
カルシウム（Ca）	8.4～10.0 mg/dL	8.4～10.2 mg/dL
赤血球（RBC）	330～390 万μL	427～570 万μL
ヘモグロビン（Hb）	10～12 g/dL	13.5～17.6 g/dL
ヘマトクリット（Ht）	30～36 ％	39.8～51.8 ％
白血球（WBC）	3,000～8,000 μL	3,900～9,800 μL
血清鉄（Fe）	男：60～200 μg/dL 女：50～160 μg/dL	48～188 μg/dL
フェリチン	100～400 ng/mL	男：15～250 ng/mL 女：5～80 ng/mL
総蛋白（TP）	6.2～8.3 g/dL	6.5～8.3 g/dL
アルブミン（Alb）	3.5～5.0 g/dL	3.8～5.3 g/dL
総コレステロール	180 mg/dL 以下	130～219 mg/dL
中性脂肪	50～130 mg/dL	30～149 mg/dL
インタクトPTH	60～240 pg/mL	15～65 pg/mL
β_2ミクログロブリン	20～30 mg/L	1.2～2.2 mg/L

検査頻度

前述のように血液検査は透析効率や栄養状態の確認，合併症の早期発見を目的に行われるが，その内容や実施する頻度はそれぞれ異なる．末梢血液検査（赤血球，白血球，Hb，Ht，血小板）は2週ごとに透析前に採血する．血液生化学検査（尿素窒素，クレアチニン，尿酸，Na，K，Ca，P，Cl，Mg）は2週ごとに透析前後に採血する．HBsAg，HBsAb などの特殊検査は6か月ごとに実施する．これらは安定した維持透析患者のフォローアップ検査であり，患者の状態によって検査項目，頻度は変更される．

採血の手順

透析前の採血

末梢血液検査では，抗凝固薬の影響を受けないよう穿刺時に必要量を採取する．
血液生化学検査は透析前後で採血するが，透析前は末梢血液検査と一緒に採血し，専用の検体容器に入れ，検査室に提出する．
留置カテーテルを用いて血液透析を行っている患者からの末梢血液検査の採血では，シリンジで留置カテーテル内の充填液を十分に吸った後，新たなシリンジで必要量の血液を採取する．

透析後の採血

再循環による影響を防ぐため，以下の方法により採血する．
①透析終了後，停止ボタンを押して透析液の流れを止める．
②血流量を 50 mL/時に設定し，ポンプを回転させる．
③1分経過後，脱血側の患者に近い回路ポートからシリンジで吸引して採血する．

> **ここが重要**
> ▶ 透析時にヘパリンなどの抗凝固薬を使用するため，凝固系の検査項目を目的とした採血は透析開始前に実施する．
> ▶ 血液型，感染関連の項目は，透析によるデータの変化がないため，透析前中後問わず，採血可能である．
> ▶ 透析効率を確認したい場合は，透析前後の尿素窒素（BUN）や，データの変化を確認する．

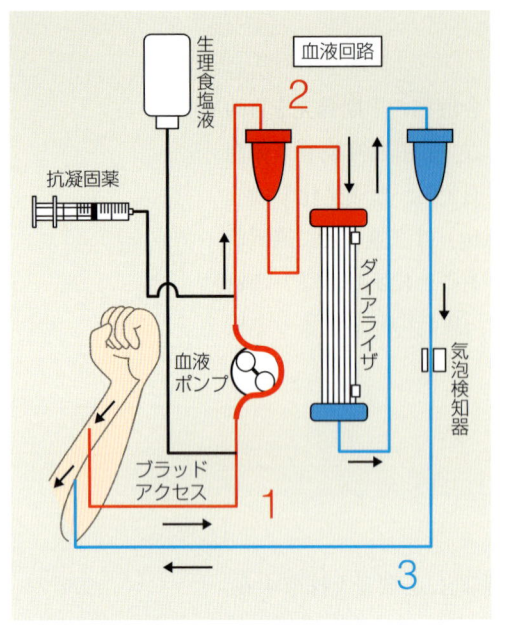

1：血液（老廃物除去前の血液），
2：抗凝固薬入り血液，3：老廃物除去後の血液
図1 透析回路からの採血部位

透析回路からの血液採取部位

　ダイアライザを通過した後の血液は老廃物（尿素窒素やKなど）が除去されているため，ダイアライザ通過前に採取する血液と通過後の血液ではデータは異なる．そのため患者の状態を把握するには，ダイアライザ通過前の血液を採取する（図1）．

透析が効果的に行われているかを確認する検査

尿素窒素（BUN）

　尿素窒素（BUN）は体内で蛋白質が分解されてできる老廃物である．透析治療で非常によく除去されるため，その除去率は小分子物質の透析効率の指標となっている．

●目標値
・透析前BUN：70〜90 mg/dL
・Kt/V ≧ 1.2
・nPCR：非糖尿病症例≧ 1.1　糖尿病症例≧ 0.9
・TAC-BUN：65 mg/dL 以下

透析効率の計算式
・除去率＝（透析前BUN値−透析後BUN値）÷透析前BUN値×100（％）

● 高値の場合

原因	対策
透析不足	●透析量が不足していないか，バスキュラーアクセスの再循環が起こってないかをチェックする
蛋白摂取量増加	●食事の蛋白質量が過剰でないかを見直す ● P，K なども合わせて評価する
消化管出血による吸収増加	➡透析患者は透析時に抗凝固薬を使用することもあり，消化管出血のリスクは高い．消化管出血を起こすと腸管内に出た赤血球，血漿蛋白が腸内細菌により分解され，それによって生じたアンモニアが老廃物となり，BUN が上昇する ●排便コントロールができているか，便の色，貧血の進行はないかを確認する
循環血液量の減少	➡心不全などにより循環血液量が減少する ●脱水や脱水をきたす原因がないかを確認する

● 低値の場合

原因	対策
尿素の産生低下	●蛋白摂取量が減っていないかを問診する ●肝不全による肝臓での合成低下の場合は肝機能をチェックする
体液量の増加	●水分摂取が過剰になっていないかを評価する

クレアチニン (Cr)

　クレアチニン（Cr）は筋肉内で筋肉収縮に必要なエネルギー源から産出される代謝産物であり，小分子尿毒素の1つである．食事との関係が薄いため，透析効率をみるよい指標となる．本来は尿中に排泄される．男性や体格が大きい人は筋肉量が多いため，クレアチニン値が高くなる．

● 目標値
・男性：12～15 mg/dL
・女性：10～13 mg/dL

● 高値の場合

原因	対策
透析不足	●透析量が不足していないか，バスキュラーアクセスの再循環が起こってないかをチェックする
血液濃縮（脱水，やけど）	●状態に応じてドライウェイトの再検討や補液を行う
筋肉量の増大	●蛋白質摂取過剰の場合は，食事の見直しを行う

● 低値の場合

原因	対策
血液希釈	● 過剰な体重増加がないかを検討する
筋肉量の減少	● 適度な運動を続け，筋肉量を維持するよう指導する

貧血に関する検査

血色素量〔ヘモグロビン（Hb），ヘマトクリット（Ht）〕

　ヘモグロビン（Hb）は赤血球にある血色素蛋白で，鉄と結合しており，組織への酸素運搬にはたらく．一方，ヘマトクリット（Ht）は血液全体に占める赤血球の割合を示す．高値が続くと血管内で目詰まりを起こし，脳梗塞などの血栓症が生じやすくなる．回路内凝固やバスキュラーアクセスの閉塞の原因になるため注意する．低値になると動悸，疲労感，めまい，息切れが起こる．

● 目標値
・Hb：10〜12 g/dL
・Ht：30〜36 %
・RBC（赤血球数）：330万〜390万/μL

● 高値の場合

原因	対策
脱水	● 下痢症状の有無の確認．皮膚や舌の観察を行う
EPO製剤の過剰投与	● EPO製剤の減量を検討する

● 低値の場合

原因	対策
消化管出血	● 急激に低下した場合には，消化管出血の可能性を疑い，食事摂取状況や便の色を確認する
慢性炎症	● 原因となっている炎症がないかを調べる
鉄不足，栄養不足	● 食事内容の確認をする．偏食や過度の食事制限をしていないかを確認する

血清フェリチン，血清鉄（Fe）

　鉄欠乏の指標として使われるものには，血清フェリチン濃度とトランスフェリン飽和度（TSAT）がある．血清フェリチン濃度は貯蔵鉄の指標である．一方，TSATは末梢血中の鉄量の指標であり，TSAT＝血清鉄／総鉄結合能（TIBC）×100により求められる．TIBCは，血清中のトランスフェリンのうちどのくらいの割合のトランスフェリンが鉄を運搬しているかを示すものである．

　血清フェリチン濃度100 mg/mL，TSAT20 %以下になると，鉄欠乏の状態であるため，鉄剤の投与が必要になる．

血清フェリチン濃度は鉄剤の静脈内投与後，一時的に高値を示す．したがって鉄剤の最終投与後，1週間の間隔をあけて測定する必要がある[1]．

また鉄欠乏があると，赤血球造血刺激因子製剤（ESA）を投与しても反応性は低下する．そのため，ESA 投与が考えられる場合，鉄欠乏性貧血の有無をチェックし，鉄欠乏が見つかれば，あらかじめ ESA と同時に鉄補充をするのが原則である．

● 目標値
- 血清フェリチン濃度：100 〜 400 mg/mL
- 血清鉄（Fe）：男性 60 〜 200 μg/dL，女性 50 〜 160 μg/dL

● 高値の場合

原因	対策
鉄剤の過剰投与	●鉄剤の減量

● 低値の場合

原因	対策
鉄不足	●鉄剤の投与

栄養に関する検査

総蛋白（TP），アルブミン（Alb）

総蛋白（TP）は血漿に含まれるさまざまな蛋白質の総量である．アルブミン（Alb）は総蛋白の 60 % を占める最も多い蛋白で，血漿浸透圧を維持するはたらきがある．Alb は肝臓で産生され，栄養状態の指標にもなる．Alb が多いと血管内に多くの水が引き込まれる．目標値は健常基準値であるが，一律に求めても達成は困難である．

● 高値の場合

原因	対策
血液の濃縮	●脱水症状の有無を確認し，全身状態をチェックする

● 低値の場合

原因	対策
蛋白喪失	●低栄養，吸収不良，消耗性疾患，悪性腫瘍，肝疾患，腹膜透析・蛋白漏出性血液透析などに起因する ●食事摂取量の評価と食事への介入を行う ➡認知症やうつ病などの精神疾患が原因で食欲低下し，栄養不足となることもある

骨代謝に関する検査

リン（P），カルシウム（Ca）

　リン（P）はエネルギー産生，筋のはたらき，骨の代謝に重要な役割を果たしている．Pはほとんどの食物に含まれており，食物の摂取後，胃腸から吸収され，腎臓から排泄される．透析患者では腎臓からの排泄が少ないか，ほとんどないため，過剰摂取にならないよう指導する必要がある．

　カルシウム（Ca）は体内では主に骨に存在し，骨格の最も重要な構成成分である．血液の凝固，神経・筋の興奮性，細胞のイオン透過性，酵素の活性化，ホルモンの分泌などに重要な役割を果たす．高カルシウム血症では意識低下，偽認知症，瘙痒感など，低カルシウム血症ではテタニー症状，痙攣，不整脈（QT延長）などの症状をきたす．

　PとCaの代謝異常は，骨代謝だけでなく異所性石灰化など血管病変とも重要なかかわりがある．

● 目標値
・P：3.5〜6.0 mg/dL
・Ca：8.4〜10.0 mg/dL

● Pが高値の場合

原因	対策
二次性副甲状腺機能亢進症	➡瘙痒感を認める ●インタクトPTH（副甲状腺ホルモン）の値を定期的に確認する．高値が続く場合はシナカルセトやビタミンDの服用状況を確認し，適切な指導をする
食事によるP過剰摂取	●P含有量の多い食品（乳製品，レバー，卵類，加工食品など）を摂りすぎないように指導する
P吸着薬不足，飲み忘れなど	●P吸着薬の服用は，食事に合わせるように指導する
透析効率の低下	●透析が時間どおりできるように介入する

● Pが低値の場合

原因	対策
栄養不足	●食事摂取状況の確認．十分なエネルギー補給を行う ●食欲不足や摂取不良を起こす原因を検索して改善する

● Caが高値の場合

原因	対策
透析液のCa濃度	●低Ca透析液の使用の検討
活性型ビタミンD_3製剤，Ca系P吸着薬の投与	●Ca含有のないP吸着薬への変更や活性型ビタミンD_3製剤の減量，もしくはシナカルセトへの変更を検討する

● Ca が低値の場合

原因	対策
CKD	● 適正な透析量や薬剤の調整を行う
副甲状腺摘出術（PTX）の手術後	● PTX 直後には副甲状腺ホルモンの急激な低下，著しい低カルシウム，低リン血症が生じるため，血清 Ca 値をモニターしながら大量の Ca 製剤の静脈注射などで補正する
Ca 摂取不足	● 食事摂取状況の確認をする．食事指導を行う
活性型ビタミン D_3 低下による消化管での Ca 吸収障害	● 活性型ビタミン D_3 製剤の増量を検討する

電解質に関する検査

カリウム（K）

　カリウム（K）は細胞内に多く存在し，K と Na の出入りによって神経伝達や筋肉収縮などを助けるはたらきがある．高すぎても低すぎても生命維持に影響を及ぼす．透析患者では腎臓からの K 排泄能は低いか，ほとんどないため，過剰摂取にならないよう気を付ける必要がある．K 摂取量は 1,300 〜 1,500 mg/日とする．

　高カリウム血症では不整脈，心電図の異常（テント状 T 波），心室細動，心停止，脱力感，しびれ，筋の痙攣，腸管の痙攣（腸閉塞），低カリウム血症では不整脈，心電図の異常（T 波の平坦化），脱力，筋の弛緩や麻痺，呼吸筋の麻痺，腸蠕動低下により便秘，消化不良などを認める．

● 目標値
・3.6 〜 5.5 mEq/L

● 高値の場合

原因	対策
K の多い果物や野菜の過剰摂取	● K 含有の多い食品（生もの，いも類，魚類，肉類など）を摂りすぎないよう指導する ● K を少なくする調理法（水にさらす，煮こぼすなど）についても指導する
インスリン不足	● 糖尿病患者では，インスリン不足・インスリン抵抗性への対策を行う ● 急性の高カリウム血症に対しては糖とインスリンの補充を行う
カロリー不足	● 十分なエネルギー補充を行う ● アシドーシス悪化時には，アルカリ化薬投与や透析液アルカリ化薬の濃度増加を行う
出血や溶血	● 出血源の有無，溶血の有無を確認する ● 採血時の手技を再確認する
透析不足	● 適正な透析量を確保する
便秘	● 食物繊維摂取量を増加し，適度な運動を行い，適切な排便習慣を心がける ● 改善しなければ，緩下薬を投与する

● 低値の場合

原因	対策
アルカローシス	●アルカローシスをきたす原因（薬剤など）の検討を行う
摂取不足（術後の絶食状態），慢性の胃腸障害	●経口でK補充が行えれば行う
インスリン過剰（Kの細胞内移動）	●外因性インスリン過剰に対しては投与量減量，内因性インスリン過剰に対しては病態の把握と対策を行う
下痢，嘔吐	●透析液濃度の変更を考慮する
ループ利尿薬	●残存機能のある患者は利尿薬によって低カリウム血症になる場合がある．そのため内服薬の調整を検討する
透析	●必要に応じて透析濃度の調整を行う

ナトリウム（Na）

　ナトリウム（Na）は細胞外液に存在し，血漿浸透圧を決定する浸透圧物質である．体内の水分分布を決定する指標となる．高ナトリウム血症では口渇などがみられる．

● 目標値
・135 〜 145 mEq/L

● 高値の場合

原因	対策
水分不足，発汗過多	●体液バランスを考慮し，脱水時には除水の調整や補液の検討をする
下痢	●発症時期や症状を確認する．必要であれば採血を実施し，原因を検査する
口渇中枢障害	●頭部CTやMRIなど必要な検査を行う

● 低値の場合

原因	対策
心不全	●日頃より患者の心機能を評価し，必要であれば循環器へのコンサルトを行う
体液量過剰	●透析間の体重増加の多い患者は飲水をチェックし，指導を行う
摂取不足	●食事摂取状況を把握し，摂取不足の原因を検索する ●ドライウェイトが不適切であれば，その調整を行う

（塩之入聖子）

● 参考文献
1）血液透析療法の基礎知識．腎不全看護 Seminar Report 別刷⑦．p.7.

2 胸部X線，心電図，超音波検査

胸部X線検査

目的

　肺病変や心拡大，胸水の有無などを評価するために定期的に施行する．胸部X線では心胸郭比（CTR）を測定することができ，ドライウェイトの管理の指標となる．
　CTRとは胸郭横径に対する心横径の比率のことで，一般的に透析後の撮影で50％以下であることが正常とされる．

方法

　同条件で定期的な撮影を行う．CTRは体位により変化し，立位＜坐位＜臥位の順で大きくなる（図1）．CTRは図2に示す方法で算出する．

検査頻度

　1～3か月に1回施行する．症状がある場合や疾患が疑われる場合には，適宜検査を行う．

検査からわかること

　胸部X線検査では肺縦隔，心臓，気管が撮影される．心肥大，うっ血による肺血管陰影の増強，血管や肺野の石灰化，異所性石灰化が観察できる．

胸部X線検査に基づくドライウェイトの検討

　CTRについては男女差や個人差があるため，各患者の日頃のCTRの値を把握しておくことが重要である．
　ドライウェイトを下げることを検討するのは，①CTRが大きくなっている，②心包液・胸水・腹水が貯留している，③手術後や下痢，食欲不振が続き，体重増加が少ない，④浮腫（下肢，眼瞼など）がみられる，⑤高血圧の状態が続いている，⑥心機能低下がある，といった場合である．
　ドライウェイトを上げることを検討するのは，①CTRが小さくなっている，②透析導入時より食欲がある，③下肢つれがある，④低血圧状態が続いている，⑤透析中の血圧が下がる，といった場合である．

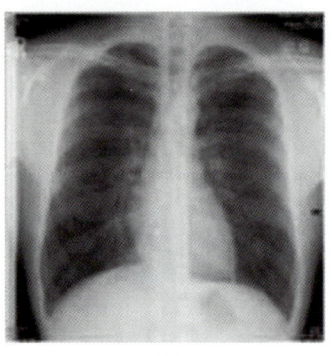

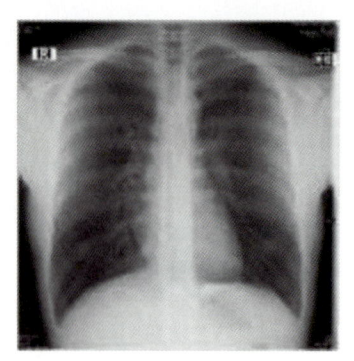

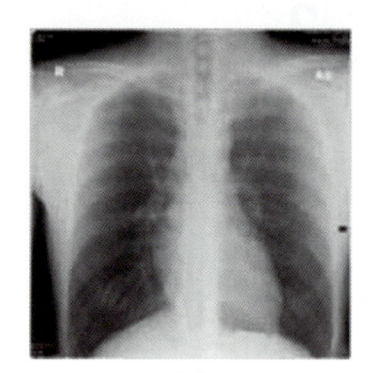

図1 体位によるCTRの変化

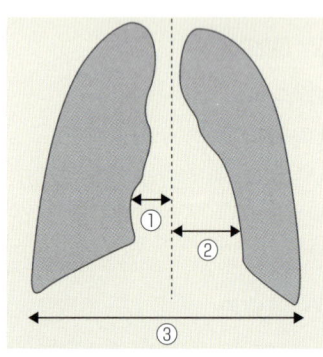

立位　　　坐位　　　臥位

CTR = (① + ②) ÷ ③ × 100 (%)

図2 CTRの算出法

看護のPOINT
◎以前のCTRと比較する．増大していたら，撮影体位，吸気時に撮影されたかどうか，撮影のタイミング，撮影時の体重（ドライウェイトだったか）を確認するほか，最近の食事内容について患者に聞く．以前と比較して変化があれば医師に報告する．

心電図検査

目的

　虚血性心疾患は透析患者において高頻度で合併する．主な理由としては，以下があげられる．
①基礎的疾患（糖尿病，高血圧，動脈硬化など）による直接的な心臓への影響
②腎不全状態に合併した高血圧性心疾患，虚血心，容量負荷の増大による心肥大，カルシウム沈着，アミロイドーシス，代謝障害の影響による刺激伝導系の変性
③電解質バランスの急激な変化や，除水などによる循環血液量の変化に基づく血行動態の変化およびそれに伴う自律神経調節の異常
　そのため，心電図検査を定期的に実施し，変化を観察することが重要である．

方法

安静時心電図は臥位で行う．心電図電極装着部位を図3に示す．

実施頻度

1～3か月に1回の割合で実施する．労作時息切れ，胸部圧迫感，肺うっ血，胸痛などの症状の訴えがあるときは，医師と調整のうえ予定の検査日よりも早めに検査する．また，循環器疾患のある場合は適宜行う．

検査からわかること

● 不整脈

心房細動（AF），心房粗動（AFL），洞不全症候群，上室性頻拍，心室性期外収縮，洞房ブロック，心室頻拍（VT），心室細動（Vf），心室粗動（VF），心停止，脚ブロック，WPW症候群など．

● ST変化

ST上昇は急性心筋梗塞の急性期に出現する．
ST低下は左室肥大，狭窄性冠動脈病変，心筋梗塞を反映する．

● 異常Q波

急性心筋梗塞発症後，数時間で出現する．

● 陰性T波

急性心筋梗塞の安定または陳旧性心筋梗塞に認められることがある．

緊急を要する不整脈

心室性の頻脈は，R-R間隔から得られる心拍数が250/分くらいまでを心室頻拍

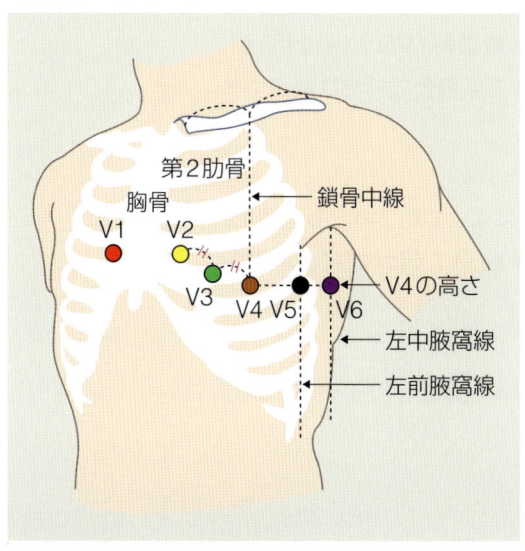

V1（赤）：第4肋間胸骨右縁
V2（黄）：第4肋間胸骨左縁
V3（緑）：V2とV4の間
V4（茶）：第5肋間鎖骨中線上
V5（黒）：第5肋間前腋窩線上
V6（紫）：第5肋間中腋窩線上

図3　心電図十二誘導装着部位

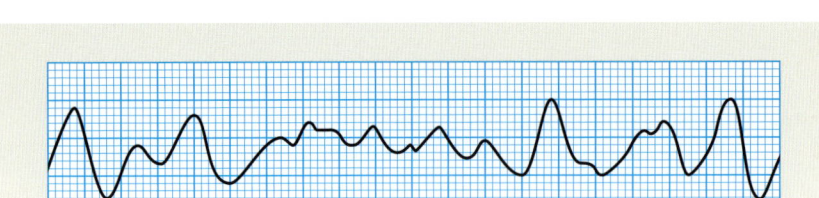

心リズムは無秩序で不規則なリズムであり，P波はみられない．これが心室細動である．QRS群は異様な形であり，QRS群，ST部分，T波の境がなく，連続性の不規則な曲線を示している．

心室細動（Vf）

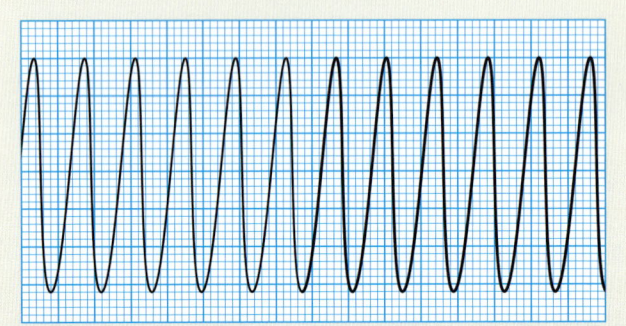

心拍数210/分で規則正しい．QRS群は幅広く，奇妙な形をしている．P波はみられず，QRS群，ST部分，T波の境が明瞭でなく，全体が1つの波をつくっている．食道誘導でP波を記録することができるが，この場合にはQRS群の数がP波の数より多いのが特徴である．

心室頻拍（VT）

図4　心室性の頻脈
（上塚芳郎，岡田彩子，小原邦義ほか：系統看護学講座 専門分野Ⅱ．成人看護学〔3〕循環器．第13版，医学書院；2007. p.133, 136. より）

（VT），300/分までを心室粗動（VF），300/分以上を心室細動（Vf）と区別するが，いずれも心停止となりやすく，カウンターショックによる除細動以外では救命できない（図4）．ただちに救命処置を開始する必要がある．

- **心室粗動（VF），心室細動（Vf）**

急性心筋梗塞や心筋症，低体温，低酸素血症などによって起こる．心電図上，VFでは波のような幅広く丸みを帯びたQRSが連続する．Vfではゆるく，不規則な波が続く．

- **心室頻拍（VT）**

心筋梗塞や心筋症，低カリウム血症，低マグネシウム血症などによって起こる．心電図上，幅の広いQRS波を認め，P波が消失する．

心筋梗塞・狭心症の病態生理

心筋梗塞，狭心症の病態生理を図5，6に示す．

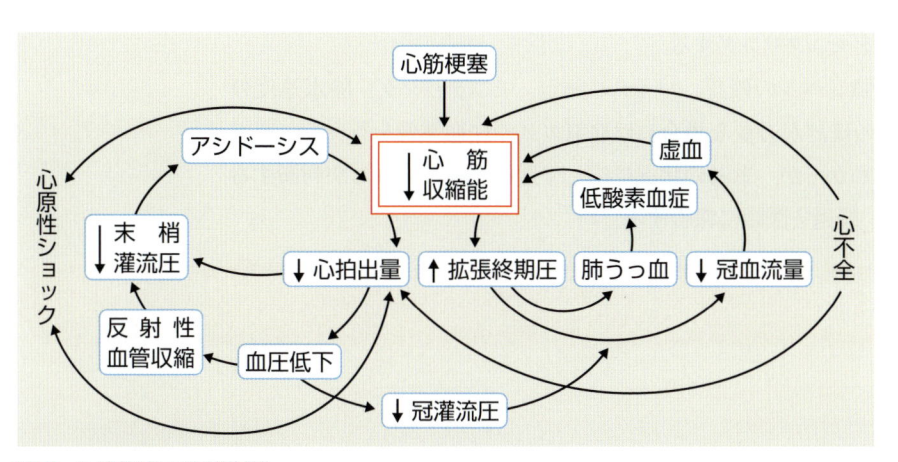

図5 心筋梗塞の病態生理
（上塚芳郎，岡田彩子，小原邦義ほか：系統看護学講座 専門分野Ⅱ．成人看護学〔3〕循環器．第13版，医学書院；2007．p.105．より）

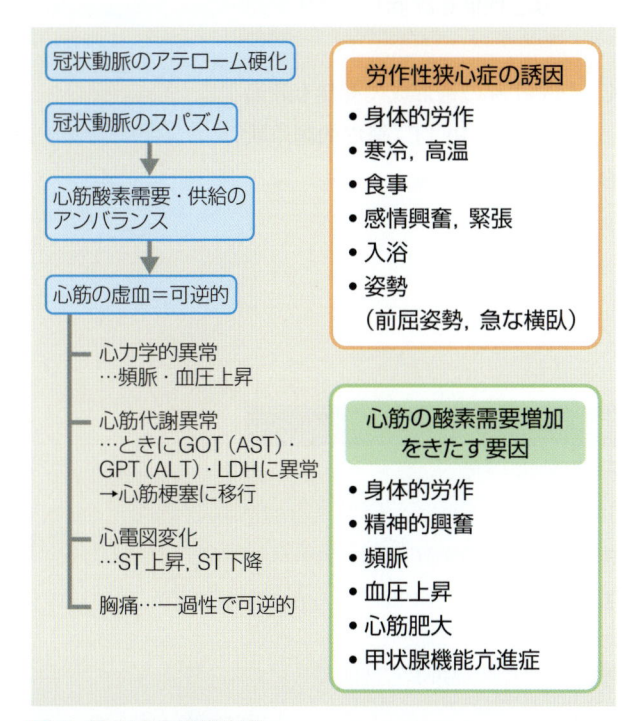

図6 狭心症の病態生理
（宮崎和子藍：看護観察のキーポイントシリーズ 成人内科Ⅱ．中央法規；2003．p.261．より）

ケアのポイント

- 循環動態が不安定な患者に対して連続的な心電図モニタリングを行うことにより，早期の対応が可能になる．心疾患合併の患者，胸部症状の出現の既往のある患者，胸部不快のある患者，頻脈・除脈のある患者，急変の可能性のある患者，高カリウム血症，低カリウム血症など電解質バランスに異常を認める患者に対しては，心電図を装着することが多い．医師の指示のもとアラーム設定を行い，心電図波形をモニタリングする．
- 胸痛出現時は，意識レベルの確認，バイタル測定，モニタリング，除水速度の調整をし，電解質の確認が必要な場合には血液ガスの採血準備を行う．血液ガスの結果は数分でわかるが，患者の状況に応じて透析が続けられるか判断することも重要である．経過を医師に報告する．

超音波検査

目的

　透析患者は免疫能が低下し，腫瘍免疫も低下する．そのため，健腎者と比較して悪性腫瘍の発生率が高い．また，慢性腎不全患者は心疾患の合併が多く，動脈硬化が進んでいる．日頃から，心臓超音波検査により心機能を評価し，増悪を認めた場合，すぐに対処する必要がある．

　頸部超音波検査は，甲状腺の評価だけでなく，副甲状腺の過形成の有無も評価する．その大きさやインタクトPTHの値によっては切除やPEIT（経皮的副甲状腺〔上皮小体〕エタノール注入療法）など外科的処置が必要になる．

　透析患者に実施される超音波検査を**表1**に示す．

表1　透析患者に施行される超音波検査

部位	目的
腹部	腫瘍や結石の発見，経過の観察，後天性腎嚢胞の発見
副甲状腺	副甲状腺機能亢進症の診断
頸動脈	血管の蛇行，プラークの形成，石灰沈着の有無，内腔狭窄の確認
下肢動脈	閉塞性動脈硬化症（ASO）の早期発見，重症度の評価
バスキュラーアクセス	バスキュラーアクセスのチェック・診察 血管造影などにより問題のあった症例やシャント造設術前後の評価
心臓	心機能の評価 心不全などの除水量評価 ドライウェイトの決定の指標

方法

　ベッドに仰向けになってもらう．検査部位に超音波を通しやすくするためゼリーを塗り，超音波を当てて検査を実施する．検査部位により所要時間は異なるが，多くは 10 〜 30 分である．

　検査頻度は部位により異なる．下肢動脈，心臓，腹部エコーは最低でも 1 回/年は実施する．

ケアのポイント

- 透析室内で施行する場合は周囲の患者に検査の様子が見えないよう，カーテンやタオルで被うなどの配慮をする．また，患者に対しては，検査日は検査部位を露出しやすい服装とすること，腹部のエコーでは絶食，そのほかの部位では通常の食事でよいことを説明する．
- 医療スタッフの間で検査結果を共有し，腫瘍が見つかった場合には，今後の予定や手術に対する不安を緩和し，手術に向けての準備ができるよう介入する．
- 閉塞性動脈硬化症（ASO）が進行していれば，フットケア，フットチェックの回数を増やし，異常の早期発見に努める．
- バスキュラーアクセスに関しては，静脈圧上昇部位や穿刺ミス好発部位，狭窄部位を確認し，今後の穿刺に生かす．

（塩之入聖子）

4章 血液透析と看護

血液透析の目的と方法

血液透析の目的

血液透析とは

　腎臓の機能は，糸球体での濾過，尿細管における再吸収や分泌などの物質輸送であるが，それはさまざまなホルモンの合成や活性化などを介して行われている．なんらかの原因で腎臓の機能が低下し，薬剤などによってもその機能を補うことができずに生体の恒常性を維持することが困難になると血液透析が必要となる．

　血液透析とは，膜分離や吸着を利用して血液中の病因関連物質の除去や血液成分の調整を行う血液浄化法の1つである．現在，腎不全治療に用いられている血液浄化療法にはさまざまな方法があり，血液透析のほかに血液濾過，この2つの特徴を組み合わせた血液透析濾過，オンライン血液透析濾過，腹膜透析，血漿交換法などが用いられている（**表1**）．

表1　腎不全治療に用いられる各種血液浄化療法

血液透析（HD：hemodialysis）
腹膜透析（PD：peritoneal dialysis）
持続式携行型腹膜透析（CAPD：continuous ambulatory peritoneal dialysis）
自動腹膜透析（APD：automated peritoneal dialysis）
血液濾過（HF：hemofiltration）
血液透析濾過（HDF：hemodiafiltration）
オフライン血液透析濾過（off-line HDF）
オンライン血液透析濾過（on-line HDF）
緩徐持続的限外濾過（SCUF：slow continuous ultrafiltration）
持続的血液濾過（CHF：continuous hemofiltration）
持続的血液透析（CHD：continuous hemodialysis）
持続的血液透析濾過（CHDF：continuous hemodiafiltration）
血液吸着（direct hemoadsorption）

- アフェレーシス療法
    - 血漿吸着（plasma adsorption）
    - プラズマフェレーシス（plasmapheresis）
    - 単純血漿交換療法（PE：plasma exchange）
    - 二重濾過血漿交換法（DFPP：double filtration plasmapheresis）
    - 冷却濾過法（cryo filtration plasmapheresis）
    - 白血球除去療法（leukocytapheresis）
    - 顆粒球吸着療法（granulocytapheresis）
    - リンパ球除去療法（lymphocytapheresis）

血液透析の役割と特徴

腎機能の廃絶に伴い，本来，腎臓より排泄されるはずの水分と蛋白代謝産物が体内に貯留することから，血液透析により，これらの老廃物の除去と電解質の是正が行われる．血液透析で除去されるものとして，尿素やクレアチニンなどの蛋白代謝産物と，カリウムイオン（K^+）やリン酸イオンなどの電解質があげられる．また，カルシウムイオン（Ca^{2+}）や重炭酸イオン（HCO_3^-）の調整により代謝性アシドーシスの是正が行われる[1]（図1）.

血液透析は分子量が中程度までの物質除去に優れている．一方で，分子量が大きくなるにつれてそのクリアランスは徐々に低下していく．つまり尿素やクレアチニンなど分子量の小さい物質ではクリアランスが大きいのに対し，それよりも分子量の大きい$β_2$ミクログロブリンなどの低分子領域蛋白のクリアランスは比較的小さい．

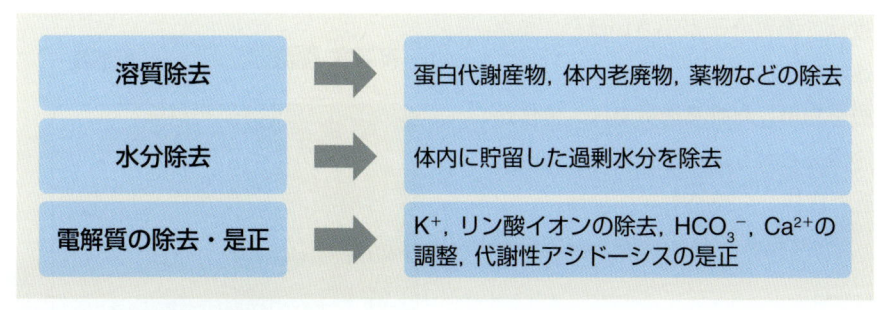

溶質除去	→	蛋白代謝産物，体内老廃物，薬物などの除去
水分除去	→	体内に貯留した過剰水分を除去
電解質の除去・是正	→	K^+，リン酸イオンの除去，HCO_3^-，Ca^{2+}の調整，代謝性アシドーシスの是正

図1 血液透析の主な役割

（金子岩和）

● 文献
1) 秋澤忠男ほか：「慢性腎疾患の診断と管理」透析導入基準．日医雑誌 2006；134：2344-2347.

血液透析のしくみ

1 血液透析の目的と方法

血液透析の原理

血液透析は末期腎不全（ESRD）患者の体内における老廃物や余剰水分を取り除くために行われる血液浄化治療であり，その原理は拡散（diffusion）と限外濾過（ultrafiltration）の2つである[1]（表1）．

拡散

拡散は溶質の濃度差と分子量に支配される．細孔より小さな溶質の移動速度は，溶質分子が小さいほど，また濃度差が大きいほど速い（図1）．

拡散による溶質除去を利用した血液透析では，生体から尿毒症物質が除去されるとともに，電解質など体内で不足している物質を透析液側から補充する．

濾過

濾過は膜にかかる圧力差により溶媒が膜を透過する現象で，血液透析における水分の除去はこれによって行われる．同じ圧力差の下では透水性の高い透析膜ほど濾過量は多くなる．

移動した溶液を濾液といい，濾液中の溶質濃度は透析膜の細孔サイズに規定される．つまり分子量の大きな物質は膜を通過できないため濾液中には含まれず，尿素などの分子サイズの小さい溶質の濃度は血液中の濃度と同等になる（図2）．

表1 血液透析の原理

- ●拡散・浸透
  拡散：溶質（濃度の高い→低い）
  浸透：溶媒（濃度の低い→高い）
  ＊拡散速度は溶質分子が小さいほど速い

- ●濾過（溶媒移動）
  推進力は透析膜間の圧力差
  ＊溶質の移動は透析膜抵抗が低いほうが有利

分子は濃度の高いほうから低いほうへ分散し，分子は徐々に広がり均一な濃度になる．この現象を「拡散」という．

図1 拡散

血液透析の回路構成ならびに透析装置の構造と機能

血液透析の回路構成は図3のようになっており，大きく透析液回路系と血液回路系の2つに分けられる．

血液透析に必要とされる各要素の詳細については，次項以降で述べるが，ここでは，「ダイアライザ」「透析液供給装置」「透析装置」に分けて概要を解説する．

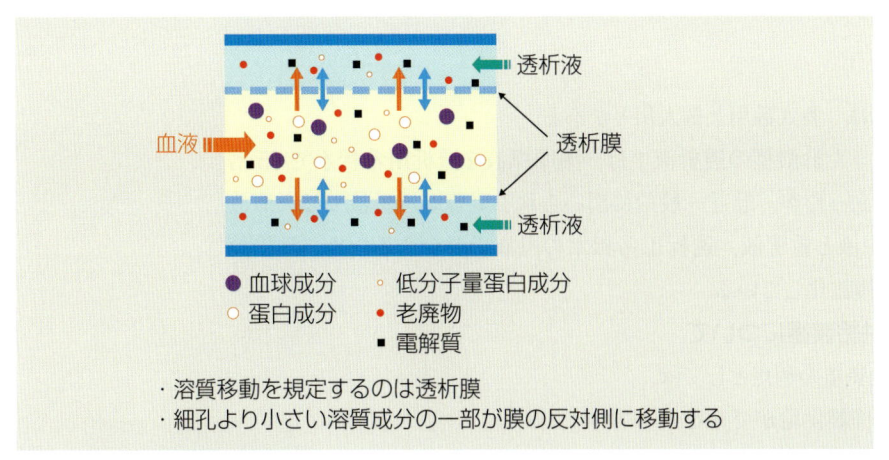

図2 透析による溶質の移動

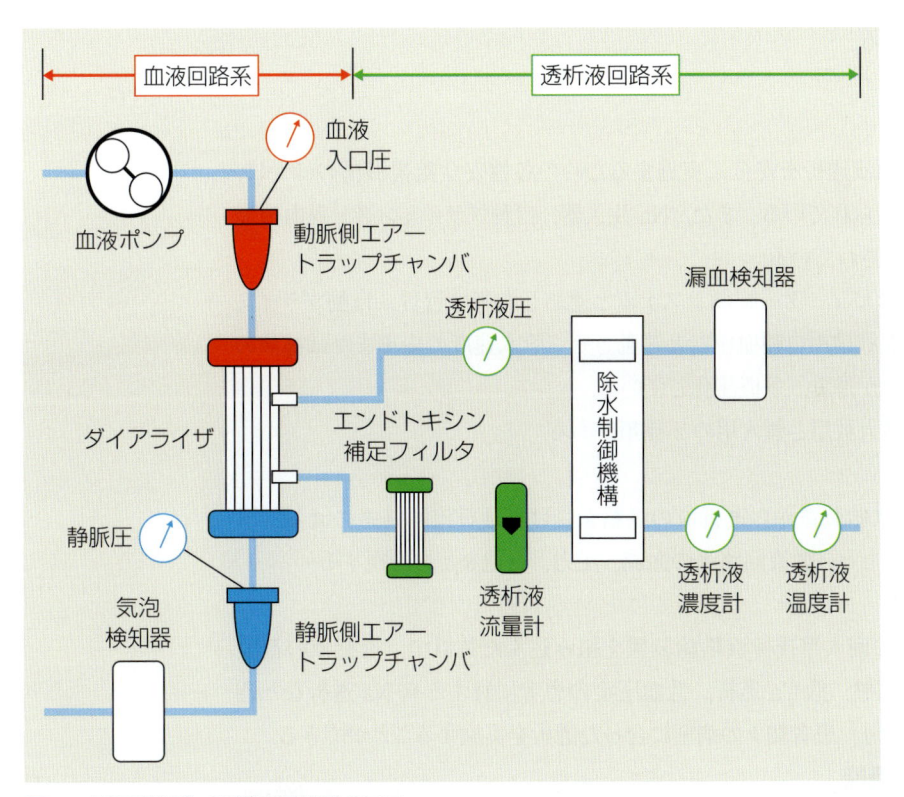

図3 血液回路系・透析液回路系のフロー

ダイアライザ

　多数の細い中空糸からなっている．中空糸の中を血液が通り，中空糸の周りを透析液が流れるようになっている．中空糸は透析膜（半透膜）でできており，水や小さな物質は通過するが，体に必要な血球や蛋白質，体に有害な細菌やウイルスは通過しない．

透析液供給装置

透析液供給装置には，多人数用と個人用とがある．

長い間繁用されてきた酢酸型の透析液では，濃厚原液を透析用希釈水で35倍に希釈するだけでよかったが，最近一般的に用いられる重曹型透析液では，原液の基本剤であるA原液と重曹液，透析用希釈水の三液を混合するため，供給装置の混合方式もより複雑化している．

●個人用の透析液供給装置について

個人用透析液供給装置の利点としては，
- 必要量に応じた作製供給ができる
- 透析液の処方が容易である
- 透析液作成後の貯留時間が短く，透析液の組成が安定している

などの点があげられる．

透析装置

透析装置には，血液透析を安全に実施するための各種安全監視機構のほかに，除水制御機構が備えられている．また，Na注入器，自動プライミング・返血機能を備えた装置も製造されている．

最近の装置はコンピューター制御システムと連結した集中管理，自動プライミング機構，自動返血機構や自動血圧計と連動させ，除水速度の変更または補液の実施など自動制御化が進み，多機能化している．

透析装置にも，多人数用と個人用の2種類がある．

●透析用監視装置

多人数用透析液供給装置から透析液の供給を受けて透析液回路系の流量，濃度，温度，圧力，漏血と，血液回路系の血流，圧力，気泡などを監視する．

●個人用透析装置

透析用監視装置に個人用透析液供給装置を組み込んだ装置で，透析液の糖濃度調整，K濃度の調整，低Ca透析，低血圧症の患者に対する高Na透析など透析液処方が可能となり，患者個々の病態に合った透析を実施することができる．

●透析装置の各種機能

透析液濃度計
作成透析液の濃度を電導度計で連続的に測定し，濃度異常時は警報を発して，透析液の供給を停止する．

透析液温度計
透析液の温度が設定範囲を超えると警報を発して，透析液の供給を停止する．

血液回路圧計
静脈圧を測定し，脱血不良による血液流量の不足，あるいは回路の狭窄，血液回路内凝固による圧力異常時は警報を発して，血液ポンプを停止させ，静脈回路

をクランプする.

漏血検知器
光学センサーを用いた光電比色計で漏血を検知し，透析液，血液ポンプを停止するとともに警報音を発する．

気泡検知器
血液回路内に混入した気泡を検知し，体内への混入を防止する．感知時は血液ポンプ，透析液を停止し，警報音を発する．

透析液圧計
過度な透析液圧上昇，下降時に透析液を停止し，警報音を発する．

除水制御機構
ダイアライザに流出入する透析液量の出納バランスを制御する機構で，患者の余剰水分を除去する．

そのほかの主な機能

● 自動プライミング
血液回路，ダイアライザを透析装置にセットした後，自動プライミングスイッチを押す，もしくはカレンダー機能などを使用して所定の時刻にプライミングを自動で行う機能．

● 自動返血機能
自動返血スイッチを押す，もしくは除水や治療時間の達成などの諸条件が満たされることにより作動する機能であり，体外循環中の血液を生理食塩液やオンライン透析液などで置換して返血する．

● 多機能型透析装置
各種の血液浄化療法（血液透析，血液透析濾過，血液濾過など）を施行できる装置である．

そのほかの血液浄化療法[2] について

血液濾過（HF）

透析液を用いずに1回あたり20L程度を濾過して物質除去を行い，その濾過量に見合う補充液を血液内へ注入する方法である．したがって本法の溶質除去効果は濾過量に依存する．

血液濾過法は中等度の分子量以上の物質除去が優れているが，保険上，適応疾患に制約があり，透析困難症，緑内障などを合併する症例が対象となる．

血液透析濾過（HDF）

拡散による物質除去と濾過による物質除去の両者の長所が生かされる方法であり，置換補充液をヘモダイアフィルタの上流側に注入する方式を前希釈法，下流

側に注入する方式を後希釈法と呼ぶ．一般に同量の置換補充液を使用した場合は，後希釈法で溶質除去効果は高くなるが，血流量の30％程度までしか濾過できないため，大量液置換は困難である．一方，前希釈方式ではあらかじめ血液を希釈して濾過するため，濾過量は血流量に依存せず，治療目的にかなった大量液置換が可能である．

●オフラインHDF

　滅菌された置換補充液が必要となるため，前述した後希釈方式を採用することが多い．変法としては，アルカリ化剤を含まない透析液を使用し，血液が患者に戻る直前に血液回路内に重炭酸ナトリウム液を注入するacetate free bio filtration（AFBF）がある．AFBFで使用する置換補充液量は通常のオフラインHDFとほとんど変わりないが，非生理的とされるAcetate（酢酸）などをまったく使用しないことで，透析中の不均衡症状，血圧低下防止・低減効果が期待される．

●オンラインHDF

　透析液をフィルタで濾過して無菌化し，置換補充液として用いる．透析液の清浄化（無菌化）が十分でないと透析液中のエンドトキシンや生菌が直接体内に流入する危険性がある．わが国では前希釈法が広く採用されているが，欧米では後希釈法が一般的である．

（金子岩和）

●文献

1) 山下明泰：血液透析・血液濾過の原理 —分子拡散と限外濾過—．Clinical Engineering 2008；19（4）：353-358．
2) 北岡健樹：透析治療の定義と類縁療法．腎と透析 2011；70（増刊号）：13-16．

1 血液透析の目的と方法

ダイアライザ

　維持透析患者のQOLや生命予後を左右する因子として，安全かつ適切な性能を有するダイアライザの選択は，透析治療の質を決定する最も重要な要素といっても過言ではない．
　ここではダイアライザの分類，用いられている透析膜の特徴などについて解説する．

ダイアライザの分類

　ダイアライザは形状，膜構造，膜素材，診療報酬上の条件，滅菌法により分類できる．

形状による分類

　ダイアライザの形状には積層型，コイル型，中空糸型などがある．現在臨床で使用されているものは，ほとんどが中空糸型であるため，ここでは中空系型ダイアライザについてのみ詳細に解説する．

| 中空糸型の構造上の特徴 | ● 内径約200μm，膜厚10～50μm，有効長10～30cm程度のストロー状の血液浄化膜を約1万本束ね，両端部をポリウレタンなどの樹脂で固定し，プラスチック製のハウジングに詰めたものである（図1）
● 積層型，コイル型に比べ，単位体積あたりの膜面積が大きく，血液の充填量を少なく，小型化が可能であるというメリットがある
● リーク時の安全性，操作性（小型，軽量），製品の安定性などにおいても中空糸型が圧倒的に優位であり，現在，日本で使用されているダイアライザの約90％以上を占めている |

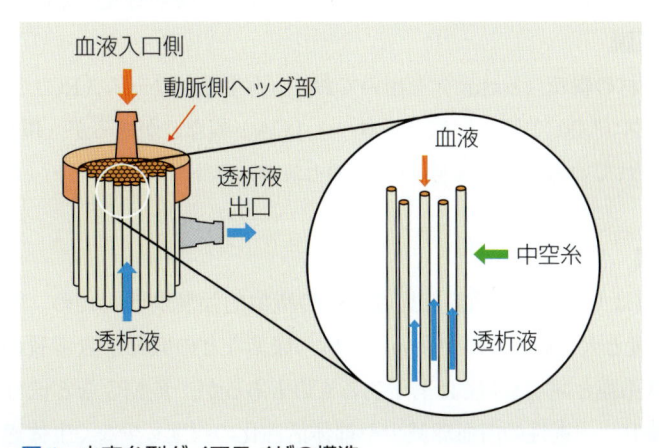

図1　中空糸型ダイアライザの構造

> ● 血液が中空糸束中心部を流れやすい一方，透析液は数千〜1万数千本の中空糸束の外周部より流入し，外周部から流出する構造のため，束の中心部へ透析液が十分に灌流しない偏流（チャネリング）現象や，中空糸同士の接触による有効膜面積の減少，流出入口近傍のデッドスペースなどの影響によって，モジュールの性能を十分に発揮しているとはいえず，いまだ改良の余地が残されている

膜構造による分類

膜断面の構造により，均質構造，グラジエント構造，逆グラジエント構造，対称グラジエント構造などに分類される（図2）．

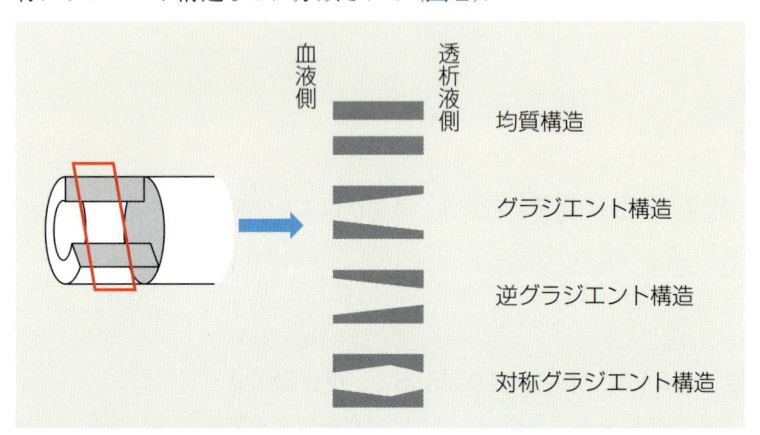

図2 膜断面構造の模式図

膜素材による分類

現在，透析膜として用いられている膜素材は天然高分子のセルロース系，合成高分子系の2つに大別される．以前は機械的強度が高く，適度な透水性を有し，低分子量物質の除去性能に優れた，再生セルロース膜が広く使用されてきた．しかし最近では，β_2ミオグロブリン（β_2MG）などの低分子量蛋白の除去を目的とした膜の孔径コントロールや，生体適合性に優れる合成高分子膜が普及している．

● セルロース系膜

原料は天然素材の綿花（cotton）を用いており，再生セルロース（RC）膜，表面改質セルロース（MRC）膜，酢酸セルロース（CA）膜などがあるが，現在，日本で製造販売されているのはCA膜の一種のセルローストリアセテート（CTA）膜のみである．

● 合成高分子膜

合成高分子膜はセルロース系膜と比較し膜の機械的強度が低いため，膜厚が20〜50μm程度と大きめのものが多い．一般に尿素などの低分子量溶質の透過性はセルロース系膜と同等もしくは若干劣るものもあるが，β_2MGなど低分子量蛋白の除去に優れ，一過性の白血球減少や補体活性化の程度も少なく生体適合性の良好なものが多い．現在，日本で用いられている合成高分子膜には，ポリアクリ

ルニトリル（PAN）膜，ポリメチルメタクリレート（PMMA）膜，エチレンビニルアルコール（EVAL）膜，ポリスルホン（PS）膜，ポリエステル系ポリマーアロイ（PEPA）膜，ポリエーテルスルホン（PES）膜などがある．

診療報酬上の分類

　機能別では，基本的には有効膜面積 1.5 m^2 換算の β_2MG のクリアランス（CL）によりⅠ型～Ⅴ型に分類されている．2012 年 3 月に改定された診療報酬算定上はⅠ型，Ⅱ型が同じ薬価として統合され，Ⅲ型までは有効膜面積 1.5 m^2 までとそれ以上で分類，さらにⅣ型，Ⅴ型は 1.5 m^2 未満，1.5～2.0 m^2 未満，2.0 m^2 以上の 3 分類となっている．

● β_2MG のクリアランス

Ⅰ型	10 mL/分未満
Ⅱ型	10～30 mL/分未満
Ⅲ型	30～50 mL/分未満
Ⅳ型	50～70 mL/分未満
Ⅴ型	70 mL/分以上

滅菌法による分類

　ダイアライザの滅菌法として，以前は日本でもエチレンオキサイドガス（EOG）滅菌が用いられていたが，残留 EOG に対するアレルギー反応などの問題があり，現在は使用されておらず，高圧蒸気（AC），γ 線，電子線滅菌などが用いられている．

ダイアライザと血液回路の洗浄・充填（プライミング）と管理

　プライミング中にダイアライザからはポリビニルピロリドン（Polyvinylpyrrolidone：PVP）などの添加物，血液回路からは可塑剤などのさまざまな物質が溶出してくる．添付文書通り，1,000 mL 以上の生理食塩液によってプライミングすれば問題なく安全に臨床で使用することが可能と思われるが，プライミング後，そのまま放置することによって，これらの添加物は充填液中に確実に再溶出してくる[1]．したがって，プライミング終了後は速やかに治療に使用すべきであり，プライミング台などを用いての事前プライミングは絶対に避けるべきである．また，午前から午後などへの治療クールの変更があり，プライミング済みのダイアライザをやむを得ず保管せざるを得ない場合などは，治療直前にもう一度，充填された生理食塩液を洗い流すべきである．

（村上　淳）

● 文献
1) 村上淳ほか：各種ダイアライザにおける充填液，洗浄液中の溶出物の基礎的検討．腎と透析 2012；73（別冊）：153-156.

1 血液透析の目的と方法

透析用血液回路

　患者や透析治療にかかわる医療スタッフにとって，日々，安全な治療を実現するという意味において，適正な血液回路を使用することの重要性はダイアライザやそのほかの医療材料の選択に勝るとも劣らない．ここでは，血液回路の基本的構造，各部の名称や機能について解説する．ただし，日本で使用されている血液回路は 3,000 種類以上あると考えられるため，本項では，代表的な血液回路として2012年に日本臨床工学技士会が策定した『透析用血液回路標準化基準（Ver.1.00）』に掲載された標準的透析用血液回路[1]（以下，標準的回路）について解説する．

標準的回路の構造，各部の名称と機能（図1）

各部の名称と部品
❶ アクセス接続部
❷ ニードルレスアクセスポート
❸ 補液ライン
❹ ピロー
❺ ポンプセグメント部
❻ 抗凝固薬注入ライン
❼ エアートラップチャンバ
❽ ダイアライザ接続部
❾ 液面調整ライン
❿ 圧力モニターライン
⓫ トランスデューサ保護フィルタ

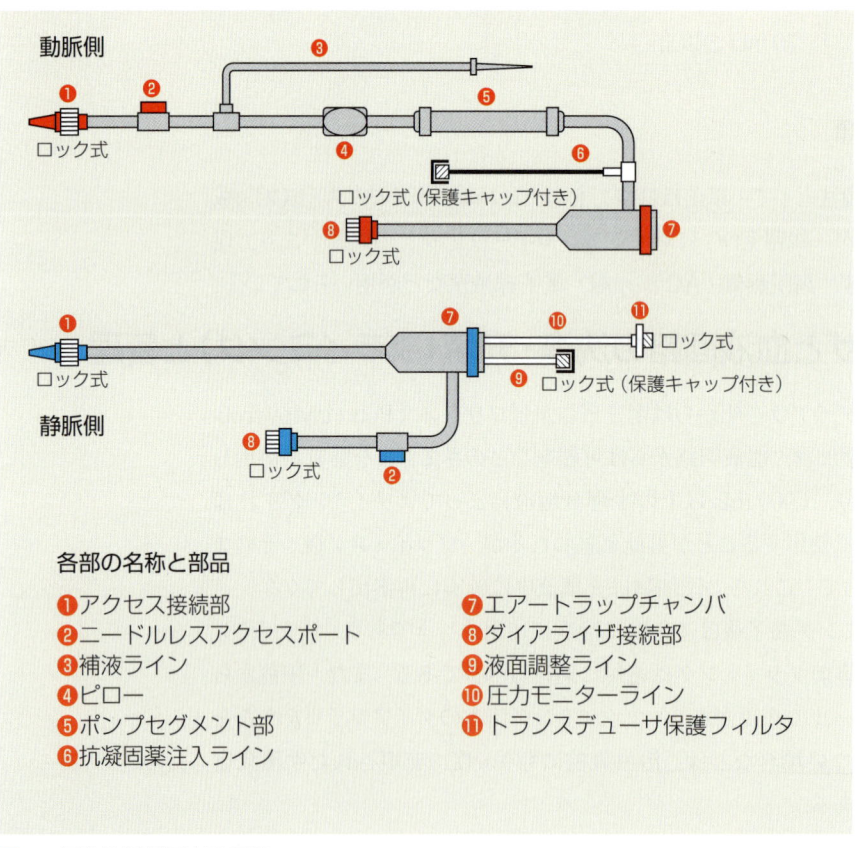

図1　標準的透析用血液回路
（日本臨床工学技士会透析装置安全委員会：透析用血液回路標準化基準（Ver.1.00）．2012．p.10.[1] より）

各部位の特徴

❶動脈側，静脈側アクセス接続部	●バスキュラーアクセスの動脈側，静脈側それぞれに留置されたカニューレなどと接続するための部品である ●回路離断を防ぐため，接続部をロック式にすることが推奨されている
❷アクセスポート	●回路を通じて採血，薬剤投与を行うための部品である ●標準的回路では回路からの採血・薬剤の投与などを行うアクセスポートは，針刺し事故の回避のため，注射（金属）針の刺入によるゴムボタンは禁止とし，ニードルレスアクセスポートの使用が推奨されている ●ニードルレスアクセスポート以外にも，切創事故を防ぐ先端形状を有するプラスチックニードルなどの安全設計や構造をもった安全デバイスの使用が推奨されている ●静脈側のアクセスポートは，透析中の注射などの安全確保の観点から，静脈側エアートラップチャンバまたはその上流に設けている．下流側へのアクセスポートの設置は，空気誤入の危険性が増すことから禁止されている
❸補液ライン	●プライミング，返血，生理食塩液の補液などに使用するためのラインである
❹血流感知用ピロー	●脱血状態をモニタリングするための部品である
❺ポンプセグメント部	●血液ポンプにセットし，これを駆動させることで必要な血流を得るための部品である ●標準的回路では，「太径の外径 12 mm，内径 8 mm」を標準としている
❻抗凝固薬注入ライン	●治療中の体外循環回路内での血液凝固を防止するためにヘパリンなどの抗凝固薬を注入するためのラインである
❼動脈側エアートラップチャンバ	●これよりも上流側で発生した気泡や凝血塊などを捕捉するための部品である ●図1のとおり，通常，透析では動脈側エアートラップチャンバの液面調整は行われていないため基本的に動脈側液面調整ラインは設けない ●しかし，液面調整ラインを設けないと治療が達成できない，あるいは安全な治療が困難である場合は，以下の要件のいずれかを満たした上で，液面調整ラインを設置する 　①接続先端部での密閉維持可能なルアーロック式キャップのほかにラインクランパや鉗子などをこれに組み合わせて，血液の漏出を防止する二重の安全機構を有すること 　②液面調整などのためにアクセスポートを設置する場合は，ニードルレスアクセスポート，あるいはプラスチックニードル対応のアクセスポートなどの安全デバイスを取り付ける 　③圧力を測定する場合，トランスデューサ保護フィルタを取り付け，ディスポーザブルとする
❼静脈側エアートラップチャンバ	●最終的に回路内で発生した気泡や凝血塊などを患者へ送ることがないよう設置された部品である ●通常，薬剤を注入するためのライン（液面調整ラインと兼用の場合が多い）や，圧力モニターラインなどが，これに側管として装着されている場合が多い ●標準的回路では微小凝集塊捕捉フィルタが必須の部品であり，回路およびチャンバ内に生じた微小凝集塊を捕捉するよう設計されることになっている

❽動脈側ダイアライザ接続部	● ダイアライザの動脈側と接続するための部品である ● 回路離断防止のためロック式となっている
❽静脈側ダイアライザ接続部	● ダイアライザの静脈側と接続するための部品である ● 動脈側同様，回路離断防止のためロック式となっている
❾静脈側液面調整ライン	● 静脈側エアートラップチャンバの液面を適正に調整するためのラインである ● このラインは薬剤注入用として兼用することも多く，標準的回路では接続先端部の形状を保護キャップ付きロック式コネクターとし，保護キャップは密閉を維持可能なものを取り付けることが推奨されている ● このラインは少量薬剤の注入のため容積を小さくする必要があり，内径 1.0 mm 以下のラインも使用されている ● このラインが細径になることにより，鉗子などによって容易に損傷することが危惧されるため，肉厚にするなどの防護対策が必須となる
❿圧力モニターライン	● 体外循環中の血液回路内の圧力を連続的にモニタリングしている唯一のラインで，静脈側エアートラップチャンバよりも下流側の圧力変化に鋭敏に反応する ● このラインの容積は圧変動によるチャンバの液面変動に大きく影響することから，内径はエアーロックを生じない最小限の内径および長さとすることが有用である．標準的回路では内径 1.0 〜 2.0 mm の細い径が推奨されている
⓫トランスデューサ保護フィルタ	● 本来は，血液や生理食塩液が圧力測定用のトランスデューサに入ることを防止することを目的として設置されている部品である．標準的回路ではディスポーザブル使用の徹底化を図り，交差感染防止の観点から，圧力モニターラインへの内蔵とすることを求めている

鉗子の使用法

　血液回路と一緒に使用する器具として金属製の鉗子がある (図 2)[1]．この使用法を誤ると血液回路を損傷し，事故につながるので，十分に注意する．また，最近では血液回路を開閉する器具として，ディスポーザブルタイプのラインクランパが普及しており，感染対策の面からも使用が推奨される．

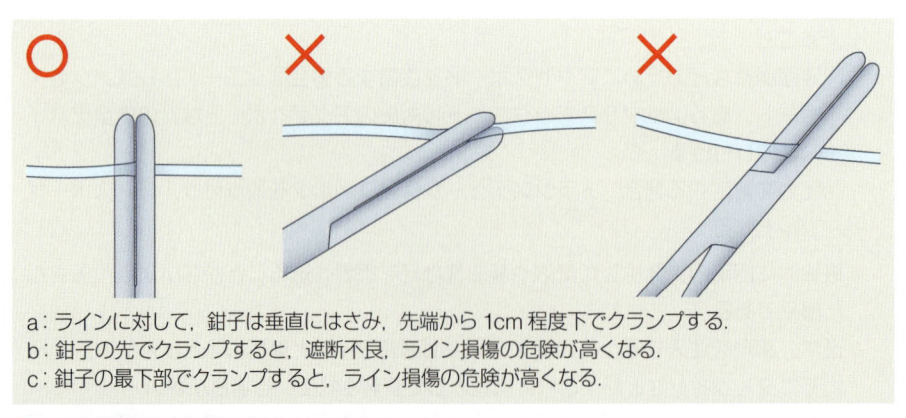

a：ラインに対して，鉗子は垂直にはさみ，先端から 1cm 程度下でクランプする．
b：鉗子の先でクランプすると，遮断不良，ライン損傷の危険が高くなる．
c：鉗子の最下部でクランプすると，ライン損傷の危険が高くなる．

図 2　金属製鉗子の使用方法
(日本臨床工学技士会透析装置安全委員会：透析用血液回路標準化基準 (Ver.1.00)．2012．p.14.[1] を参考に作成)

血液回路の素材

　メインチューブはポリ塩化ビニルが一般的であり，製品の加工を容易にし，回路の柔軟性を高める目的で可塑剤が添加されている．可塑剤として主に用いられていたフタル酸-2-エチルヘキシル（DEHP）は内分泌撹乱化学物質として，あるいは一般毒性物質として注目を集め，1日耐容摂取量なども設定されることとなった．これを受けて最近では可塑剤をトリメリット酸トリ-2-エチルヘキシル（TOTM）に変更した血液回路が主流になりつつある．

　動脈側，静脈側アクセス接続部はポリカーボネイト，ポリプロピレン（PP）など，ラインクランパはポリアセタール，微小凝集塊捕捉フィルタはナイロン，ポリエステル，PPなどが用いられている．

滅菌方法

　高圧蒸気（AC）滅菌が主流であるが，エチレンオキサイドガス（EOG）滅菌も一部で使用されている．最近になりγ線滅菌の回路で紫外線阻止効果が認められるとの報告[2]もあり，今後の動向が注目されている．

透析医療の今後を見据えた取り組み

　近年，海外での洪水，東日本大震災などの自然災害により，血液浄化用血液回路の製造・流通が困難となり，回路の不足が大きな問題となった．特に透析用血液回路は，施設のオーダーメイドが主流であり，種類も非常に多いため，供給不足からオーダーとは異なる仕様の回路が供給されるなど，二次的な医療事故を起こしかねない一触即発の状況を生み出すこととなった．

　ここで示したような標準的な血液回路の使用率が高まり，より安全に配慮したパーツを用いた同一規格の回路を供給し，多施設で使用することで，安全性向上およびコストの低減も可能となる．ユーザーは自施設の事情のみならず，透析医療の今後も見据えて，血液回路など使用物品の選択を行っていかなければならない．

（村上　淳）

● 文献
1) 日本臨床工学技士会透析装置安全委員会：透析用血液回路標準化基準（Ver.1.00）．2012．p.10，14．
2) 木下敏之ほか：血液回路の紫外線対策に関する基礎研究．Clinical Engineering 2011；22：708-709．

1 血液透析の目的と方法

透析技術（組立, プライミング, 返血）

組立

　組立とは，ダイアライザと血液回路を連結し，透析治療で使用可能な状態にするための準備の一工程である．ここでは，装置へのセッティングを含めた組立の手順を解説する．なお，回路を閉止する器具としては金属の鉗子，ディスポーザブルタイプのラインクランパなどがあるが，ここではラインクランパの使用を前提として解説する．

　不適切な組立によって，その後に行うプライミングの不備や，治療中の出血などといったアクシデントを起こす可能性がある．組立，装置へのセッティングを終えた完成形の1例を図1に示す．

手順

- 上下逆に取り付けることによって，プライミング時に動脈側エアートラップチャンバを満たす
- 洗浄時はダイアライザ内の気泡を抜くために入口（赤）側が下になるようにセットする

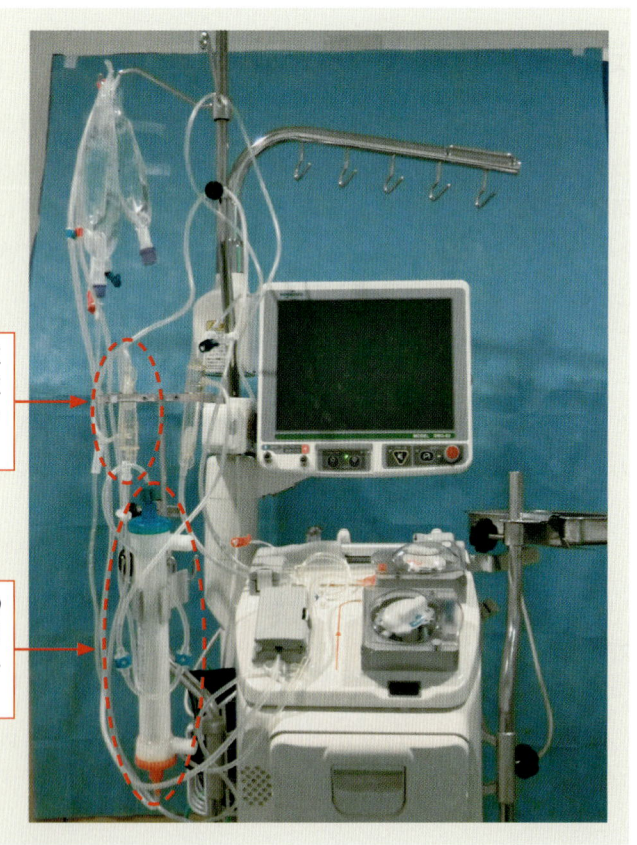

図1　組立からセッティングの完成形

	①血液回路，生理食塩液 1,000 mL，生理食塩液 500 mL，ホルダ，ダイアライザを準備する．ダイアライザをホルダに静脈側が上になるようにセットする ②動脈側エアートラップチャンバをホルダに上下逆にセットする ③血液ポンプにポンプセグメントをセットする ④補液ラインを生理食塩液 1,000 mL に接続し，滴下筒を生理食塩液で満たす ⑤静脈側エアートラップチャンバをホルダにセットする ⑥静脈側エアートラップチャンバの下流側に気泡検知器を取り付け，回路を透析装置のクランパにセットする ⑦動脈側，静脈側の血液回路とダイアライザを接続する
確認	●組立の後には以下の点を確認する 　・ラインクランパの開閉状態が適切であるか 　・接続が確実に行われているか 　・血液回路の屈曲やねじれがないか　など

プライミング

プライミングの目的

　プライミングとは，ダイアライザ血液側（中空糸内），透析液側（中空糸外）および血液回路内の微小な塵，膜の保護液，充填液および空気を洗浄除去し，ダイアライザを含めた回路内を生理食塩液などで満たす作業のことである．

プライミングの方法

　プライミングの方法には逆濾過透析液を利用して行うものやオンライン透析液によるプライミングなどがあるが，ここでは生理食塩液を用いた標準的なプライミング方法について解説する（図2）．

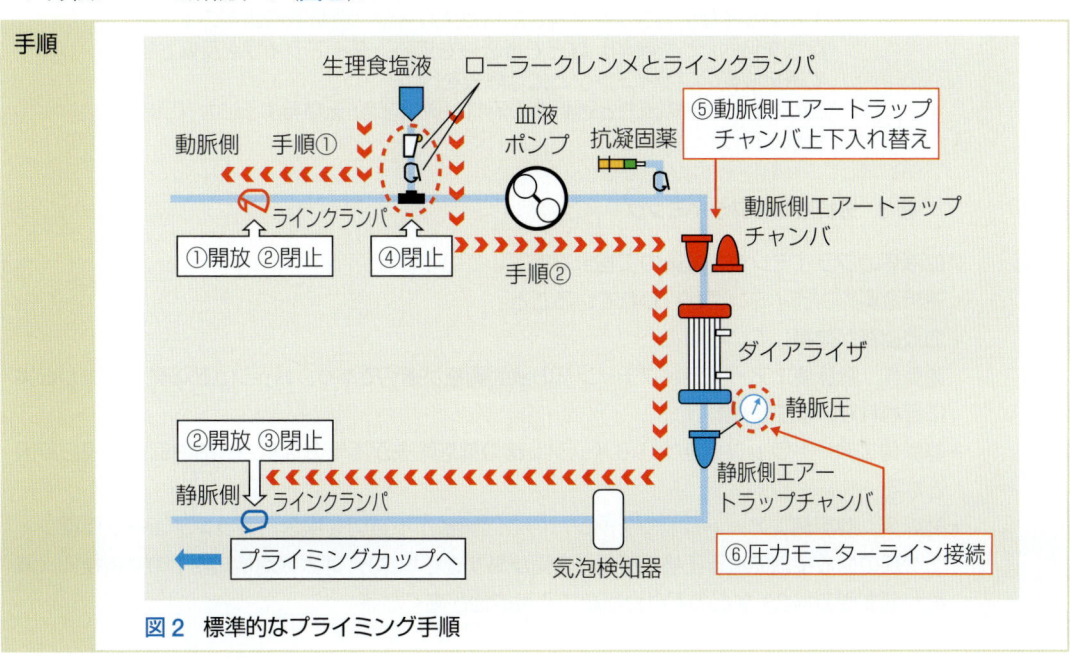

図2　標準的なプライミング手順

①動脈側の患者接続ラインのラインクランパを開け，落差で動脈側ラインを生理食塩液で満たす
②静脈側の患者接続ラインの末端をプライミングカップへセットし，血液ポンプをオンにして血液回路およびダイアライザ内を洗浄する．800mL程度洗浄したら静脈側エアートラップチャンバの液面をとる
③生理食塩液1,000mLを流し終わったら血液ポンプをオフにし，静脈側のラインクランパを閉じる
④生理食塩液ラインのラインクランパとローラークレンメを閉じる
⑤動脈側エアートラップチャンバの上下を元に戻す
⑥静脈側の圧力モニターラインを透析装置の圧力ポートに接続する

- 洗浄効果を考えると血液側のプライミング中に透析液を接続し，ダイアライザの中空糸外側を同時に洗浄することが望ましいが，さまざまな理由により，これが難しい場合は，血液側のプライミング終了後にカプラ（図3の破線囲み部分）をダイアライザに接続し，透析液を流して透析液側のプライミングを行う（図3）

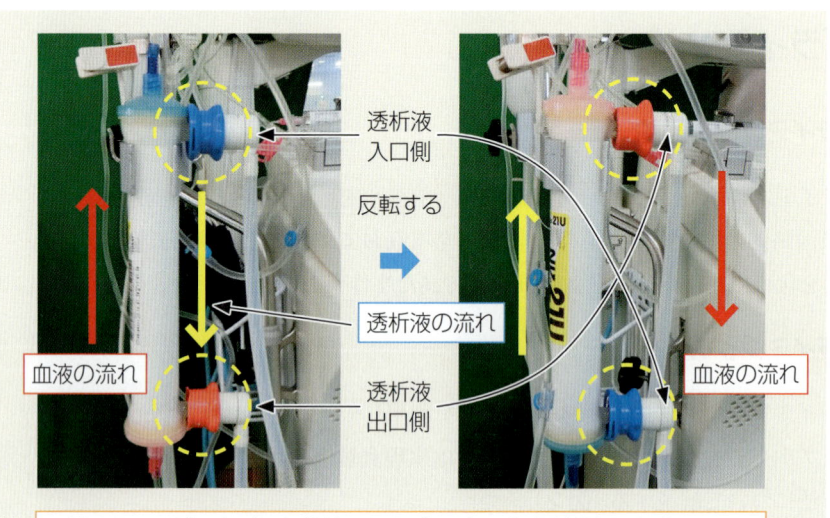

・ダイアライザにカプラを接続したらガスパージ（透析液回路系のエアー除去を目的とした機能）などで透析液を流し，ダイアライザを反転させて透析液側のプライミングと気泡除去を行う
・このとき，血液の流れと透析液の流れが逆（向流）となるようにカプラの接続を行う

図3 透析液側のプライミング

確認
- 血液側のプライミングが最後の工程まで完了していること
- 透析液側のプライミングが行われていること
- 血液回路が破損していないこと
- 動脈側，静脈側エアートラップチャンバの液面調整が適切であり，メッシュ部の気泡除去が確実に行われていること（図4）．
  - 静脈側エアートラップチャンバのメッシュ部の気泡除去が不十分な場合，血液回路凝固の原因となる
  - 動脈側，静脈側エアートラップチャンバの液面調整が不適切な場合，トランデューサ保護フィルタ部の血液接触による圧検知不能（液面が高すぎる場合），静脈気泡検知器での気泡検知（液面が低すぎる場合）などの不具合が起こる可能性が高くなる

- 動脈側，静脈側エアートラップチャンバのメッシュ部は金属の鉗子などでたたいて十分に気泡を除去し，チャンバの液面を 2/3 から 3/4 程度に調節する（図4）
- すべてのラインクランパの開閉状態が適切であること
- 血液回路の屈曲やねじれがないこと

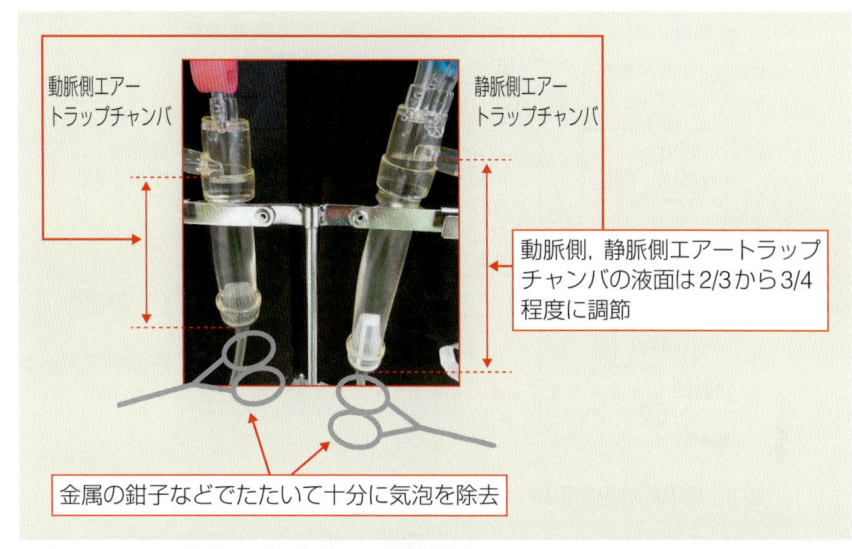

図4 プライミング終了後の動脈側，静脈側エアートラップチャンバの確認事項

返血

　返血とは，血液回路内を循環している血液を患者体内に戻す操作のことである．返血操作もしくはこれに類似した手技を行う局面として，透析治療終了時，体外循環からの離脱時（トイレ離脱など），血液回路凝固確認および回路交換時，患者急変などにおける緊急対応時などがある．

　ここでは通常の透析終了時に行う返血について述べる（図5）．

直前の確認	治療終了条件（治療時間，目標除水量，設定補液量），薬剤投与，採血の指示，そのほか返血時の指示
手順	図5 標準的な返血手順 ①血液ポンプの速度を50～100mL/分程度に調節する．生理食塩液ライン内にある気泡やアクセスポート，生理食塩液ライン分岐部にできた凝血塊を患者側に流さないように動脈側のラインクランパを閉止，生理食塩液ラインのラインクランパ，ローラークレンメなどを開放し，血液ポンプで気泡，凝血塊とともに生理食塩液を動脈側エアートラップチャンバ側に送る ②動脈側のラインクランパを開放し，落差もしくは生理食塩液バッグを加圧することにより，動脈側穿刺針側に生理食塩液を送り，針先まで生理食塩液で置換する．生理食塩液の置換が終了したら動脈側のラインクランパを閉じる ③血液ポンプにて血液回路，ダイアライザ内の血液を生理食塩液で置換する．薬剤の投与があれば，このタイミングで行う ④生理食塩液での置換が完了したら，血液ポンプのスイッチをオフにする．返血操作が終了した時点で静脈側のラインクランパを閉めて抜針する．抜針する際にはブラッドアクセスの確認を行い，適切な止血方法を行う
返血中の観察	●血圧の高低や下肢のつりなど，患者の容体に変化がないかを観察する

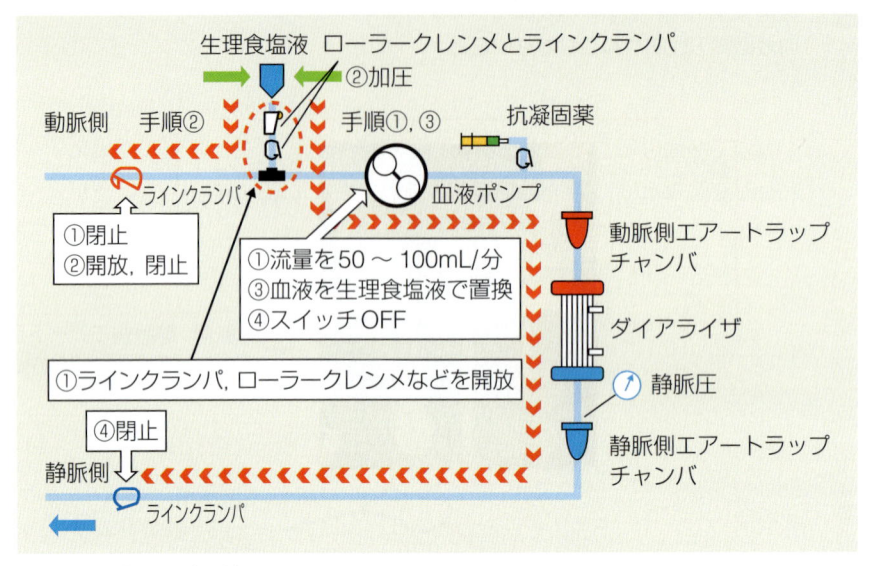

（加藤紀子）

1 血液透析の目的と方法

透析液

　透析液は血液透析療法において必須のアイテムであり，適切な品質のものを使用することで初めて治療の目的は達成される．さらに最近では透析装置の自動化に伴い，透析液の無菌化という新たな局面も生まれてきている．また，維持透析患者の長期化，高齢化から種々の合併症を有するケースが増加しており，これらに対応するためにさまざまな透析液や治療法が開発された．

　ここでは，透析液の組成に特徴のある治療法なども踏まえ，透析液を正しく理解し，使用するための基礎的知識に重点をおいて解説する．

透析液の役割

溶質除去

　血液透析に用いられている原理は，拡散，限外濾過，吸着である．このうち，透析液は濃度勾配を推進力とする「拡散」を支配する重要な要素である．透析液はダイアライザや血液透析濾過（HDF）で使用するヘモダイアフィルタ用に開発された半透膜を介して患者血液と接触し，濃度勾配で尿毒症物質をはじめとするさまざまな溶質を除去する．中空糸内における血液側と透析液側の濃度勾配（濃度差）をできるだけ高く維持することで効率のよい治療が行えるため，透析液の流し方としては，一般的に透析液をダイアライザに流した後は捨ててしまうシングルパス，ダイアライザ内で血液と透析液を逆向きに流す対向流方式（図1）が採用されている．

有用物質の補充

　溶質除去以外の透析液の重要な役割として，患者の血漿中の溶質濃度よりも透析液側の濃度を高く設定することによる逆向きの拡散を利用した有用物質の補充があげられる．この代表例としては重炭酸などのアルカリ化剤があり，これによって，透析患者の酸塩基平衡は是正される．

そのほかの役割

　そのほかの透析液の主な役割としては，血漿浸透圧の維持，糖代謝の維持などがある．また，透析液は生体にとって好ましくない有害物質を含まないということもきわめて重要な要件であり，エンドトキシンをはじめとしたパイロジェン（発熱物質）や種々の生菌などの生物学的汚染物質やISO13959/ISO23500に記載された

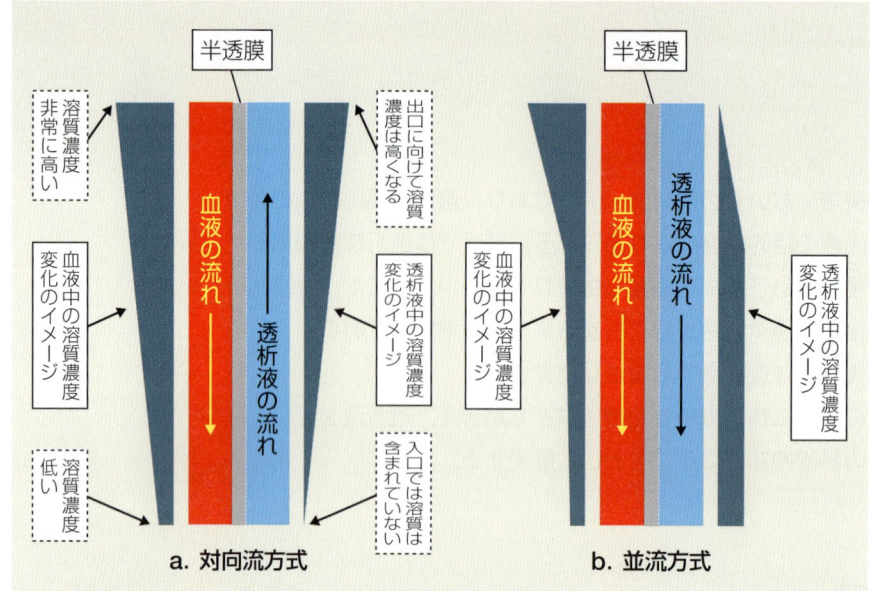

a. **対向流方式**：尿素など透析液に含まれない溶質は，中空糸内のどの位置でも血液側と透析液側の濃度差が維持できるため，溶質は常に除去される．
b. **並流方式**：血液，透析液の入口側で溶質の濃度差が非常に大きいため，溶質は急激に除去される．しかし，出口に向けて溶質の濃度差は徐々に失われ，拡散による溶質移動は起こりにくくなる．

図1 透析液の流し方の相違による拡散効率への影響

化学的汚染物質を含まない，あるいは安全を担保するために，それぞれに許容された範囲を超えない管理が重要である．

管理上の注意

拡散を原理として治療を行う以上，不可避の問題点としてアミノ酸をはじめとする生体にとって有用な物質の除去があげられる．これを回避するために有用物質をすべて透析液に含有することは，およそ現実的ではないため，患者の栄養状態などは経月的，経年的に継続して注意深くモニタリングし，ときには積極的な栄養介入を行うなど適正に管理することが望まれる．

透析液の供給方式とその特徴

透析液供給方式の一例を図2に示す．水処理装置で作製された透析用水は多人数用透析液供給装置，個人用透析装置に供給される．多人数用透析液供給装置は原液貯留槽もしくは粉末透析液製剤溶解装置（溶解装置）から原液の供給を受け透析液を作製し，透析用監視装置に透析液を供給する．個人用透析装置においても同様の透析液の作製が可能だが，日本においては溶解装置で作製した透析液原液の集中配管を行っている施設はまだ少なく，ほとんどが原液タンクを用いている．

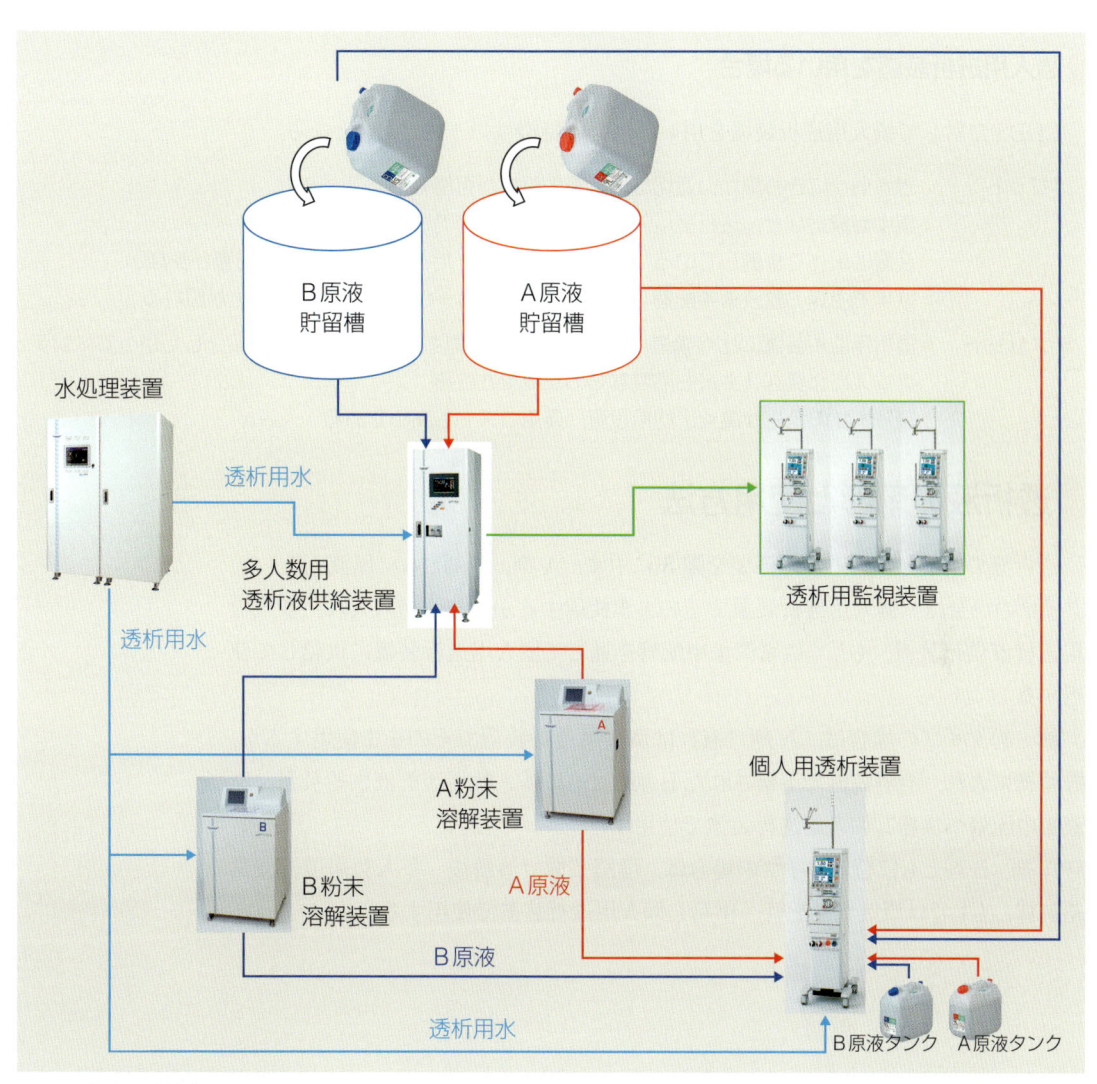

図2 透析液供給方法の一例

CDDSを用いる場合

多人数用透析液供給装置を用いる方式のCDDS（central dialysate delivery system）は，歴史的に見ると日本で発展，昇華した独自の透析システムであり，以下のような特徴を有する．

メリット	●効率よく，同一組成，同一品質の透析液を同時かつ大量に供給することができる ●透析液作製機構をもたない透析用監視装置で治療を行うため，相対的に低コストである ●原液タンクの運搬など準備，片付けが簡略化できる ●透析用監視装置の構造が単純なため，故障の発生頻度が低く，メンテナンスも容易である
デメリット	●多人数用透析液供給装置に不具合が発生すると，治療中の患者あるいはその後に治療を予定している全患者に影響を及ぼす ●患者個々に適切な透析液を処方できない

個人用透析装置を用いる場合

CDDSに対して個人用透析装置を用いる場合の特徴は以下のとおりとなる．

メリット	● 患者個々にきめ細かい適切な透析液の処方が可能である ● 集中治療室など，透析室以外での治療にも対応できる ● 装置は単体で稼働しているため，不具合が起きたとしてもほかへの影響が少ない ● 欧米で主流の原液集中配管を用いることにより，CDDSに近い省力化が図れる
デメリット	● 透析用監視装置に比べ構造が複雑で，故障頻度は高くなりがちである．したがってメンテナンスに必要なスキルも高度なものが要求される ● 装置本体の価格が高く，初期投資，運用コストも高めである

透析液の剤形と使用方法

透析液の剤形と使用方法の概要を図3に示す．A剤，B剤ともに原液（液・液）タイプの場合は，個人用透析装置でそのまま使用するか，貯留槽に入れ，多人数用透析液供給装置，もしくは原液集中配管を通じて個人用透析装置に供給して使用する．

液・粉タイプの場合は，A剤（液）は個人用透析装置でそのまま使用するか，貯留槽に入れ，溶解装置で溶解されたB剤とともに多人数用透析液供給装置，原液集中配管へ供給し個人用透析装置で使用する．

A剤，B剤ともに粉末タイプの場合は，溶解装置で溶解後，多人数用透析液供給装置，もしくは原液集中配管へ供給し個人用透析装置で使用する．

1 血液透析の目的と方法 ── 透析液

a. 液・液タイプ

A原液貯留槽　　B原液貯留槽

A剤, B剤ともに原液タイプの場合は, 個人用透析装置でそのまま使用するか, 貯留槽に入れ, 多人数用透析液供給装置, もしくは原液集中配管を通じて個人用透析装置へ供給する

多人数用透析液供給装置か原液集中配管へ

b. 液・粉タイプ

透析用水　　B粉末

A原液貯留層　　B粉末溶解装置

A剤（液）は個人用透析装置でそのまま使用するか, 貯留槽に入れ, 溶解装置で溶解されたB剤とともに多人数用透析液供給装置, もしくは原液集中配管を通じて個人用透析装置へ供給する

多人数用透析液供給装置か原液集中配管へ

c. 粉・粉タイプ

A粉末　　透析用水　　B粉末

A粉末溶解装置　　B粉末溶解装置

A剤, B剤ともに粉末タイプの場合は, 溶解装置で溶解後, 多人数用透析液供給装置, もしくは原液集中配管を通じて個人用透析装置へ供給する

多人数用透析液供給装置か原液集中配管へ

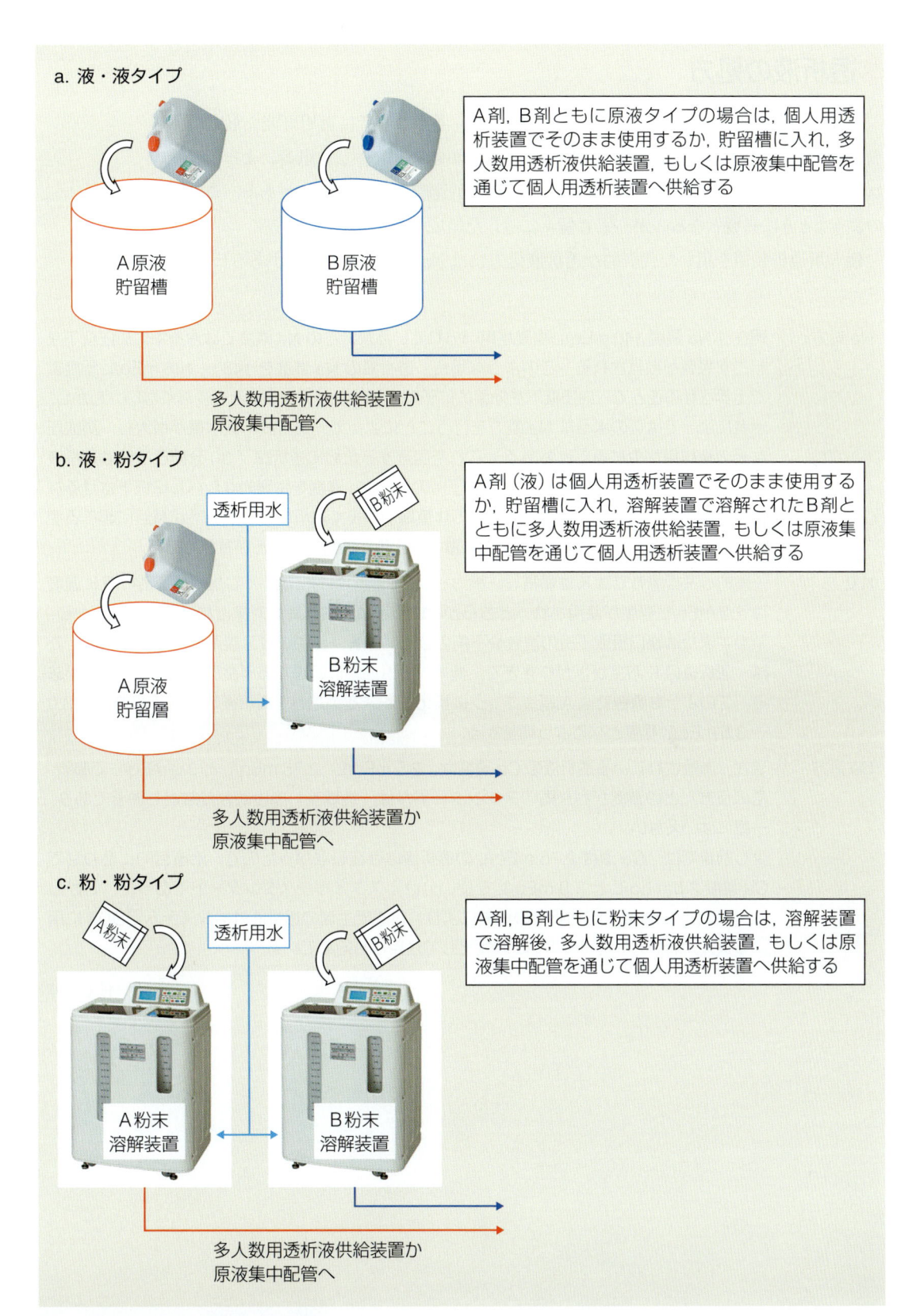

図3　透析液の剤形と使用方法の概要

67

透析液の処方

前述したとおり，日本ではCDDSが主流であり，多くの患者に適用可能な最大公約数的な組成の透析液が治療に用いられることが多い．しかし，患者によってはこのような組成の透析液では，目的とする治療が達成できない場合がある．このようなときに必要となるのが，患者個々に適した組成の処方透析液である．

個人用透析装置を用いた代表的な透析液処方にはNa，K，Caの処方がある．

Na処方	現在はNa濃度140 mEq/L程度が用いられているが，このNa濃度では治療中に血圧低下を起こす患者が散見される．このような場合，透析液のNa濃度を143〜146 mEq/L程度まで上昇させることで，血圧低下を効果的に予防することが可能なことも少なくない．しかし，患者によってはこのようなNa処方を行うことによって，透析間の飲水量が増大し，高血圧などの副作用が生じることもある．これを回避するために透析終了30分前ごろには透析液Na濃度を140 mEq/L程度に下げ，終了時の血清Na濃度を生理的なレベルに低下させるなどの対策が有効となる．なお，透析間の体重増加が多く透析中の血圧低下が頻回に起こる症例では，Na処方を考える前に塩分摂取量の適正化を検討することが重要である．
K処方	一般的な透析患者ではKは蓄積し，高カリウム血症の傾向にある．したがって透析液K濃度は2.0 mEq/L程度が使用され，どちらかというと積極的な除去対象となっている．しかし，禁食中または経口摂取不良の患者や下痢のひどい患者，ジギタリス製剤服用中の患者などでは，透析後のK濃度が下がりすぎ，低カリウム血症に起因する不整脈を誘発することがある．このような患者ではA原液タンクに塩化K粉末を添加し，希釈後の透析液K濃度が3.0〜3.5 mEq/L程度となるよう調整する．
Ca処方	現在，市販されている透析液のCa濃度は，2.5 mEq/L，2.75 mEq/Lと3.0 mEq/Lである．このうち，どの濃度がわが国のスタンダードかは，地域差・施設間較差なども顕著であり，一概にはいえない． 少し前までは，Ca濃度2.75 mEq/Lの透析液は存在しなかったので，治療目的に合わせてCa濃度2.5m Eq/Lと3.0 mEq/Lを使い分けるスタイルがスタンダードであった．しかしCa濃度2.75 mEq/Lの透析液の登場により，日本で主流の透析液供給システムCDDSに用いる最大公約数的な透析液のCa濃度として注目され始めている．

（村上　淳）

1 血液透析の目的と方法

水処理装置，透析液供給装置，粉末透析液製剤溶解装置

　透析治療には透析用監視装置，個人用透析装置などの透析そのものに用いる装置以外に，いくつかの大型の機器が必要である．これらの大型機器は透析治療を行う部屋とは異なる場所に設置されることが多く，この部屋は透析機械室などとよばれている．本項では，主に透析機械室に設置されている機器について述べる．

水処理装置

　水処理装置は，透析治療に用いる水をつくるための装置である．透析原液を希釈するのに用いられる透析用希釈水はこの装置によって作成される．透析用希釈水は化学的，生物学的に汚染されていてはならない．その管理の基準や方法については，国際標準化機構による「ISO23500」，透析医学会による「透析液水質基準と血液浄化器性能評価基準 2008」[1]，日本臨床工学技士会による「透析液清浄化ガイドライン Ver. 2.0」[2] などに示されている．表1[1]に透析用希釈水の水質の基準値を示す．

表1　透析用希釈水の水質基準

化学的汚染	基準値 [mg/L]
カルシウム	2
マグネシウム	4
カリウム	8
ナトリウム	70
アンチモン	0.006
ヒ素	0.005
バリウム	0.1
ベリリウム	0.0004
カドミウム	0.001
クロム	0.014
鉛	0.005
水銀	0.0002
セレン	0.09

化学的汚染	基準値 [mg/L]
銀	0.005
アルミニウム	0.01
総塩素	0.1
銅	0.1
フッ化物	0.2
硝酸塩（窒素として）	2
硫酸塩	100
タリウム	0.002
亜鉛	0.1

生物学的汚染	基準値
細菌数	100 CFU/mL
ET	0.050 EU/mL

化学的汚染基準は，原水が水道法による基準に適合するものとして定められており，水道法基準と同等のものは記載されていない．

（ISO23500，秋葉隆ほか：透析液水質基準と血液浄化器性能評価基準 2008. 透析会誌 2008；41：159-67[1] より）

水処理装置の構成要素

水処理装置の基本的な構成を図1に示す．原水中の不純物は逆浸透（RO）によって除去される．

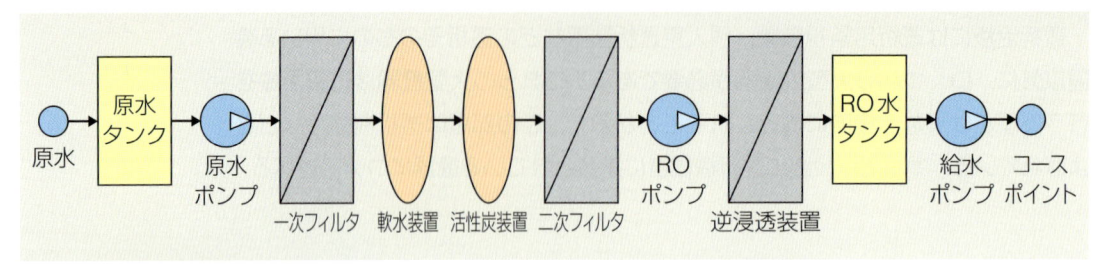

図1 水処理装置の構成

一次フィルタ・二次フィルタ	糸を巻いたような形状のフィルタで，原水に含まれるμmオーダーの大きさの粒子を除去する
軟水装置	イオン交換や膜分離を用いて，原水中のカルシウムイオン（Ca^{2+}），マグネシウムイオン（Mg^{2+}）などの硬度成分を除去する
活性炭装置	主に原水中の残留塩素を除去する．残留塩素は逆浸透装置では除去することができないうえ，逆浸透膜を劣化させるため，活性炭装置において確実に除去する必要がある．二次フィルタの機能を併せもつ装置もある
ROポンプ	逆浸透（RO）には高圧が必要なため，その圧力をつくりだす
逆浸透装置	濾過の一種である逆浸透（RO）によって，ナトリウムイオン（Na^+）をはじめとした多くの不純物を除去する
RO水タンク	作製された透析用水（RO水）を貯留する

水処理装置の機能

水処理装置の主な機能は透析用希釈水の作製と供給である．逆浸透装置を安定的に作動させるために原水を加温することがある．

水処理装置の付加機器

透析用希釈水の水質，原水回収率の向上などのために，限外濾過や電気透析などの機器が用いられることがある．また，熱や化学薬品による消毒機能をもつ機器もある．

透析液供給装置

　透析治療に用いられる透析液の量は，透析液流量500 mL/分で治療時間を4時間とすると，1回あたり120 Lとなる．透析装置の準備や，血液回路の洗浄を含めるとさらに多くの透析液が必要となる．この大量の透析液に関連するさまざまな液を透析関連液という（表2）．透析関連液の流れを図2に示す．

　透析液供給装置は，透析用希釈水と透析原液とを混合して透析液を作製するための装置である．1人の患者の治療に用いる透析液を作製する個人用と，2人以上の患者に透析液を供給する多人数用とがある．個人用の透析液供給装置は個人用透析装置の一部分である．透析液供給装置は，透析装置の洗浄・消毒液の作製を行うこともある．

表2　透析関連液

原水		透析用水を作製する際に用いられる水で，水道水，井戸水が使用される
透析用希釈水		原水を水処理装置で処理して得られる水で，原水より不純物が少ない．粉末透析液製剤の溶解，透析原液の希釈，各種装置の洗浄に用いられる
透析原液		透析用希釈水で希釈することによって透析液となる液．AとBとの2種類がある．液体製剤として販売されているものと，粉末製剤として販売され，粉末透析液製剤溶解装置によって作製されるものがある
	A原液	炭酸水素ナトリウム以外のものが入っている原液．通常35倍に希釈されて使用される
	B原液	炭酸水素ナトリウム水溶液．通常27.8倍に希釈されて使用される
透析液		実際にダイアライザに灌流される液
	希釈A液	透析用希釈水とA原液とが混合された液．さらにB原液を加えることによって透析液となる．透析液作製工程中に一時的に存在することがある
	希釈B液	透析用希釈水とB原液とが混合された液．さらにA原液を加えることによって透析液となる．透析液作製工程中に一時的に存在することがある
洗浄，消毒液		透析装置，配管の洗浄，消毒に使用される液

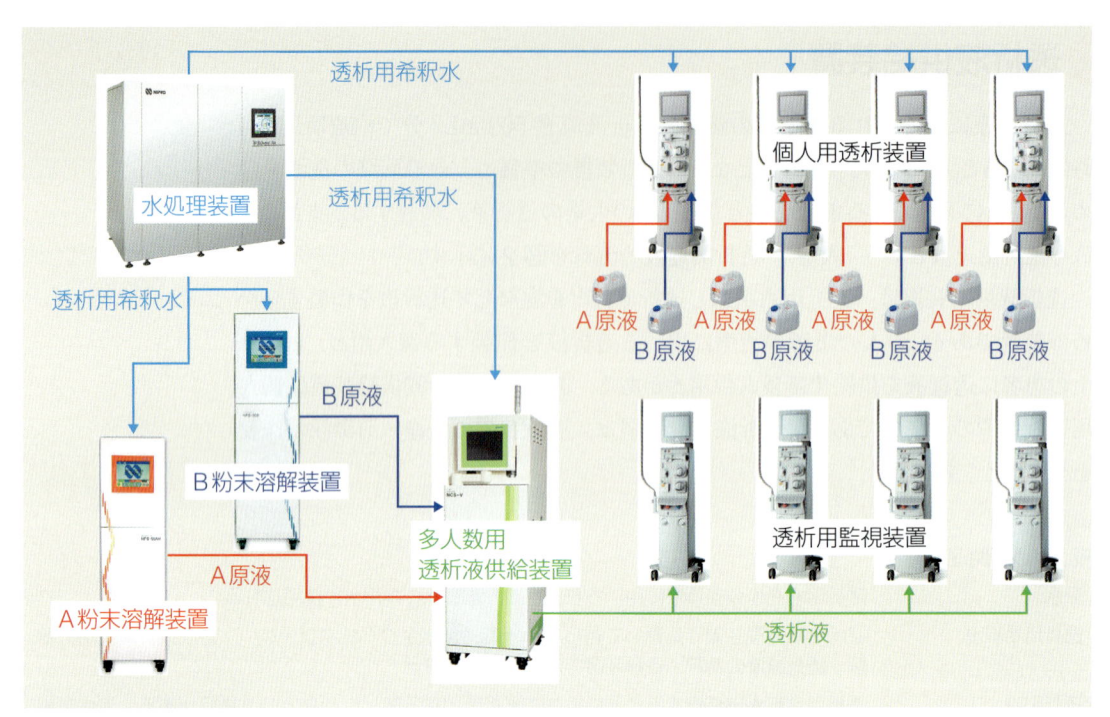

図2 透析関連液系統図

透析液供給装置の機能

透析液の作製	透析用希釈水と透析原液とを混合し，透析液を作製する機能で，透析液供給装置の中心的な機能である．多人数用透析液供給装置が停止すると多くの患者の治療に支障をきたすため，この機能の一部が故障しても透析液の作成が停止しないように冗長化されている
加温	脱気やダイアライザへ供給する透析液の温度調節のために行われる
脱気	ダイアライザで気泡が発生し，除水制御機構の動作が不安定になることがあるため，脱気が行われる．多人数用透析液供給装置のなかには脱気機能がないものもあり，透析用監視装置において脱気が行われることもある
透析液の供給	作製された透析液を，多人数用透析液供給装置では透析用監視装置へ，個人用の透析液供給装置では装置後段へ供給する

◎多人数用透析液供給装置のトラブルは多くの患者に影響を及ぼすため，確実に対応できるよう準備しておく必要がある．

粉末透析液製剤溶解装置

　粉末透析液製剤を透析用希釈水で溶解し，透析液供給装置へ供給するための装置である．A原液を作製するものと，B原液を作製するものとがある．

粉末透析液製剤溶解装置の機能

溶解	粉末透析液製剤を溶解し透析原液を作製する．粉末透析液製剤の量を測定する機能のある装置とない装置がある．この機能のない装置では，人間が粉末投入量を袋数単位で調整することとなるため，数を間違えないように作業には十分注意を払う必要がある
供給	作製された透析原液を透析液供給装置へ供給する．多人数用透析液供給装置のみならず，原液集中配管システムを通じて個人用透析装置へ供給することもある

（石森　勇）

● 引用文献
1）秋葉隆ほか：透析液水質基準と血液浄化器性能評価基準2008．透析会誌 2008；41：159-167．
2）日本臨床工学技士会透析液等安全委員会：透析液清浄化ガイドライン Ver.2.00，2011．

1 血液透析の目的と方法

透析装置

　透析装置とよばれる装置は，患者に対して透析治療を行う装置であり，透析室などの治療を行う部屋に置かれる．透析装置単体では透析液を作製する能力をもたず，透析液供給装置から透析液の供給を受けて動作する透析用監視装置と，透析液を作製する能力のある個人用透析装置とがある．日本では主に透析用監視装置が使用されている．本項では主に透析用監視装置について述べる．

透析装置の構成（図1）

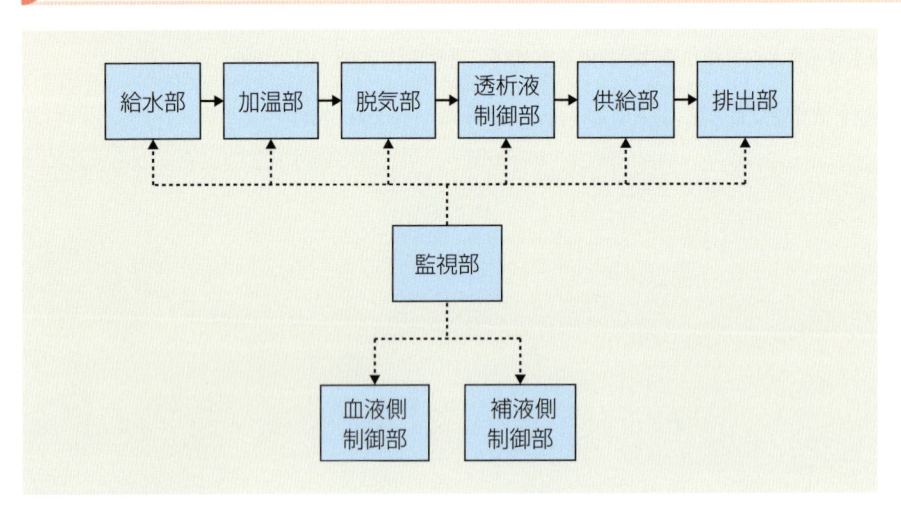

図1　透析装置の構成

各部の機能

給水部	透析液供給装置から送られる透析液を受け，透析液を後段の動作に適切な圧力，流量にする
加温部	後段の脱気効率の向上，ダイアライザへ供給される透析液の温度制御のために加温する．高温消毒の際の加温も行う
脱気部	ダイアライザでの気泡の発生を防ぎ，除水制御機構の動作を安定させるために，加温部で加温された透析液の圧力をポンプで下げて脱気を行う
透析液制御部	透析液をダイアライザに規定の流量で灌流し，また，除水の制御を行う．なお，日本で用いられている透析装置の多くには，除水制御機構として密閉容量制御機構と除水ポンプが用いられている．密閉容量制御機構は除水せずに透析液を灌流し，除水ポンプが除水を行う

供給部	異常時にバイパス動作に切り替えるなど，ダイアライザへの透析液供給の制御を行う
排出部	透析装置外へ透析液を排出する．消毒時に装置内で消毒液を循環させる際には，ここから給水側へ透析液を戻す
監視部	装置内の各種センサー・部品の動作の監視・制御を行い，必要時に警報を発する
血液側制御部，補液側制御部	血液・補液ポンプによる血液・補液の駆動，血液透析濾過（HDF）時の補液量の制御を行う

透析回路狭窄による圧力変動

　透析治療中に多く発生する警報として，血液側，透析液側回路内圧の警報がある．図2に血液透析（HD）中に回路部分が狭窄した際の各部位の圧力変動と各狭窄の臨床的な原因を示す．透析回路のトラブルとして臨床的に生じる現象はさまざまであるが，頻度の低い重大な現象をも見落とさずに対処するためには，限

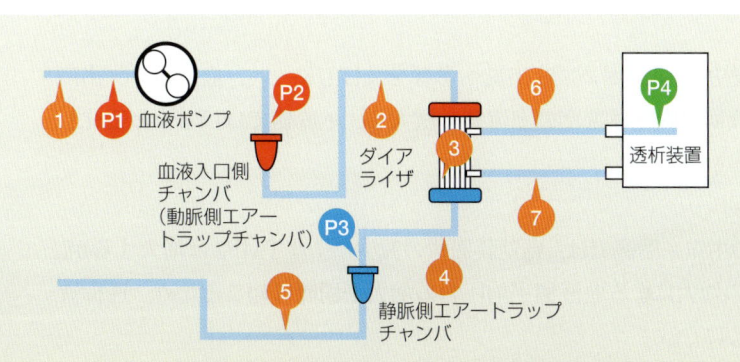

圧力	狭窄箇所						
	1	2	3	4	5	6	7
P1（動脈圧）	↓	—	—	—	—	—	—
P2（ダイアライザ血液入口圧）	↓	↑	↑	↑	↑	—	—
P3（静脈圧）	↓	—	—	—	↑	—	—
P4（透析液圧）	↓	—	↑↓	↑	↑	↓	—
TMP1（(P1＋P2)/2－P4）	少し↑	↑	↑	↑	—	↑	—
TMP2（濾過に寄与するTMP）	少し↑	—	↑	—	—	—	—

狭窄箇所とその原因

① ：動脈側バスキュラーアクセス不全や血液回路折れ曲がり
② ：血液入口側チャンバ（動脈側エアートラップチャンバ）凝固や血液回路折れ曲がり
③ ：ダイアライザ中空糸の閉塞
④ ：血液回路折れ曲がり
⑤ ：静脈側エアートラップチャンバの凝固や血液回路折れ曲がり，静脈側バスキュラーアクセス不全
⑥ ：透析液回路折れ曲がり
⑦ ：透析液回路折れ曲がり

図2　血液透析（HD）モード治療中の血液回路の狭窄と回路の内圧変化

られた情報からその原因を的確に突き止める必要がある．そのためにも透析装置，血液回路の特性を十分に理解しておくことが重要である．

ダイアライザの血液ポンプ側入口圧は，静脈圧，透析液圧に比べ回路狭窄の発見により有用である．現在，透析治療中にダイアライザの血液ポンプ側入口圧をモニタリングすることは一般的ではないが，透析治療をより安全なものとするために，今後，これを用いた監視が普及することが望まれる．

圧力変動の成因

● 血液ポンプ

入口圧低下

血液ポンプには入口圧の低下により吐出量が減少しやすい特徴があるため，図2の1の箇所の狭窄により血液流量が低下すると，全体に圧力が低下する．血液流量が低下すると，ダイアライザによる除水により，血液がより濃縮され膜間圧力差（TMP）が若干増大する．

出口側圧力増加

出口側圧力の増加は血液ポンプ吐出量へ影響を及ぼしにくい．血液ポンプ出口側より下流の血液回路内圧は狭窄の上流側で増大し，下流側ではほとんど変化しない．

● ダイアライザ

ダイアライザの中空糸閉塞では，有効膜面積の減少によりTMP2は増大するが，血液側圧力勾配の増大による血液側平均圧力の増大が同時に起こるため，透析液圧の変化は予想しにくい．

● 透析液側回路

透析液側回路が狭窄しても，除水制御機構により除水量は保たれる．ダイアライザと透析液圧センサーとの間に狭窄があると，センサー部の透析液圧値が低下し，TMP1が増大する．

（石森　勇）

1 血液透析の目的と方法

バスキュラーアクセス

　血液透析には1分間に約200〜250 mLの血液が必要である．しかし，通常の採血や点滴施行時に用いる四肢の静脈からは血液透析に必要な血流量は得られない．そこで十分な血流量を得て，効率のよい透析を行うには，バスキュラーアクセスが必要となる．

　バスキュラーアクセスには内シャント，動脈表在化，人工血管（グラフト），カテーテル法などがある．

内シャント

　内シャントは血液透析において標準的なバスキュラーアクセスである．内シャントは末梢部の動脈と静脈を手術により吻合させたもので，その多くは前腕末梢部の橈骨動脈と橈側皮静脈を側々吻合（図1）あるいは単側吻合して作製する．

　手術後，日数が経過するにつれ，内シャントは次第に静脈が拡張してくる．したがって，内シャントの使用開始は十分な血流量が得られ，穿刺が容易と判断した時点からとするが，それには3週間以上を要する．そこで血液透析療法が必要になると考えられる場合には，早めに内シャントを作製し，導入時の穿刺を容易にすることも大切である．

　一度作製した内シャントを生涯使用できることが理想であるが，長期間にわたる使用により，内シャントの閉塞や感染など，さまざまなシャントトラブルが発生する．患者によっては数回の内シャントの再手術を余儀なくされる．したがって，内シャントを長期に使用できるようにするには，医師の手術はもちろんのこと，それ以上に日ごろの内シャント管理（穿刺技術，血圧，過度の圧迫，感染など）に留

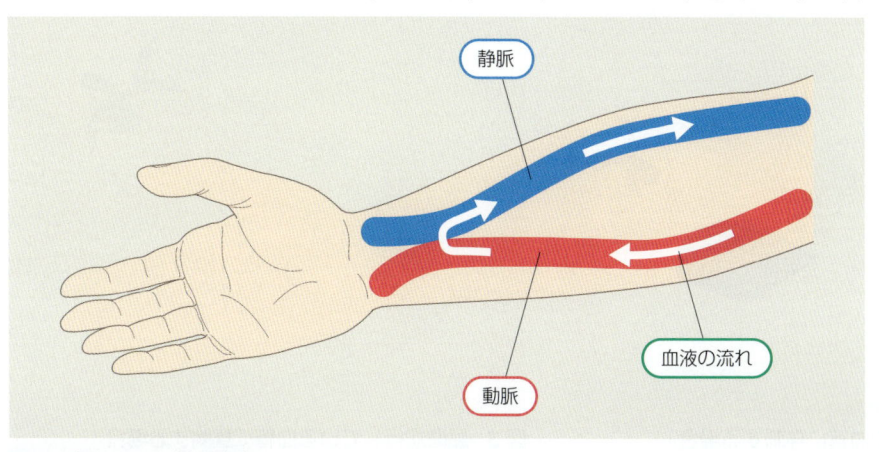

図1　内シャント側々吻合

意することが重要である．

内シャントの適応

動脈表在化，人工血管，カテーテル法対象者以外の維持透析患者全員が適応となる．

内シャントへの穿刺

●穿刺針
血管の太さや血流量に合わせて選択する．動脈側は必要な血流量を得るために側孔付きの穿刺針を用いる．静脈側にも側孔付きの穿刺針を選択してもよいが，側孔からの漏れを防ぐには側孔なしの穿刺針を選択するほうがよい．

●穿刺部位
動脈側は血流量が十分得られる部位を，静脈側は返血で静脈圧がかからない部位を選び，シャント吻合部近くの穿刺は避ける．シャントを長持ちさせるには同一部位の反復穿刺は避け，毎回少しずつ位置をずらして穿刺するとよい．

穿刺のポイント

- 肘関節の近くの血管に穿刺する場合，手枕を利用し，肘関節を伸展させる（図2）．
- 屈曲蛇行している血管は，よく伸展させてから穿刺する（図3）．
- 高齢者の血管は穿刺しやすいように見えるが，実際には血管壁が脆弱で漏れやすく，さらに皮膚のたるみも加わって動きやすい．よく駆血し，皮膚もしっかり伸展させてから穿刺する．
- 穿刺の失敗により血腫をつくらないよう注意する（初回穿刺時は特に注意する）．
- 穿刺に失敗した場合には，穿刺部位を的確に圧迫し，止血する．

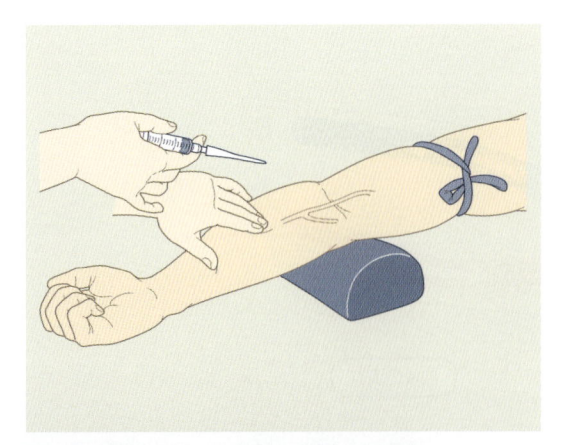

図2 肘関節の近くの血管に穿刺する場合
手枕を利用して肘関節を伸展させる．

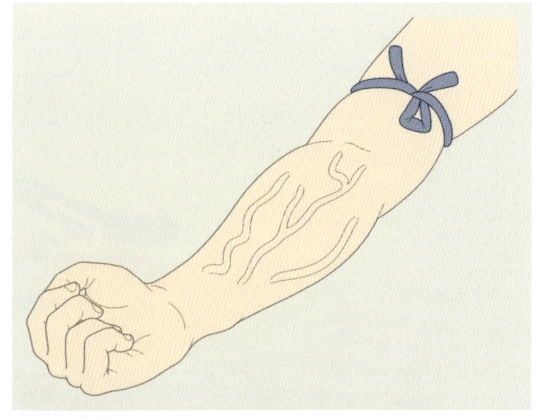

図3 屈曲蛇行している血管に穿刺する場合
よく伸展させる．

内シャントの看護

観察	●シャント音，シャント部の腫脹，発赤，痛み，血圧の値
ケア	●シャント肢で血圧測定をしない ●シャント肢の血管から採血しない ●シャント部に手を当て，振動を確認する．スリル（thrill）を感じることができれば，シャントは開存しており正常である．ザーザーという振動がない，あるいはト〜ント〜ンという脈拍同様の触れはシャント閉塞の可能性が高い ●透析終了後の止血時，圧迫しすぎない
指導	●シャント部に手を当て，振動を確認する ●シャント部の発赤，腫脹，痛みの有無（感染の早期発見）を確認する ●穿刺針が太いことから穿刺部の感染を防止する ●透析日（穿刺後）の入浴は避けること ●シャント肢を清潔に保ち，強打したり，傷つけたりしないこと ●シャント肢に重い荷物をぶら下げないこと ●シャント肢に腕時計の装着を避けること（腕時計による血管の圧迫を避ける） ●シャント肢を腕枕にしないこと

動脈表在化

　動脈表在化は何らかの理由により，内シャントを作製できない症例に対し，筋肉内の動脈を皮下に表在化させ，穿刺しやすくしたものである．上腕動脈を表在化することが多い．

動脈表在化の適応

　内シャントを作製するのに適切な静脈がない場合，内シャントの長期開存が困難な場合，内シャント作製により心拍出量が増大し心不全をきたす可能性のある場合，血液透析以外で比較的長期に血液浄化療法（血漿交換，LDL吸着など）を継続する症例．

表在化動脈への穿刺

　表在化動脈は術後2週間経ち，抜糸後に使用できるが，創部に浮腫が残る場合には3週間程度経過したほうが穿刺は容易である．

穿刺のポイント

- 動脈であるため穿刺時に駆血帯は不要である．
- 穿刺時の消毒は十分に行う．
- 穿刺針は血液回路と接続時の出血を避けるため，止血弁内蔵透析用留置針を用いる．
- 穿刺に失敗した場合には，完全に止血してから再穿刺すること．

- 動脈に直接穿刺していることから，透析終了後の止血は用手で行う（内シャントの止血より時間を要する）．

動脈表在化の看護

観察	● 動脈表在化部の異常の有無（発赤，圧痛，腫脹，テープかぶれ）
ケア	● 同一部位の穿刺は動脈瘤を形成する誘因となるため避ける ● 動脈表在化部からの採血は避ける ● 消毒はポビドンヨード製剤を使用する ● 止血は用手で行う
指導	● 再出血を防止するため，止血綿は 24 時間後にはずす ● 再出血の対処方法

> **気をつけよう!** ◎動脈表在化では動脈に穿刺するため，止血が不十分であると一瞬にして穿刺肢が腫れ，血腫を形成する．止血を十分に行うこと．

人工血管（グラフト）

自己血管で適切なバスキュラーアクセスが作製できないときには，人工血管（グラフト）を移植し，動静脈をつなぐ．動静脈をつなぐ部位により，直線型グラフト，ループ型グラフトに分けられる．直線型グラフトは橈骨動脈と橈側皮静脈を吻合し，ループ型グラフトは上腕動脈と尺骨皮静脈を吻合する（図4）．グラフトの素材にはE-PTFE（expanded polytetrafluoro-ethylene），ポリウレタンがある（図5）．

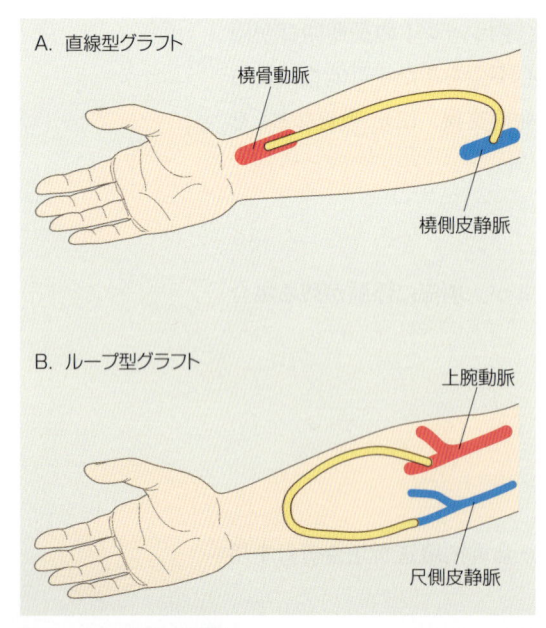

図4 人工血管の種類

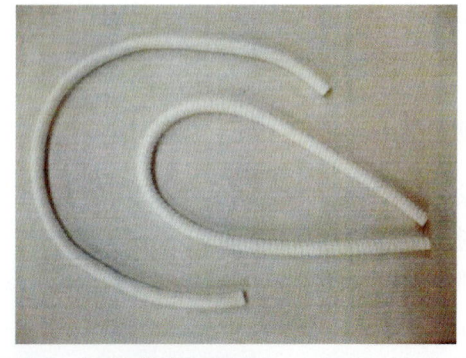

図5 人工血管（E-PTFE）

人工血管の適応

内シャントを作製しても，血管の発達が悪く使用できない場合や，静脈の荒廃で自己動静脈ではシャントを作製することができない場合．

人工血管への穿刺

人工血管（グラフト）の使用はグラフト移植後2週間以上経ってからが望ましい．これは，人工血管にはE-PTFEが延伸加工されており，繊維の内腔から血清が漏れ，浮腫や血清腫をきたしやすく，グラフトを覆う皮下軟部組織が固定するのに最低2週間かかるためである．ポリウレタン製は血清腫の合併症が少ないことから，E-PTFEグラフトよりも早期に穿刺が可能である．

穿刺のポイント

- 穿刺時，動脈側，静脈側がわかりにくいときは，グラフトの中間を指で押し，拍動がある側を動脈側として穿刺する．
- グラフトに穿刺する際に駆血帯は不要の場合がある．
- 穿刺時の消毒は十分に行う．
- 同一部位への穿刺は避け，少しずつずらして穿刺する．
- 穿刺針は止血弁内蔵透析用留置針を用いると，穿刺針と血液回路を接続するときの出血を避けることができる．
- 止血は用手で行うが，穿刺した穴に止血綿を当て，指先にスリル（グラフト音）を感じる程度に圧迫する．

人工血管の看護

観察	・グラフト肢の異常の有無（グラフト音，発赤，腫脹，感染徴候，テープかぶれ）
ケア	・グラフトは人工血管であり自己修復できないため，止血に時間がかかることに留意する ・同一部位の穿刺は避ける ・消毒はポビドンヨード製剤を使用する ・止血は聴診器でグラフト音を確認しながら用手で行う
指導	・再出血を防止するため，止血綿は24時間後にはずす ・グラフト部の発赤，熱感，痛みの有無など感染徴候を早期発見する ・グラフト部に手をあて，グラフト音を確認する ・グラフト移植部を強く圧迫しない（閉塞防止） ・再出血の対処方法

> **気をつけよう！** ◎グラフトは感染すると治癒しにくく，抜去せざるをえないため，穿刺時や止血後の消毒は十分に行う．

カテーテル法

留置カテーテル（ダブルルーメンカテーテル）には非カフ型カテーテル（短期留置）とカフ型カテーテル（長期留置）がある．非カフ型カテーテル（図6）は内頸静脈あるいは鎖骨下静脈，大腿静脈に留置する．カフ型カテーテルは内頸静脈に挿入したカテーテルを皮下トンネルに通してからカテーテルを留置する．

カテーテル法の適応

● **非カフ型カテーテル**

急性腎不全，緊急透析，一時的な透析，特殊治療（血漿交換，吸着），透析導入時，内シャントを作製していない患者での一時的なブラッドアクセス．

● **カフ型カテーテル**

小児，内シャント作製困難な患者，抜針事故の危険性の高い患者の長期バスキュラーアクセス．

カテーテル法の特徴

利点	●カテーテル留置後，すぐに使用できる ●透析治療時の穿刺がいらない．穿刺の苦痛がない ●心機能に影響がない
欠点	●感染しやすい ●血栓形成による脱血不良が起こりやすい ●血栓形成により閉塞しやすい ●カテーテルを留置する部位により行動制限があり，日常生活動作やQOLに影響を及ぼす

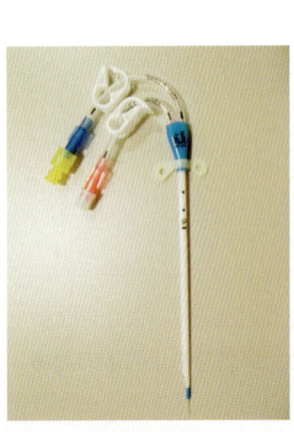

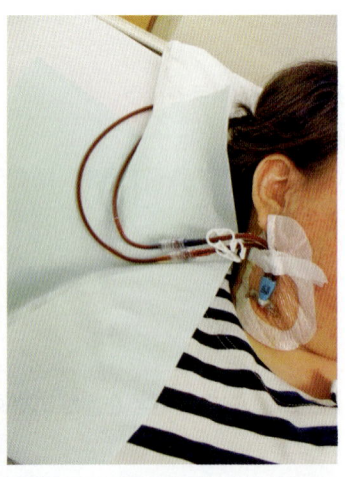

図6　内頸静脈に挿入した非カフ型カテーテル

カテーテル（ダブルルーメンカテーテル）の看護

観察	●カテーテル挿入部固定，カテーテル挿入部の異常の有無（出血，腫脹，発赤，痛み） ●クランプのはずれがないか
ケア	●感染予防，発熱に注意する ●カテーテル挿入部を清潔に保つ ●カテーテル挿入部の観察（発赤，腫脹，疼痛など） ●カテーテル内の凝固予防（透析のない日はヘパリンロック） ●カテーテルが抜けないよう固定の確認をする ●行動制限による苦痛の緩和 　（内頸静脈あるいは鎖骨下静脈留置：肩こり，大腿静脈留置：歩行制限）
指導	●内頸静脈あるいは鎖骨下静脈に留置した場合は首を回す，首を振るなどの動きを避けること ●大腿静脈に留置した場合は極端な下肢の屈曲を避けること ●カテーテルを引っ張らないこと

（大橋信子）

1 血液透析の目的と方法

透析に使用する薬剤

抗凝固薬

血液透析は完全な体外循環であるため，血液が凝固しやすい状態にある．血液凝固を防ぐために，抗凝固薬を血液透析回路内に投与する．血液透析で使用する抗凝固薬はヘパリン，低分子ヘパリン，ナファモスタットメシル酸塩，アルガトロバンの4種類がある（表1）．それぞれの抗凝固薬には特徴があるため，分子量，薬理効果，体内動態を考慮し，患者の状態に合わせて使用する薬剤を選択する．

ヘパリン（ヘパリンナトリウム®）

ヘパリンは，出血性合併症や出血傾向のない患者に用いられ，抗凝固薬のなかで最も多く使用されている．ヘパリンの抗凝固作用は，血液中の抗トロンビンⅢ（AT-Ⅲ）と複合体と形成し，凝固因子のXa（活性化第X因子）とⅡa（活性化第Ⅱ因子：トロンビン）のはたらきを阻害する機序によるものである．副作用である出血傾向に注意する必要があり，また，ヘパリンの投与でヘパリン起因性血小板減少症（HIT）を発症する可能性があるため，血小板減少や血栓にも注意する．

ヘパリンの半減期は，約1〜1.5時間である．

● 起因性血小板減少症（HIT）

ヘパリンを抗凝固薬として使用している患者に発症することがある．血小板数が突然減少し，血栓塞栓症状を起こすこともある．急激な血小板数の低下が特徴で，呼吸困難や胸痛，血栓形成による循環障害などが起こる．HITを発症した場合は，ただちにヘパリンの使用を中止し，ほかの作用機序をもつ薬剤による抗凝固療法を行うことにより回復する．血液透析中の抗凝固薬としては，ヘパリンの使用を中止し，ナファモスタットメシル酸塩やアルガトロバンを使用することが多い．

表1 抗凝固薬の比較

	ヘパリン	低分子ヘパリン	ナファモスタットメシル酸塩	アルガトロバン
半減期	1〜1.5時間	2〜3時間	5〜8分	15〜30分
適応	出血性合併症のない患者	出血性合併症のない，または軽度出血傾向のある患者	ほとんどの患者	AT-Ⅲ欠乏症 HIT
副作用	出血 血小板減少	出血 血小板減少	ショック アナフィラキシー様症状	四肢のしびれ

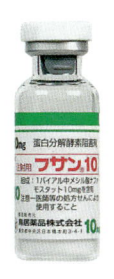

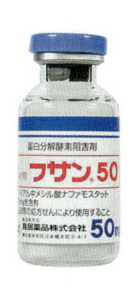

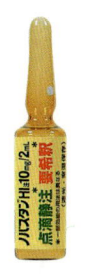

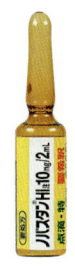

図1 ナファモスタットメシル酸塩（フサン®）　　　図2 アルガトロバン（ノバスタン®）

低分子ヘパリン（フラグミン®，ダルデパリン®）

　低分子ヘパリンはヘパリンを分画してつくられたものであり，出血性合併症のない患者および軽度出血傾向のある患者に使用される．低分子ヘパリンは，ヘパリン同様にAT-Ⅲを介して抗凝固作用を発揮する．トロンビンに対してはほとんど阻害作用がないが，Xaに対しては強い阻害作用を発揮して抗凝固作用を示す．ほぼ抗Xa作用のみのため，抗凝固作用を強く保ちつつ，凝固時間の延長を軽度に抑えることができる．

　低分子ヘパリンの半減期は約2～3時間である．ヘパリンより分子量は小さいものの，半減期は約2倍となっているため，開始時の単回投与のみでも使用が可能である．

ナファモスタットメシル酸塩（フサン®〔図1〕，コアヒビター®）

　ナファモスタットメシル酸塩は，手術後や出血性病変がある患者に使用される．ナファモスタットメシル酸塩は蛋白分解酵素阻害薬であり，抗凝固作用としてはトロンビンをはじめとする血液凝固因子を多段階で抑制し，血小板凝集能も抑制する．ナファモスタットメシル酸塩を使用する際には特に副作用に注意が必要で，ショックやアナフィラキシー様症状を起こす可能性がある．そのため初回投与の際にはバイタルサイン・症状の観察が不可欠である．

　ナファモスタットメシル酸塩の半減期は約5～8分と短く，分子量も低分子ヘパリンよりも小さく透析で除去されるため，体内に入ったナファモスタットメシル酸塩は速やかに失活する．そのため，作用はほぼ血液透析回路内のみに限局される．

アルガトロバン（ノバスタン®，図2）

　アルガトロバンはAT-Ⅲ欠乏症患者に適応があり，ヘパリンの使用では血液透析回路内の凝固が改善しない患者に使用される．また起因性血小板減少症（HIT）も適応となっている．アルガトロバンは，AT-Ⅲを介さず単独で抗トロンビン作用を有する抗トロンビン薬であり，血液透析時の抗凝固薬として使用される．フィブリン形成，血小板凝集，血管収縮の作用を抑制するため，副作用として四肢のし

びれを認めることがあることから，使用する際は症状の有無を観察する必要がある．
　アルガトロバンの半減期は15～30分である．

造血薬

　慢性腎不全になると，腎機能低下によるエリスロポエチンの分泌が不足し，赤血球の産生能力が低下するため腎性貧血をきたす．そのためエリスロポエチンの分泌不足を補うために造血薬の投与を行う．造血薬には遺伝子組換えヒトエリスロポエチン（EPO）製剤と持続型赤血球造血刺激因子製剤とがあり，患者の状態に合わせて投与する．

　なお，2006年の診療報酬の改定により，エリスロポエチン製剤が透析管理料に包括された．より費用対効果を考慮した薬剤選択が求められている．

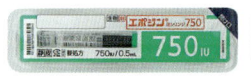

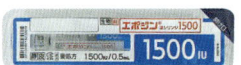

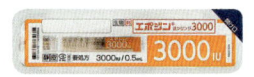

遺伝子組換えヒトエリスロポエチン製剤（エポジン®〔図3〕，エスポー®，エポエチンアルファBS®注）

　遺伝子組換えヒトエリスロポエチン製剤は造血ホルモンであるヒトエリスロポエチンのアミノ酸配列の一部を改変し，活性に重要な役割を果たす新たな糖鎖を付加させた新規の遺伝子組換え糖蛋白質製剤である．新たに付加された糖鎖によって，持続的な赤血球増加作用を発揮する．透析中に静脈側エアートラップチャンバまたはニードルレスアクセスポートより投与する．副作用として高血圧を認める．

　エポジン®の場合，半減期は7～9時間であるため，2～3回/週の投与が必要である．

図3　遺伝子組換えヒトエリスロポエチン製剤（エポジン®）

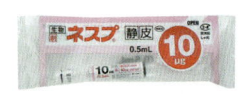

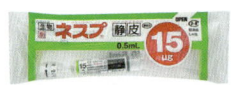

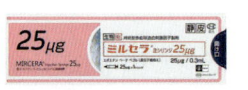

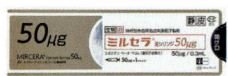

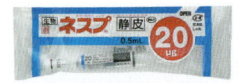

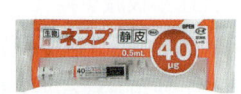

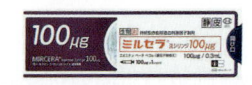

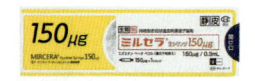

図4　持続型赤血球造血刺激因子製剤（ネスプ®）　　図5　持続型赤血球造血刺激因子製剤（ミルセラ®）

持続型赤血球造血刺激因子製剤（ネスプ®〔図4〕，ミルセラ®〔図5〕）

　持続型赤血球造血刺激因子製剤は腎臓で産生される天然エリスロポエチンと類似の構造をもったペプチド製剤で，糖鎖に修飾を加えて半減期を延長させている．骨髄中の赤芽球系前駆細胞にはたらき，赤血球への分化と増殖を促すことで，貧血を改善させる．

　ネスプ®の半減期は約10時間であるため，2〜3回/週の投与が必要である．一方，ミルセラ®の半減期は160〜220時間とネスプ®の約10倍であることから，1〜2回/月の投与で効果が得られる．

（高橋由実）

2 血液透析患者の看護

　血液透析は血液を体外循環させて行う治療法である．透析中は除水や溶質除去により身体になんらかの変化を生じる．さらに，治療により患者は約4時間にわたり拘束されることから，安全で安楽な透析を提供する必要がある．また，透析は生涯にわたり継続する治療法であり，さらに，どんなに血液透析療法が進歩しても健常人の腎機能と同等となることはない．したがって透析患者の自己管理が重要となるため，患者指導を十分に行うことが求められる．

透析前の看護

患者

観察	●体重の増減，バスキュラーアクセス，一般状態（バイタルサイン，顔色，表情など） ●内シャントの患者ではシャント音を確認 ●バスキュラーアクセス部の発赤，腫脹，痛みなどの異常徴候
ケア	●透析前の体重とドライウェイトに基づく除水量の決定（図1） 　・極端な体重増減がみられる場合は再測定をする 　・再測定しても極端な体重増減を認める場合，食事摂取量，飲水量，便秘・下痢の有無，風袋などを確認する（パジャマは夏用，冬用でも重さが違う） 　・体重測定後，トイレに行った場合も再測定する ●バスキュラーアクセス肢を洗浄する ●血圧・脈拍測定，問診で患者の状態を把握する 　・血圧が高い場合，体重増加によるものか，降圧薬の服用忘れかを確認する 　・発熱，感冒症状がありインフルエンザが疑われる場合や頻回の下痢で感染症（ノロウイルスやロタウイルス）が疑われる場合には隔離室で透析を行う
指導	●食事内容，塩分・水分の摂取について（理想的な体重増加率3～5％を維持する） ●体重の値に誤差を生じた場合には再測定すること ●倦怠感，発熱，下痢など体調不良時は申し出ること

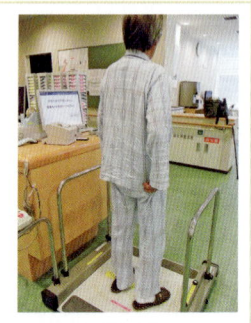

図1 体重測定
体重は透析前後に測定する

装置

確認

- ベッドサイド透析装置（コンソール）の患者画面情報（図2）に沿って，以下の確認項目を穿刺者と介助者の両者で1項目ごとに確認する
  - ベッドサイド透析装置（コンソール）にセットされている透析器が患者のものであるか（患者とともに確認）
  - 治療方法（血液透析，血液濾過透析，血液濾過）
  - 指示されたダイアライザがセットされているか
  - 指示された透析液が準備されているか
  - 指示された抗凝固薬が準備されているか
  - 返血時の生理食塩液（約200 mL）と透析中の飲食量から総除水量を設定
  - 除水速度の設定
  - ベッドサイド透析装置（コンソール）にセットされている血液回路・ダイアライザの接続，クランプの開閉，生理食塩液ラインがクランプされているか
  - 抗凝固薬注入ラインのクランプが開放されているか
  - 動脈圧ラインクランプが開放されているか
  - 静脈圧ラインクランプが開放されているか
  - 穿刺針に接続する静脈側回路，動脈側回路のクランプが閉じているか
  - 血液回路，透析液回路に屈曲，ねじれがないか
  - 血液回路とダイアライザの接続に緩みがないか
  - 血液回路とダイアライザがプライミングされているか
  - 動脈側エアーチャンバトラップ，静脈側エアーチャンバトラップの液面は規定どおり満たされているか

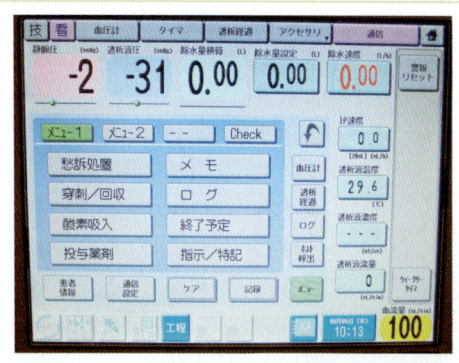

図2 ベッドサイドコンソールの患者画面情報

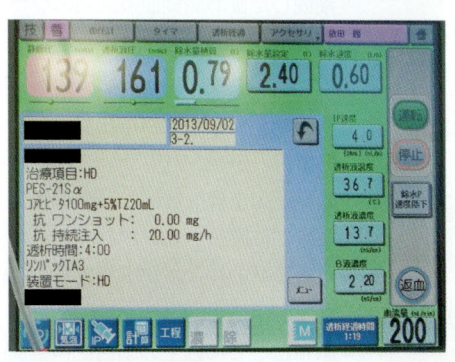

図3 治療方法の確認

穿刺および穿刺介助

ケア	●シャント部を観察，シャント音を確認して，適切な部位を選択し，穿刺する ●穿刺針と血液回路を接続し，テープで固定する（図4） 　・テープかぶれを予防するため，患者にあったテープを用いる 　・接続した動静脈血液回路の余剰分は布鉗子を用いベッドに固定する（血液回路の重さで穿刺針が抜けないようにする） ●接続した動静脈側血液回路のクランプを開放し，血液ポンプを作動させる（図5） ●ナースコールを患者が使用可能な位置に設置する
観察	●血液流量が指示通り得られているか（血液ポンプのローラー部分の血液回路の膨らみ，動脈側のエアーチャンバトラップ部にバックフローがないか） ●静脈圧の上昇はないか，静脈側エアーチャンバトラップ液面の急激な下がりはないか ●穿刺部に腫脹，痛みがないか ●抗凝固薬の注入ポンプがきちんと作動しているか ●ベッドの高さ（低床とする），ベッド柵は全部上げられているか ●患者とともに以下の項目を再確認：透析開始時間，透析治療時間，透析終了時間，血流量，透析液流量，本日の除水量，内服薬の有無，採血の有無など

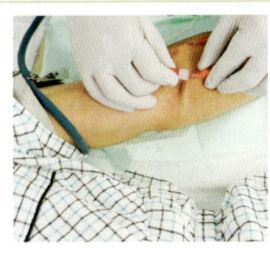

図4　穿刺針と血液回路の接続

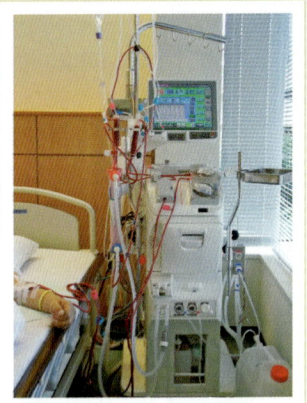

図5　血液ポンプの作動
血液ポンプを作動させ透析を開始する

透析中の看護

　安全に透析を実施するため，経時的な透析治療中の患者状態の観察およびベッドサイド透析装置（コンソール，図6）の確認と記録を行う．

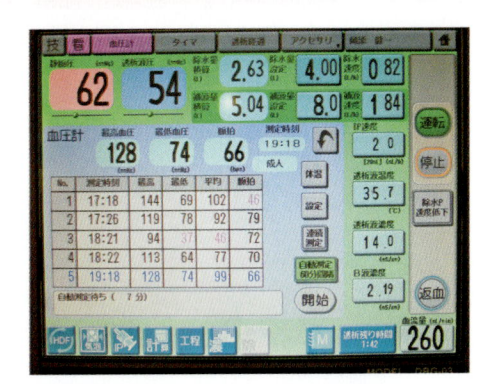

図6　ベッドサイドコンソールの確認

患者

観察	●血圧・脈拍の変動（図7） 　・長期透析で安定している患者の血圧測定は1時間間隔でも可 　・透析導入期の患者，小児で循環血液量が少ない患者，高齢者や糖尿病性腎症で動脈硬化が強く急激な血圧低下をきたしやすい患者では頻回に測定する ●穿刺部位の出血，腫脹，固定テープのはがれの有無 ●透析中に起こりうる症状の早期発見

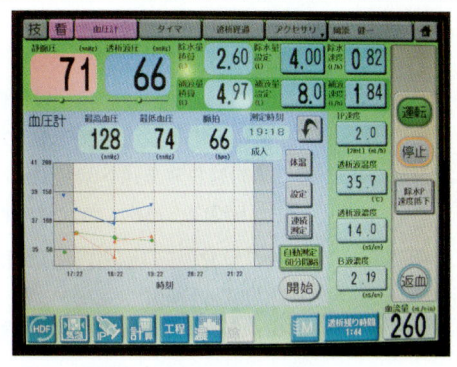

図7　透析中の血圧の変動の確認

透析用監視装置

確認	●透析液温度，濃度，流量 ●血液流量，除水速度，除水量 ●抗凝固薬注入速度 ●静脈圧 ●動・静脈側エアートラップチャンバ液面 　これらの確認項目は，血液浄化療法経過記録に自動的に印字される

透析中に起こりうる症状

　透析治療中は体外循環，体液の量的・質的変化により身体に及ぼす影響は大きく，さまざまな症状が起こりうる．したがって，透析中の患者管理には細心の観察と適切な対処が不可欠である．

不均衡症状

　血液透析によって体内の老廃物（尿素窒素〔BUN〕，Cr，電解質など）が除去された際，脳はほかの臓器に比べて老廃物が除去されにくいため，脳の浸透圧が高くなる．浸透圧の高い脳に血漿の水分が移動することにより脳浮腫が起こり，脳内圧が高くなって頭痛・悪心・嘔吐などの症状を呈する．不均衡症状は透析導入期に起きやすい．

観察	血圧変動，頭痛，悪心・嘔吐，全身倦怠感の有無
ケア	血圧測定，症状の緩和，透析条件の見直し
透析方法	● 急激な物質移動を避け，透析効率を落とした緩徐な透析を行う 　・頻回短時間透析（3 時間程度） 　・面積の小さいダイアライザの使用 　・血流量・透析液流量を低く設定 　・一時的な血液濾過への変更 　・高ナトリウム透析（透析液ナトリウム濃度 145 mEq/L）
使用薬剤	● 10％グリセリン（脳外内圧亢進治療薬）の点滴（透析中） ● 10％NaCl を使用 ● 症状が強い場合は頭痛薬，制吐薬を使用

血圧低下

血圧低下は透析中に最も多くみられる．血圧低下時には気分不快，生あくび，倦怠感，脱力感，動悸，手足の冷感，めまい，意識消失などの症状が出現する．

● **透析中の血圧低下の要因**
● 時間あたりの大量除水により循環血液量が減少
● 設定されている基準体重が適正でない
● 透析開始前に降圧薬を服薬
● 極度の貧血状態　　など

観察	血圧値，生あくび，気分不快，倦怠感，嘔気・嘔吐，意識消失
ケア	● 血圧を一定の間隔で測定し，その数値そのものに加えて，血圧が低下する速度に注意する ● 体位を工夫する（頭部を低く，下肢を高くする） ● 徐々に血圧が低下する場合は，除水を一時中止することで安定させる ● 時間あたりの除水量を少なくする ● 透析開始前にアメジニウムメチル硫酸塩（リズミック®）を内服させる ● エチレフリン塩酸塩（エホチール®）を持続注入する ● 基準体重（ドライウェイト）を見直す ● 透析方法（高ナトリウム透析，血液濾過，血液濾過透析）を検討する
指導	● 体重増加率が 3〜5％以内にとどまるような食事・水分摂取（特に塩分制限指導をし，過剰な除水を避ける） ● 降圧薬の量，服薬方法の見直し

血圧上昇

透析中の血圧上昇は脳血管障害，高血圧脳症を招きやすいため注意する．

● **透析中の血圧上昇の要因**
● 除水に対する心血管系の過剰反応
● レニンの過剰分泌　など

観察	血圧値，頭痛，悪心・嘔吐，肩こり
ケア	●ベッド頭部の挙上 ●降圧薬（カルシウム拮抗薬）の使用 ●ドライウェイトの検討 ●透析終了時にはゆっくり返血する
指導	●食事指導（水分・塩分の制限） ●降圧薬の服薬指導

不整脈

透析中の不整脈は透析治療によるものと患者に起因するものがある．

●**透析治療によるもの**
- 電解質の変動（高カリウム血症，低カリウム血症）
- 透析による循環血漿量の急激な減少

●**患者に起因するもの**
- 基礎疾患（心不全・虚血性心疾患などを有している）
- 高カリウム血症
- 加齢による心機能低下
- 心負荷の増大（体液貯留による循環血液量の増加，高血圧，内シャントの開存，貧血）

観察	血圧，脈拍，動悸，胸痛，モニター心電図波形など （問題のない不整脈か，危険な不整脈かを判断）
ケア	●透析治療中，低血圧にならないよう除水量，速度を調整 ●酸素の投与 ●抗不整脈薬の投与 ●定期的な胸部X線，心電図，心エコー検査による心機能の評価
指導	●食事指導（高カリウム血症の予防）

筋痙攣（足つり）

透析により除水が進むと循環血流量が減少し，筋肉の血流量も減少することで，筋肉が異常な収縮を起こす．主に下肢に起こることが多く，強い痛みが伴うことで，患者にとっては非常につらい症状の一つである．

●**筋痙攣の要因**
- 急激な除水（時間あたりの除水量が多い）
- 低カルシウム血症
- 電解質濃度の変動
- 急な体位変動

観察	血圧，痙攣部位，痛み
ケア	●急激な除水を避ける ●体重増加率を3～5％以内にする ●ドライウェイトが少なすぎないかを確認する ●透析液の工夫（高ナトリウム透析） ●薬剤使用（10％NaCl 20 mLを注入，カルチコール®，生理食塩液100～200 mLを注入） ●痙攣している筋肉部位に対し，温罨法を行う ●痙攣している筋肉を手で伸展させ，収縮を抑制する
指導	●食事指導（除水量が多くならないよう水分・塩分管理） ●体位の変更や足を伸ばす動作をゆっくり行う

かゆみ

●透析中のかゆみの要因

- 高カルシウム血症
- 皮膚の乾燥
- 高い透析温度設定
- 固定テープ　など

観察	●高リン血症の有無〔Ca，P，副甲状腺ホルモン（PTH）値〕 ●皮膚のかさつき，乾燥の有無 ●かゆみの部位，程度，持続時間 ●発疹，発赤の有無 ●掻き傷，出血，皮膚びらん，痂皮の有無
ケア	●要因となっている物質を検索する（医療材料の滅菌，テープ，消毒薬） ●透析温度を低めに設定する（身体が温まるとかゆみが増強する） ●保湿クリームを塗布する（皮膚の乾燥はかゆみを増強させる） ●かゆみ止め（抗ヒスタミン薬），清涼感のある外用薬を使用する ●掻き過ぎによる感染に注意する
指導	●スキンケア（皮膚を清潔に保つ） ●化学繊維など皮膚を刺激するものを身につけないこと ●食事療法と服薬指導（カルシウム代謝異常，高リン血症を避ける）

透析中に起こりうる事故

　血液透析は体外循環法で行う治療であり，さまざまな医療事故が発生しやすい．透析装置には異常を早期に発見できるよう，透析用監視装置として回路内圧監視装置，回路内気泡監視装置，漏血監視装置など，多くのセンサーが組み込まれており，事故を未然に防止できるよう工夫されている．しかし，日常業務においてはさまざまなミスが報告されている．なかでも発生しやすいミスは，透析モード開始ボタンの押し忘れ，抗凝固薬の入れ忘れ，除水設定ミスなど，透析の操作そのも

のに付随したものが多い．

事故が発生した場合には，すみやかに適切な処置をし，被害を最小限にすることが重要である．ここでは生命の危機に影響する項目について記載する．

抜針事故

抜針事故の多くは自己抜針である．動脈側の穿刺針が抜針されると空気混入，静脈側の穿刺針が抜針されると脱血状態（大量出血）となる．動脈側・静脈側の抜針ともに重篤で生命を脅かす事故となる．

● 抜針事故の主な原因
- 穿刺時のテープ固定不足
- 透析治療中のテープのはがれ
- 血液回路の重み，引っ張り
- 不穏患者，意識障害患者の体動，危険動作
- 皮膚のかゆみ

観察	・固定テープのはがれがないか ・血液回路にテンションがかかっていないか
ケア	・穿刺介助時にはテープをしっかり貼る ・不穏患者は頻回観察もしくは必要に応じて最小限の抑制をする（抑制の承諾を得る） ・穿刺部を毛布などで覆わない（覆われていると抜針に気付かないことがある） ・患者の危険動作を検知する抜針前の検出システムの導入 ・皮膚かぶれを生じないテープの使用
指導	・穿刺部が見えるよう毛布などで覆わないこと

血液回路離断

ダイアライザと血液回路の組み立て，透析用監視装置への装着などは，人間の手により行われている．したがって，接続部の少しの緩みによって出血や感染を起こすことがある．

● 血液回路離断の主な原因
- ダイアライザと血液回路の接続部の緩み
- 血液回路の圧モニタラインと透析用監視装置圧入力部の接続部の緩み
- 穿刺針と血液回路の接続部の緩み
- 抗凝固薬シリンジと抗凝固薬注入ラインの接続部の緩み

観察	・経時的にそれぞれの接続部に異常がないかを観察
ケア	・ダイアライザと血液回路をしっかり接続する ・血液回路の閉じるべき側管部分はしっかりロックする ・穿刺針と血液回路の接続は確実に行う

空気混入

血液透析は血流量 200 mL/ 分で施行していることから，空気が混入すると一瞬にして脳や肺の血管が塞栓され，生命に重大な影響を及ぼす．混入量によっては即死することもある．

●空気混入の主な原因
- 不十分なプライミング
- 動脈側穿刺針の抜針
- 動脈側穿刺針と血液回路の接続部の緩み
- ヘパリン注入ラインとヘパリンシリンジの接続部の緩み
- 点滴回路からの空気の吸い込み
- 空気感知器のスイッチの入れ忘れ
- 返血操作ミス

観察	●接続部を複数人でダブルチェックする ●透析施行中は定期的に穿刺部の固定テープのはがれの有無を観察する ●透析施行中は定期的に各接続部や血液回路全体を観察し，透析支援システム（Future Net）のチェックリスト欄に入力する
ケア	●正しい操作手順を守る ●可能なかぎり接続にはルアーロック式を用いる

血液回路内凝固

血液は血管外に出るとその流動性を失い凝固する．血液がダイアライザや血液回路を触れることで血小板の活性化が起こり，凝固しやすくなる．これを予防するためには抗凝固薬が必要不可欠である．

●血液回路内凝固の主な原因
- 抗凝固薬シリンジが抗凝固薬注入ラインに接続されてない
- 抗凝固薬シリンジは抗凝固薬注入ラインに接続されているが，注入ラインのクランプが開放されてない
- 注入ラインのクランプは開放されているが，注入開始ボタンの電源が入っていない
- 抗凝固薬量の不足

観察	●抗凝固薬の透析開始時のチェックを穿刺者と介助者の2人で行う（ダブルチェック）
ケア	●通常，抗凝固薬は透析開始時，初回ワンショット注入し，その後は血液回路内に持続的に注入する ●活性化凝固時間（ACT）を測定し，抗凝固薬の投与量を確認する（ACT基準値は90〜120秒であるが，血液透析施行時は400〜600秒となる）

透析液異常

　透析液の異常には濃度（成分）異常と温度異常がある．特に濃度異常は身体に重大な影響を及ぼす．多くの透析施設では，多人数用透析液供給装置を使用している．多人数に用いる透析液を一括して作製していることから，濃度異常をきたすと被害が大きくなる．また，透析液の温度は37℃に調整されているが，温度制御サーミスタやヒーターの異常で温度が規定域を超えて上昇あるいは下降することがある．

●濃度異常の主な原因
- 透析装置の原液希釈ポンプの故障
- 溶解装置の故障
- 粉末補充の間違い　など

確認	バイタルサイン，気分不快，頭痛，意識障害，溶血（溶血した血液は返血しない）など
対処	● 異常警報が鳴ったら，濃度表示を確認する ● 透析液供給装置と透析用監視装置の両方で濃度が規定値であるかを確認する ● 濃度が規定値から逸脱している場合は，透析液回路をダイアライザからはずす ● 原因が判明し，対処が完了するまでは透析を再開しない ● 必要に応じて患者をほかの透析用監視装置に移動し，透析を継続する

●温度異常の主な原因
- 透析用希釈水の温度異常
- ヒーターの故障
- 温度制御サーミスタの故障

確認	● 患者が「熱い」「寒い」と訴えたら透析液の温度を確認
対処	● 透析液供給装置と透析用監視装置の両方の温度が規定値であるかを確認する ● 透析液回路を触診，さらに温度表示を確認し，異常時には透析液回路をダイアライザからはずす ● 必要に応じて対象患者をほかの透析用監視装置に移動し，透析を継続する ● 熱感，発熱，発汗あるいは冷感，悪寒戦慄の症状に注意する
指導	● いつもと違い身体が「熱い」「寒い」と感じた場合は申し出るよう説明する

透析終了時・終了後の看護

透析終了時

確認	●予定の透析治療時間・除水量が完了しているか ●透析終了時の採血・薬剤投与の有無 ●血圧を測定し，返血しても循環動態に影響がないこと
ケア	●動脈側の血液回路から採血する ●静脈側の血液回路から薬剤を注入する ●返血時はダイアライザ，血液回路内に残血がないよう，空気の混入がないよう細心の注意を払う
指導	●返血時には，ともに確認できるよう目を覚ましてもらう（ミスを未然に防ぐ）

透析終了後

確認	●抜針後の止血状態 ●シャント音，血圧，脈拍，患者の状態 ●透析終了後の体重から，指示通り除水されているかを確認
ケア	●抜針部の消毒（図8） 　•10％ポビドンヨードで消毒する 　•シャント音を聴集する 　•透析は血圧が変動しやすいため，異常の早期発見を心がける
指導	●透析後は血圧が低下しやすいこと ●再出血時の対処方法 ●シャント音を確認する

抜針部位に止血綿をあて，止血バンドで固定する

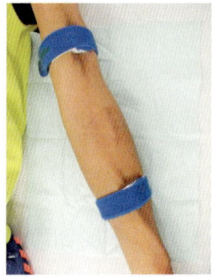

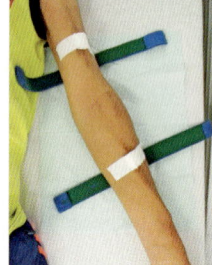

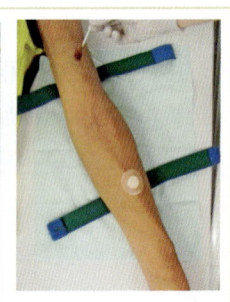

15〜20分後，止血されていることを確認する

針穴部を消毒し，止血綿をあて，固定する

図8 抜針部の消毒

（大橋信子）

3 長期血液透析による合併症と看護

心不全, 虚血性心疾患, 不整脈

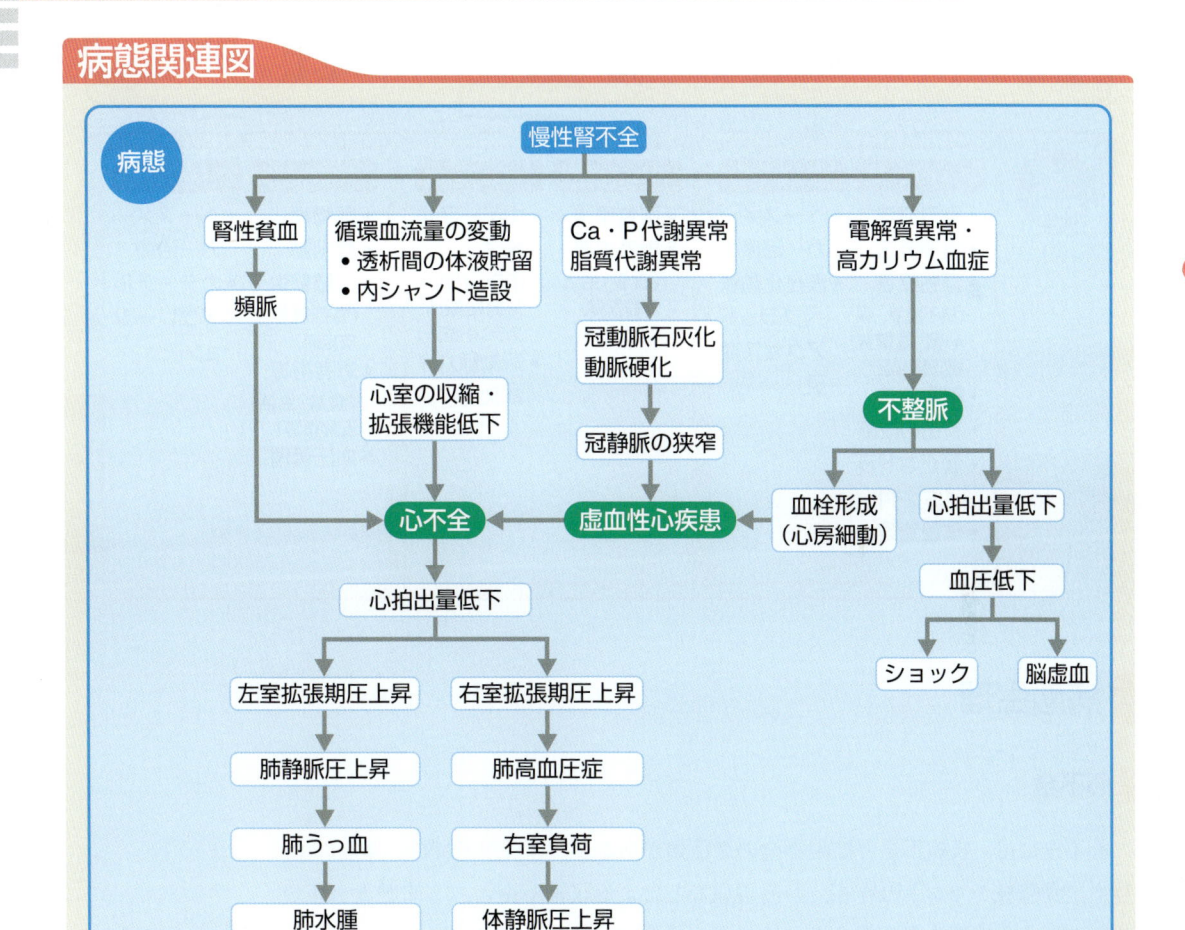

病態関連図

```
                            慢性腎不全
        ┌──────────┬──────────────┬──────────────┬──────────┐
     腎性貧血   循環血流量の変動    Ca・P代謝異常     電解質異常・
        │     ・透析間の体液貯留    脂質代謝異常     高カリウム血症
       頻脈    ・内シャント造設         │                │
                     │              冠動脈石灰化          │
                 心室の収縮・         動脈硬化             │
                 拡張機能低下            │              不整脈
                     │              冠静脈の狭窄       ┌───┴────┐
                     └──→ 心不全 ←── 虚血性心疾患    血栓形成   心拍出量低下
                            │                       (心房細動)      │
                        心拍出量低下                              血圧低下
                     ┌──────┴──────┐                          ┌────┴────┐
                 左室拡張期圧上昇  右室拡張期圧上昇            ショック    脳虚血
                     │              │
                 肺静脈圧上昇      肺高血圧症
                     │              │
                  肺うっ血         右室負荷
                     │              │
                  肺水腫         体静脈圧上昇
```

症状	心不全		虚血性心疾患		不整脈
	左心不全症状	右心不全症状	心筋梗塞	狭心症	
	• 労作時呼吸困難 • 発作性夜間呼吸困難 • 起坐呼吸 • 喘鳴 • 咳嗽 • 全身倦怠感 • 運動能力低下 • 意識レベルの低下	• 頸動脈怒張 • うっ血肝 • 胸水 • 腹水 • 四肢浮腫	• 強い胸痛 • 苦悶感 （痛みの持続時間が30分以上）	• 胸痛 • 胸部圧迫感 （痛みの持続時間は数分間）	• 血圧低下 • 心拍数変化 • めまい・動悸 • 胸痛・息切れ • 胸部不快感 • 意識消失 • 呼吸困難 • 失神

治療看護	心不全		虚血性心疾患		不整脈	
	内科的治療	外科的治療	内科的治療	外科的治療	内科的治療	外科的治療
	• 安静療法 • 食事療法 • 薬物療養 （抗不整脈, 強心薬, 電解質補正薬など） • 酸素療法 • 貧血の改善 • 適正なドライウェイト • 体重管理	• ペースメーカー治療 • 表在化動脈へブラッドアクセス変更	• 薬物療法 • 患者指導 （食事・生活・安静指導） • 体重管理	• カテーテル療法 （PCI, バルーン血圧療法, ステント療法） • 冠動脈バイパス術	• 薬物療法 • 除細動 • 心肺蘇生 （血行動態不安定時） • 患者指導 （食事・生活・安静指導） • 血圧管理	• ペースメーカー治療 • カテーテルアブレーション

病態生理

心不全

　心不全には, 収縮不全と拡張不全の2種類があるが, 透析患者では, 体液貯留, 貧血, 動静脈シャントの存在, 心筋虚血などによる収縮不全と, 心筋肥大（圧負荷による求心性肥大と容量負荷による遠心性肥大がある, 図1[1])), 心臓へのカルシウムあるいはアミロイドの沈着などによる拡張不全の両方の, 心不全が起こりうる. 近年では, 循環血液量の増大による容量負荷, 動脈硬化や高血圧による圧負荷に伴った心臓弁膜症による心不全も増加傾向にある.

　心不全を合併した透析患者では, 透析中の除水の進行に伴って心房細動などの頻拍性不整脈の発症も増加する. 致死性不整脈の発症機序と同様に, 除水による循環血液量の低下によって, 1回心拍出量や血圧低下に対する代償機転として交感神経が亢進するためである. また, 重度のうっ血性心不全を合併した透析患者は, 通院治療が困難となり, 最終的には連日の透析が必要となる場合もある[2].

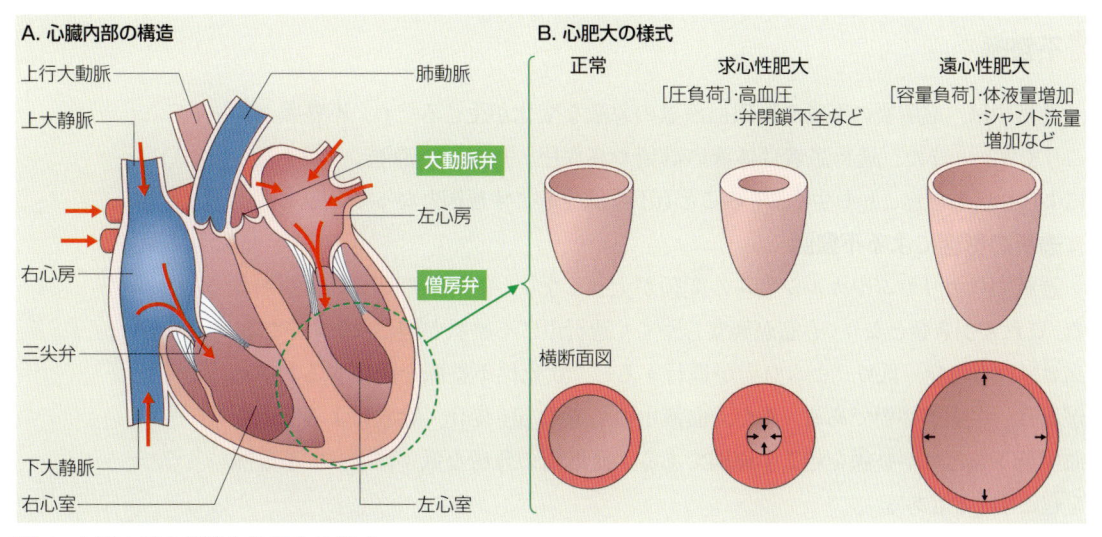

図1　心臓内部の構造と心肥大の様式
大動脈弁と僧帽弁は石灰化を起こしやすい部位である.
(浅田馨ほか：透析患者における心不全の早期診断. 腎と透析 2004；56：92-96.[1] より)

　透析間の体重増加が多すぎる場合，体内の過剰な水分が血管内に移動するスピードが，シャントから除去する水分量に追いつかない現象が発生する．すなわち，体内はまだ水分過剰であるにもかかわらず，血管内脱水（血液量の減少）が発生し，血圧が低下する．その結果，慢性的な体内の水分過剰状態に陥り，心不全となる．また透析中は，血管内脱水に対し，心臓は血圧を低下しないように心拍出量を維持しようとするが，心不全で心臓に余力がないと，血圧の低下が発生しやすくなり，限られた時間内に除水できる量が減少する．つまり，いったん心不全が発生すると，慢性的な体内の水分過剰により陥りやすくなるため，心不全は悪化することになる．

虚血性心疾患

　虚血性心疾患とは，心臓の筋肉に酸素を供給している冠動脈が閉塞・狭窄することにより，心筋への血流が阻害されて心臓に障害が起こる疾患の総称である．心筋梗塞や狭心症がこれにあたり，動脈硬化の進行に伴い発症リスクは高くなる．長期間にわたって透析を続けている患者は，動脈硬化とは無関係に，加齢や高血圧によって冠動脈の器質的狭窄が進みやすく，虚血性心疾患を起こしやすい．最近では，すでに虚血性心疾患の治療を受けている患者が数年後に透析に移行することも多くなってきている．

　狭心症や心筋梗塞を発症すると，多くの患者に不整脈がみられ，重症不整脈につながることもあるため，注意が必要である．

不整脈

透析中は，電解質の変動や循環血液量の急激な変化が生じるため，不整脈が起こりやすい．また，透析患者は体液の貯留や高血圧，貧血，動静脈シャントなどにより心疾患を起こしやすく，そのことも不整脈を起こす原因となっている．

●透析の影響による不整脈

透析中はカリウムやカルシウムの変動が大きくなり，電解質のバランスが崩れる．これが引き金となり，心筋が興奮しやすく透析中に不整脈が起こりやすくなる．高カリウム血症，低カリウム血症が進行すると，致死性不整脈を誘発するおそれがあり，注意が必要である．また，血液中の急激なpH変化，除水による急激な血圧低下なども不整脈を起こす原因である．血糖値の急激な低下によって不整脈を起こすこともある．

●心疾患による不整脈

長期にわたって透析治療を続けている患者は，体液の貯留や高血圧，貧血，動静脈シャントなどの影響で心疾患（虚血性心疾患，心筋石灰化，心アミロイドーシスなど）を合併していることが多く，不整脈を起こしやすい．心室細動，心室頻拍，完全房室ブロックなどの致死的な不整脈には注意が必要である．

検査・診断

心不全

心電図 ホルター心電図 12誘導心電図	・心不全の原因として，狭心症や心筋梗塞の所見がないか，不整脈がないかなどを確認する
胸部X線（図2）	・心臓の大きさや，肺うっ血，胸水の有無などを確認する **図2 心不全患者のX線所見** CTR（心胸郭比）が拡大し，肺うっ血があり，胸水が両肺野に貯留している状態
血液検査	・貧血の有無，肝臓・腎臓など機能障害の有無などを調べ，全身状態を確認する ・BNP，hANPの値を測定し，心不全の重症度判定の参考にする
心エコー	・左心室の収縮能力や弁膜症の有無など，心不全の原因として心臓にどんな病気があるのかを調べる
心臓核医学検査	・運動や薬物により心臓への負荷をかけた後に微量の放射性物質を投与して，負荷の直後および数時間後の安静時に撮影を行い，心臓の収縮機能や心筋の血流の状態などを確認する

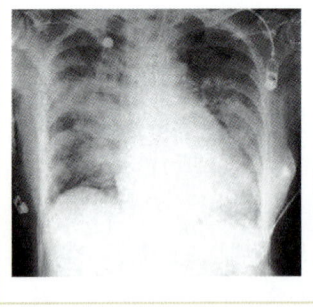

右心カテーテル	・スワンガンツカテーテルを用いて，右心系の各部位（右心房・右心室・肺動脈・肺毛細血管）の圧測定および心臓の拍出量の測定をし，心臓の機能・血行動態を評価する
冠動脈造影 心臓カテーテル	・直径1～2mmのカテーテルを経皮的に静脈，動脈から心臓まで挿入し，造影剤を注射して冠動脈のX線撮影を行う ・心臓を栄養する冠動脈の狭窄や心機能を評価する

虚血性心疾患

心電図 ホルター心電図 12誘導心電図	・**心筋梗塞**：心電図変化（異常Q波，ST上昇，陰性T波） ・**労作狭心症**：労作時の心電図変化（ST部分の水平降下） ・**安静狭心症**：安静時の心電図変化（ST上昇） ・**不安定狭心症**：心電図変化（ST低下）
心エコー	・心臓の大きさ，心筋の動き，弁の機能などを確認する
心臓核医学検査	・微量の放射性物質で標識した薬剤を静脈に注射し，心筋の血流の様子などを評価 ・運動負荷や薬物負荷試験と組み合わせることによって，より詳細に虚血の部位や範囲を評価できる
【労作狭心症の場合】 運動負荷テスト	・**マスター2段療法**：2段の階段を決まった時間・回数昇降する ・**トレッドミル法**：傾斜や速度の変わる歩行ベルトを歩く ・**エルゴメーター法**：ペダルに一定の負荷を与えた自転車をこぐ
冠動脈CT	・造影剤を静脈注射し，心電図と同期させながらCTをとることで，冠動脈の狭窄の有無を診断する ・脈の速い患者や不整脈のある患者，冠動脈石灰化が強い患者では評価が難しいこともある ・検査の結果，狭心症が強く疑われる場合には，通常，心臓カテーテル検査が行われる
冠動脈造影 心臓カテーテル	・直径1～2mmのカテーテルを経皮的に静脈，動脈から心臓まで挿入し，造影剤を注射して冠動脈のX線撮影を行う ・冠動脈の狭窄の程度，部位，病変数などを詳細に評価できる ・左室造影による心臓の壁運動の評価や右心カテーテル検査による心臓の各部位の圧力や心拍出量の測定が可能
血清マーカー	・通常心筋内にあり，心筋が損傷を受けると血流中に放出される物質を測定することで，心筋梗塞の診断に役立つ ・血液中にクレアチンキナーゼ（CK），クレアチンキナーゼMB（CK-MB），トロポニンTなどの物質がみられる場合は，心筋が壊死していることが強く示唆される
誘発試験	・冠動脈造影に加え，冠動脈の痙攣を誘発する薬剤を直接冠動脈に注入し，症状，心電図変化，血管造影所見から診断を行う ・診断能は80～90％と高いが，攣縮の活動性の低い患者では誘発されないこともある ・攣縮の活動性には日内変動があり，一般的に深夜から早朝に生じることが多いため，朝一番に施行することが多い

不整脈

心電図 　ホルター心電図 　12誘導心電図	・不整脈が起こる原因として，狭心症や心筋梗塞の所見がないかなどを確認する ・高カリウム血症，低カリウム血症の有無を確認する 〈高カリウム血症の所見〉 　血清K値6 mEq/L超：T波の尖鋭化 　血清K値6〜8 mEq/L：P波の消失，QRS幅の拡大と変形 　血清K値8 mEq/L超：QRS波，ST波およびT波の融合による2相性波形，洞房結節の興奮の伝達が遅れることによる徐脈 〈低カリウム血症の所見〉 　血清K値3.5 mEq/L未満：QT間隔の延長，T波の減高ないし消失 　血清K値2.5 mEq/L未満：U波の出現

治療

心不全

	内科的治療		外科的治療
食事療法	・厳密な塩分制限（5 g/日）	ペースメーカー治療	・不整脈が原因による心不全の場合，ペースメーカーを使用（一時的・恒久的ペースメーカー，心臓再同期療法〔CRT〕，植込み型除細動器〔ICD〕，心臓再同期療法型除細動器〔CRT-D〕）
安静療法	・過度な運動を避け，血液の必要量を減らして心負荷を軽減する		
酸素療法	・酸素吸入により，血中酸素濃度を増加させ，心筋を保護する	表在化動脈へブラッドアクセスの変更	・内シャントによる心負荷に耐えられないと予想される症例に使用 ・左室駆出率（EF）30〜40％以下が動脈表在化作製の目安
薬物療法	・β遮断薬，レニン・アンジオテンシン（RA）系阻害薬，ジギタリス製剤		
貧血の改善	・エリスロポエチン（EPO）の投与，食事による鉄分摂取，鉄製剤投与		
適正なドライウェイト設定	・うっ血症状に対しては，体液量過剰状態に対するドライウェイトの下方修正		
体重増加制限	・透析間の体重増加を1日空きでドライウェイトの3％未満，2日空きで5％未満とする		

虚血性心疾患

	内科的治療		外科的治療
薬物治療	・抗血小板薬（アスピリンなど），硝酸薬，β遮断薬 ・冠攣縮性狭心症ではカルシウム拮抗薬が有効	心臓カテーテル治療（経皮的冠動脈形成術：PCI），冠動脈ステント留置術（薬剤溶出性ステントなど）	・カテーテルを挿入して行う冠動脈病変に対する治療（病変部を風船で拡張するバルーン治療，ステント〔金属メッシュの筒〕の留置，ロータブレーターなど） ・再狭窄の頻度が少ない薬剤溶出性ステントも使用される
危険因子のコントロール	・どの治療法を選択した場合でも，冠動脈疾患の危険因子（動脈硬化，高血圧や高コレステロール血症）をコントロールすることが不可欠 ・禁煙，適度な運動や肥満の是正	冠動脈バイパス術（CABG）	・カテーテル治療が困難な場合に行う手術 ・全身麻酔下で人工心肺を使用するため，糖尿病などの合併症を抱えた透析患者の場合，血管が脆く手術のリスクが高いため，手術適応外になる症例もある
		弁置換術	・重症あるいは症状のある弁狭窄症は心臓の機能が低下する前に手術をすることが望ましい（機械弁あるいは生体弁を用いた弁置換術を行う） ・透析患者は，弁や心筋の石灰化が強い場合，手術適応外になる症例もある

不整脈

	内科的治療		外科的治療
薬物治療	・ジギタリス製剤，抗不整脈薬，インスリンなど	カテーテルアブレーション	・不整脈の原因となる心筋組織の一部を高周波で焼く頻脈性不整脈の治療
食事療法	・高カリウム血症，低カリウム血症の予防 ・透析2日おきのときに高カリウム血症に注意する		
電気ショック	・心室細動（Vf）や心房細動（AF）などの頻脈性不整脈の停止に使用する	ペースメーカー治療	・不整脈が原因による心不全の場合，ペースメーカーを使用（一時的・恒久的ペースメーカー，心臓再同期療法〔CRT〕，植込み型除細動器〔ICD〕，心臓再同期療法型除細動器〔CRT-D〕）
血圧管理	・塩分制限（5g/日） ・適正なドライウェイトの設定 ・適度な運動 ・降圧薬内服によるコントロール		

心不全, 虚血性心疾患, 不整脈患者の看護

透析前

透析前の体重測定によって体重増加量を把握するとともに，溢水症状（浮腫，呼吸困難など）の有無や，心疾患を合併した患者に対しては胸部症状の有無を確認していく．

高カリウム血症の評価も大切である．軽度の高カリウム血症の場合，無症状であることが多いが，比較的高度の高カリウム血症では，「口のまわりがしびれる」「胸が苦しい」「体がだるい」などの症状が出現するため，患者の訴えに注意深く耳を傾ける必要がある．

透析中

長期透析患者や心疾患を合併した患者は，透析中に血圧低下が起こる可能性が高いため，血圧測定を行い，患者の状態変化を観察することが大切である．また，糖尿病を合併している患者は，血圧低下時の自覚症状に乏しいため，こまめに血圧測定を行い，より注意深く観察していく必要がある．

透析後半に胸部症状や不整脈を生じることが多い．そのため，透析後半は特に患者の状態変化に注意する．

透析後

透析終了後は，除水や血漿浸透圧の低下に伴って循環血液量が減少し，循環動態が不安定になりやすい．血液透析患者の多く，特に糖尿病や心疾患の合併症をもつ患者の場合，自律神経系の異常のために血管収縮力が低下しており，透析後に坐位や立位になることで起立性低血圧を起こしやすい．転倒・転落などの危険も伴うため，慎重に対応する必要がある．また，胸部症状や不整脈の有無を患者に確認し，症状の出現の有無を注意深く観察していくことも重要である．

体重増加が多い患者に対しては，次回の透析に向けて，塩分・水分量のコントロールの必要性と食事管理方法を指導していくことが大切である．

標準看護計画と看護の実際：心不全

観察項目

	主観的項目	客観的項目
右心不全症状	・全身倦怠感，疲労感 ・息苦しさ ・動悸 ・湿性咳嗽	・バイタルサイン（脈拍，心拍数，血圧） ・顔色 ・浮腫，体重増加，肺水腫，胸水，腹水，肝腫大，頸動脈怒張 ・血液データ（BNP, hANP）

左心不全症状	・息苦しさ，喘鳴 ・全身倦怠感 ・食欲不振	・バイタルサイン（脈拍，心拍数，血圧） ・呼吸状態（起坐呼吸） ・顔色，チアノーゼ ・血液データ（BNP，hANP） ・意識レベル低下 ・肺うっ血，胸水
心電図モニター変化	・自覚症状（動悸，めまい，胸内苦悶，息苦しさ，ふらつきなど）	・意識状態 ・安静時と運動時の波形の変化の有無
過去の病歴		・心疾患の既往の有無

●観察のポイント

患者の体調の把握が大切なため，コミュニケーションを通して情報収集を行う必要がある．糖尿病患者や高齢者など自覚症状に乏しい患者もいるため，注意深く観察していく．

ケア項目

確実な治療	・貧血の改善 ・心不全の再評価 ・ドライウェイトの調整 ・必要時，透析中に心電図モニターの装着，バイタルサインの測定 ・除水量，除水速度の検討（過度な除水を防ぐ）
苦痛の軽減	・体位の工夫 ・苦痛増強因子の排除 ・薬剤投与
精神的サポート	・訴えを傾聴する：透析による血圧低下や呼吸困難が出現したことのある患者は，不安や恐怖を抱いている可能性が高いため，精神的フォローが必要である ・処置，検査時の説明：患者の受け入れ状態や希望を考慮する ・医療者の言語統一：不必要に不安にさせる言動に注意する ・患者と近親者とのかかわりの支援をする ・発作の既往と頻度，誘因となった状況の把握，使用した薬剤の有効性について情報収集しておく

● **ケアのポイント**

確実な治療：治療法に合わせた援助

内服管理	・確実に内服できるよう患者の状態に合わせて内服方法を検討する．必要であれば，看護師が管理する ・透析中の血圧低下を防ぐため，昇圧薬（リズミック®，ドプス®，メトリジン®）の内服を検討し，血圧を適正にコントロールする
水分・塩分管理	・患者自身で水分・塩分管理ができるように指導する ・家族がいる場合，必要であれば患者家族への栄養指導も行う
カリウム管理	・食事でのカリウム摂取をできるだけ少なくするよう，食事指導を行う
透析条件の変更	・高ナトリウム透析を行う ・ECUM（体外限外濾過法）併用による透析時間の延長 ・無酢酸透析 ・透析前半の除水量を増やす ・プログラム除水 ・BV（ブラッドボリューム）計を用いた除水量検討 ・カリウムが低下し，不整脈が発生している場合，透析液によるカリウム補正を行う（3.0 mEq/L もしくは 3.5 mEq/L）

精神的サポート

疾患受容への支援	・患者が心不全から生じる症状や胸部症状，不整脈について理解できるようにかかわる ・症状が出現したときの対処について指導を行い，患者が症状を受容できるように援助する
近親者への支援	・患者の生活パターンに応じた指導と，不安が軽減するようなかかわりが必要である

患者指導項目

現状の安静度，内服の必要性について説明する
自覚症状の出現時は，看護師に報告するよう伝える
理解度や精神的な受け入れ状態に合わせて病態の説明をする
内服薬の自己管理に向けて内容，必要性，作用，副作用，注意点について説明する
心筋虚血症状を予防するための日常生活の注意点を指導する ・水分制限：水分貯留過多による心臓への負荷を軽減させる．体重増加率を 3～5％に抑える ・塩分制限，体重，血圧コントロール：血圧の管理が悪く高血圧が長期に持続すると，心臓肥大を生じて心臓への負担が増加する．動脈硬化予防 ・嗜好品を控える（タバコ，アルコール） ・過度な運動は避ける ・熱いお風呂に長く入らない ・ストレスをためない ・貧血予防：ヘマトクリット値を 32～33％を目標に貧血を更正，心臓への酸素運搬量を増加

● **患者指導のポイント**

血圧低下の予防	・起床時，就寝時に血圧を測定し，患者自身で血圧を把握できるように指導していく
異常の早期発見	・症状出現時には迅速に報告することを説明する
生活指導	【水分管理】 ・飲水量や食事中の水分をチェックし，過剰に水分を摂り過ぎないようにする必要がある ・毎朝起床時に体重測定をし，体重の増減を把握する必要がある ①食事中の水分に関する工夫 ・水分の多い料理（鍋物，汁物，麺など）は控えめにする ・調理方法を工夫する（焼き物，揚げ物，炒め物を取り入れる） ・主食も一食はパンかおもちにする ②飲み水についての工夫（お茶，氷，ジュース，コーヒー，酒類などや，うがいの場合も含む） ・氷をなめる ・お茶を熱くして少量にする ・湯飲み茶わんやコップは小さいものを使う 【塩分管理】 ・1日の食塩量を5〜7gに制限する必要がある ・塩辛い物や味の濃い物の摂取を制限し，喉が渇かないようにする．そのために減塩のポイントを押さえておく ・味にめりはりをつける 　1〜2品に塩分を多く使い，ほかは薄味にすると食べやすくなる ・しょうゆや塩などの調味料をひかえる 　香味野菜を利用する（ねぎやしそ，生姜，にんにくなど） 　香辛料を利用する（ごまや山椒，カレー粉，唐辛子など） 　香りや酸味を利用する（レモンやゆず，すだちなど） 　煮汁にかつお節でとったダシを利用する ・「かける」より「つける」 　しょうゆやソースは小皿に入れ，つけながら食べる ・練り製品，加工食品は避ける 　竹輪，かまぼこ，ハム，ソーセージ，干物など ・外食時の注意 　自分で塩分調節ができるメニュー（単品より定食もの）を選ぶ ・塩分の入っている調味料は，計量スプーンの大さじ・小さじを使ってはかる習慣を付ける 【カリウム管理】 ・患者自身が自分のカリウム値を把握できるようにしていく ・野菜は1日200gを目安にする ・カリウムは水に溶ける性質があるため，野菜は水にさらすかゆでこぼしてから調理する ・果物や芋類は1日50gを目安にする 　特にカリウムの多いバナナ，メロン，キウイは控える

標準看護計画と看護の実際：虚血性心疾患

観察項目

	主観的項目	客観的項目
心筋梗塞	• 前胸部の激烈な疼痛，放散痛（左肩〜左上肢，首〜顎，歯など） • 悪心・嘔吐 • 前駆症状（発症前1か月以内に狭心症状がみられることが多い）	• バイタルサイン（脈拍，心拍数，血圧） • 聴診（Ⅰ音減弱，Ⅳ音） • 心電図変化（異常Q波，ST上昇，陰性T波）
労作狭心症	• 胸部絞扼感，胸部圧迫感，胸痛，心窩部痛，胸が焼ける，胸が熱いという訴え • 動悸，眩暈，息苦しさ • 放散痛（左肩〜左上肢，首〜顎，歯など）	• バイタルサイン（脈拍，心拍数，血圧） • 呼吸状態，顔色 • 労作時の心電図変化（ST部分の水平降下）
安静狭心症	• 胸部絞扼感，胸部圧迫感，胸痛，心窩部痛，動悸，息苦しさ • 放散痛（左肩〜左上肢，首〜顎，歯など） ※通常発作は数分以内に消失する	• バイタルサイン（脈拍，心拍数，血圧） • 呼吸状態，顔色 • 安静時の心電図変化（ST上昇）
不安定狭心症	• 胸部絞扼感，胸痛 ※持続時間の長い胸痛発作（20分以上），頻回の発作（1回/日以上）	• バイタルサイン（脈拍，心拍数，血圧） • 呼吸状態，顔色，運動能力低下 • 心電図変化（ST低下）

●観察のポイント

心不全の項を参照．

ケア項目

確実な治療	• ドライウェイトの調整 • 必要時，透析中心電図モニターの装着，バイタルサインの測定 • 除水量，除水速度の検討（過度な除水を防ぐ）
苦痛の軽減	• 体位の工夫 • 苦痛増強因子の排除 • 薬剤投与
精神的サポート	• 訴えを傾聴する：透析による血圧低下や胸部症状が出現したことのある患者は，不安や恐怖を抱いている可能性が高いため，精神的フォローが必要である • 処置，検査時の説明：患者の受け入れ状態や希望を考慮する • 医療者の言語統一：不必要に不安にさせる言動に注意する • 患者と近親者とのかかわりの支援をする • 発作の既往と頻度，誘因となった状況の把握，使用した薬剤の有効性について情報収集しておく

● **ケアのポイント**

心不全の項を参照.

患者指導項目

現状の安静度,内服の必要性について説明する
自覚症状の出現時は,看護師に報告するよう伝える
理解度や精神的な受け入れ状態に合わせて病態の説明をする
内服薬の自己管理に向けて内容,必要性,作用,副作用,注意点について説明する
心筋虚血症状を予防するための日常生活の注意点を指導する ・水分制限:水分貯留過多による心臓への負荷を軽減させる,体重増加率を3〜5%に抑える ・食事指導:食生活を改善し,脂質異常症,肥満,動脈硬化を予防する ・嗜好品を控える(タバコ,アルコール) ・過度な運動は避ける ・熱いお風呂に長く入らない ・ストレスをためない

● **患者指導のポイント**

心不全の項を参照.

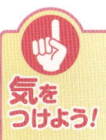

> 気をつけよう!
> ◎無痛性心筋梗塞でリスクの高い患者(糖尿病患者や高齢者)は,心電図モニターを装着した状態で透析を行い,透析中の様子(冷汗,血圧低下,チアノーゼ,意識レベルの低下,呼吸困難など)を頻回に観察する.

標準看護計画と看護の実際:不整脈

観察項目

	主観的項目	客観的項目
心不全症状	・全身倦怠感,疲労感 ・息苦しさ ・動悸 ・湿性咳嗽	・バイタルサイン(脈拍,心拍数,血圧) ・顔色 ・浮腫,肝腫大,頸動脈怒張 ・血液データ(BNP,hANP,肝機能,腎機能)
心電図モニター変化	・自覚症状(動悸,めまい,胸内苦悶,息苦しさ,ふらつきなど)	・意識状態 ・安静時と運動時の波形の変化の有無
薬物血中濃度	・副作用による消化器症状(頭痛,悪心・嘔吐など)	・血中濃度(ジギタリス製剤,アミオダロン)

そのほかの不整脈を誘発する原因		・発熱の有無 ・急激な除水（総除水量，除水速度） ・体重測定間違いの有無
過去の病歴		・心疾患の既往の有無

● **観察のポイント**

心不全の項を参照．

ケア項目

心負荷を軽減する援助	・安静度に合わせた日常生活の援助（食事，清潔，排泄，移動など）
確実な治療	・抗不整脈薬，心不全治療薬などの薬物投与の検討 ・心不全の再評価 ・ドライウェイトの再調整
精神的サポート	・訴えを傾聴する：頻回に不整脈を起こしている患者は不安や恐怖を抱いている可能性が高いため，精神的フォローが必要である ・処置，検査の説明：患者の受け入れ状態や希望を考慮する ・医療者の言語統一：不必要に不安にさせる言動に注意する ・患者と近親者とのかかわりの支援をする ・入院前や他院での発作の既往と頻度，誘因となった状況を把握する ・使用した薬剤の有効性について情報収集しておく

● **ケアのポイント**

心不全の項を参照．

患者指導項目

現状の安静度，内服の必要性について説明する
自覚症状の出現時は，看護師に報告するよう伝える
理解度や精神的な受け入れ状態に合わせて病態の説明をする
内服薬の自己管理に向けて内容，必要性，作用，副作用，注意点について説明する
自己検脈を指導する
不整脈の原因となる嗜好品を控えるように指導する（タバコ，アルコール，カフェイン）
心不全予防のための日常生活の注意点について指導する 　・水分指導：急激な除水を行わなくてよいように水分，塩分を制限する 　・食事指導：高カリウム血症や低カリウム血症の場合は，カリウムを含む食品（生野菜，フルーツなど）の制限または摂取を指導する 　・貧血改善：鉄分を多く含む食材を摂取する 　・可能なかぎり，ストレス，不眠，過労を避けるよう指導する

●患者指導のポイント

心不全の項を参照.

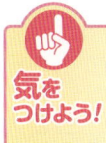

> **気をつけよう！**
> ◎不整脈が起きても，血圧の低下がなく，患者の意識状態に問題なければ緊急度は低下する．意識のある患者に対しては，不安を抱かせないように声かけを行うこと．なによりも冷静にバイタルサインを観察し，医師に報告することが大切である．

（磯谷弥生）

●文献
1) 浅田馨ほか：透析患者における心不全の早期診断．腎と透析 2004；56：92-96．
2) 日本透析医学会：血液透析患者における心血管合併症の評価と治療に関するガイドライン．日本透析医学会雑誌 2011；44：383-388．

●参考文献
1) 黒川清ほか編：透析ケア・最新マニュアル．改訂2版．医学芸術新社；2009．
2) 落合慈之監：循環器疾患ビジュアルブック．学研メディカル秀潤社；2012．
3) 三田真実，田中習子，西川雅子編：透析ケア 2013；19（8）．

4章 血液透析と看護

3 長期血液透析による合併症と看護

透析関連低血圧

病態関連図

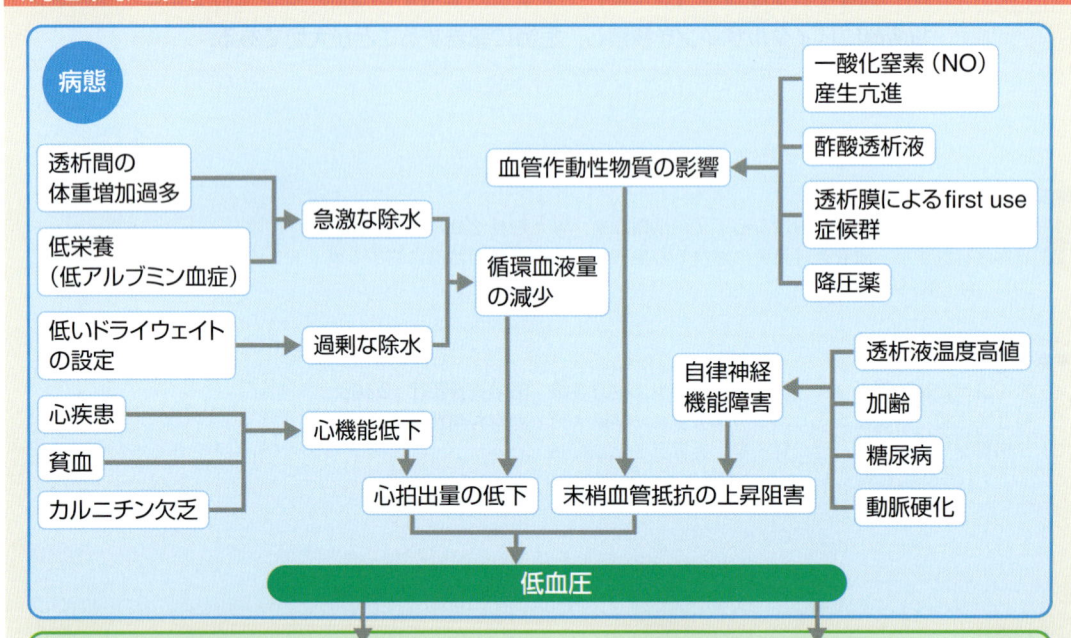

病態

- 透析間の体重増加過多
- 低栄養（低アルブミン血症）
- 低いドライウェイトの設定
- 心疾患
- 貧血
- カルニチン欠乏

→ 急激な除水 / 過剰な除水 → 循環血液量の減少

→ 心機能低下 → 心拍出量の低下

血管作動性物質の影響 ←
- 一酸化窒素（NO）産生亢進
- 酢酸透析液
- 透析膜によるfirst use症候群
- 降圧薬

自律神経機能障害 ←
- 透析液温度高値
- 加齢
- 糖尿病
- 動脈硬化

→ 末梢血管抵抗の上昇阻害

→ **低血圧**

症状

急激な血圧低下に伴う症状
- 気分不快
- 悪心・嘔吐
- 手足のしびれ
- 末梢冷感
- 冷汗
- 顔面蒼白
- 動悸
- 呼吸苦
- 頻脈, 徐脈
- 不整脈
- 虚脱（周囲に無関心で反応が鈍い状態）
- 失神（一時的な意識消失発作）
- 意識消失

低血圧に伴う症状
- 頭痛
- 頭重感
- 肩こり
- 不眠
- めまい
- 立ちくらみ
- 集中力の低下
- 倦怠感
- 息切れ
- 動悸
- 頻脈, 徐脈
- 不整脈
- 食欲不振
- 胃部不快感
- 下痢
- 便秘

治療・看護

透析条件の調整
- 除水量の調整
- ドライウェイトの再検討
- 血清ナトリウム濃度の調整
- 低温透析液（34.0～35.5℃）
- 無酢酸透析液へ変更
- 透析法の検討（時間・回数）（ECUMとの併用, HF・HDFへ）
- 血液回路の小型化（プライミング減量）

薬物治療
- 生理食塩液投与（透析血圧低下の発作時）
- 経口昇圧薬投与
- 昇圧薬の静脈内持続投与
- 降圧薬の調整（透析前の降圧薬の減量・中止）
- 貧血の是正

患者指導
- 水分管理（体重増加過多予防）
- 食事指導（栄養指導・減塩指導）
- 透析中の食事を避ける
- 透析中の体位調整（下肢挙上）
- 透析終了後の体位移動, 離床は血圧の変化を観察しながらゆっくりと行う

病態生理

透析患者にみられる低血圧を透析関連低血圧といい，透析低血圧，起立性低血圧，常時低血圧の3つに分けられる（図1）．

血圧は心拍出量と末梢血管抵抗の積であり（図2），血圧低下は，循環血液量や心機能の低下により心拍出量が低下した場合，自律神経機能の異常により末梢血管抵抗の上昇が阻害された場合に起こる．

透析中では除水の影響が大きく，過剰・急速な除水により循環血液量が減少すると血圧が低下する．

また，栄養不良などにより低アルブミン血症を呈する場合には，膠質浸透圧低下によるplasma refilling rate（PRR．血漿再充填速度：血管内に水が戻る速度）の低下から，除水に伴う間質から血管内への体液移動が適切に行われないために，循環血液量が減少し，血圧の維持ができなくなる．

さらに，糖尿病患者に対する血液透析では，合併症の自律神経障害の影響により透析中の血圧低下，透析終了後の起立性低血圧を起こしやすい．高齢者や心不全の患者も自律神経機能低下や心機能低下により血圧維持のバランスが崩れやすい状態にある．

除水のメカニズム

血管内外の水の移動は，血管内外圧差，膠質浸透圧隔差，血管透過性によって

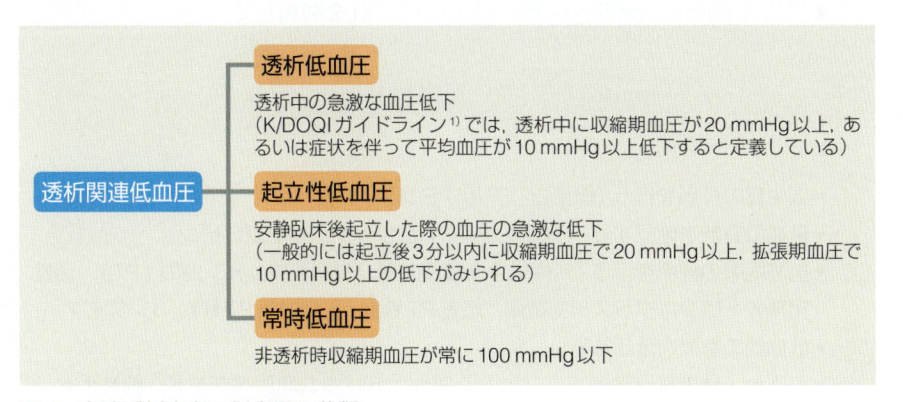

```
透析関連低血圧
├─ 透析低血圧
│    透析中の急激な血圧低下
│    （K/DOQIガイドライン¹⁾では，透析中に収縮期血圧が20 mmHg以上，あるいは症状を伴って平均血圧が10 mmHg以上低下すると定義している）
├─ 起立性低血圧
│    安静臥床後起立した際の血圧の急激な低下
│    （一般的には起立後3分以内に収縮期血圧で20 mmHg以上，拡張期血圧で10 mmHg以上の低下がみられる）
└─ 常時低血圧
     非透析時収縮期血圧が常に100 mmHg以下
```

図1 血液透析患者の低血圧の分類

```
心拍出量（1分間拍出量＋心拍数） × 総末梢血管抵抗 ＝ 血圧
```

心拍出量：心臓のポンプ機能を表す．心拍数は自律神経の刺激で変動する（交感神経刺激で上昇，副交感神経刺激で低下）．
末梢血管抵抗：末梢動脈の血液の流れにくさを表し，自律神経，特に交感神経系による支配を受け，アンジオテンシンⅡなど多くの血管作動性物質の作用を受ける．

図2 血圧の定義

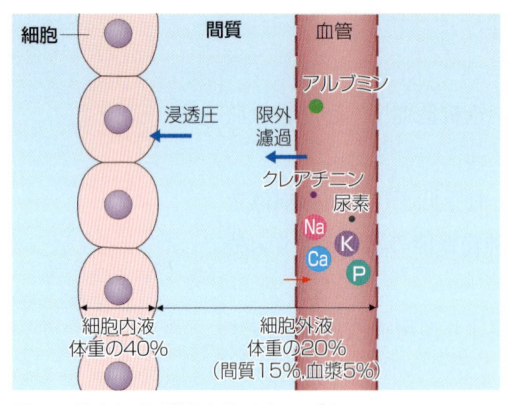

図3 体内に水が溜まるメカニズム
(杉本徳一郎：透析中の血圧低下．総論―原因・メカニズムと対策．太田和夫総監修：Q&Aから学ぶ透析技術 No.7．協和発酵キリン医療者向けサイト．2)
http://www.kksmile.com/kidney/shizai/q_and_a/07/03.html より)

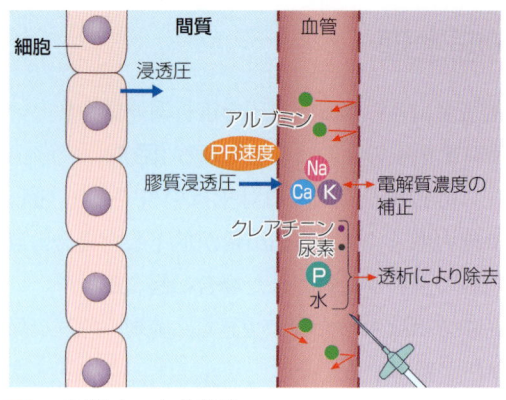

図4 透析中の水分移動
(杉本徳一郎：透析中の血圧低下．総論―原因・メカニズムと対策．太田和夫総監修：Q&Aから学ぶ透析技術 No.7．協和発酵キリン医療者向けサイト．2)
http://www.kksmile.com/kidney/shizai/q_and_a/07/03.html より)

起こる．体内の水分は腸管から吸収されて血管内に入る．吸収された水分によって血液量が増えると血圧が上昇し，血管内の水分は間質側に押し出されて，過剰な場合は浮腫を起こす（図3）[2]．

除水を行うと血管内から水分が引かれ，血管内静水圧の低下が起こる．これを補うために血管の周囲の間質から血管内へと水分が移動する．血管内静水圧の低下，血液の濃縮によるアルブミン濃度の上昇が膠質浸透圧を高め，これが原動力となって水の移動が起きる現象を plasma refilling (PR) といい，これを利用して除水を行う（図4）[2]．

検査・診断

血液検査	・低栄養の評価を行う（総蛋白，アルブミン） ・貧血の有無を確認する（赤血球，ヘマトクリット，ヘモグロビン） ・抗凝固系の評価を行う（活性化全血凝固時間，プロトロンビン時間〔PT〕，活性化部分トロンボプラスチン時間，患者PT秒数/正常対象PT秒数，D-ダイマー） ・低血糖の有無を確認する ・心不全・体液量を評価する（ヒト心房性ナトリウム利尿ペプチド，脳性ナトリウム利尿ペプチド）
胸部X線	・心胸郭比，肺の血管陰影，胸水，肺うっ血の有無を確認する
心電図	・不整脈の有無を確認する
心エコー	・心機能の評価を行う ・心疾患の有無を確認する ・下大静脈径（IVC径）を測定する
連続的ヘマトクリット測定	・クリットラインモニターにより透析中の循環血漿量の変化を確認する

ブラッドボリューム計	・透析中の循環血液量の変化率（△BV）をモニタリングする
多周波数生体電気インピーダンス法	・細胞外液分率（浮腫率）を測定し，体液管理を行う
血圧測定	・低血圧の分類を行う（図1）

治療

血圧低下の原因は患者により異なるため，治療にあたっては低血圧の原因を明らかにする必要がある．

低血圧の原因	治療方法
過剰な除水	・ドライウェイトを調整する ・透析間体重増加過多の回避，水分管理・食事指導（減塩指導）を行う ・透析時間の延長もしくは限外濾過を追加する
急速な除水	・最大除水速度を 15 mL/kg/ 時以下に設定する[1] ・除水速度が PRR よりも早くなりすぎないように調整する ・除水速度と PRR の相対的なバランスは，クリットラインモニター，循環血液量の変化率（%）から確認できる 循環血液量の変化率（△BV，%）＝ ｛Ht（前）/ Ht（後）− 1｝× 100 ・透析後半になると，尿素などの除去により溶質濃度が減少して浸透圧が低くなり，血管透過性が低下する．それにより水分は間質に移動し血管中の血漿量が保たれなくなり，血圧が下がりやすくなる．そのような循環状態を考慮し，除水速度を開始初期に多くして次第に低下させるプログラム除水という除水方法がある
低アルブミン血症	・栄養指導，食欲不振への対応を行う ・疾患に起因した低アルブミン血症では，透析中の血圧維持と PR の刺激を目的に，アルブミン製剤の投与を行いながら透析を行う ・アルブミンリークの少ない膜（ダイアライザ）の調整を行う
自律神経障害	・経口昇圧薬の経口投与を行う ・経口昇圧薬が無効のときには持続静脈内点滴投与を行う
心機能低下（心不全）	・プライミングボリュームの少ない血液回路に変更する ・透析の血液流量を下げる ・経口昇圧薬を投与する ・経口昇圧薬が無効のときには持続静脈内点滴投与とする ・不整脈の出現に伴う血圧低下については，薬剤投与およびカリウム補正にてレートコントロールをする ・欠神発作・意識消失を伴う急激な血圧低下では，除水を停止して生理食塩液による補液（100〜200 mL）を行う
透析方法	・酢酸不耐症の患者では血液濾過（HF）や無酢酸透析液へ変更する ・血液透析濾過（HDF），高ナトリウム透析，低温透析を検討する ・透析液清浄化を徹底する ・透析時間，透析回数を検討する

食事	・血圧低下のリスクの高い患者では透析中の食事摂取を控える
降圧薬の影響	・服用中の降圧薬を調整する（透析日の内服減量・中止）
貧血	・消化管出血の有無を確認し，器質的疾患があれば治療を行う ・食事指導を行う ・鉄剤，赤血球造血刺激因子製剤（ESA）の投与を行う ・必要時に輸血を検討する

透析関連低血圧の看護

標準看護計画と看護の実際

透析前

　透析治療の除水設定の源となる透析前体重を正確に測定することが重要である．

透析中・透析後

　低血圧の持続は臓器の虚血を招くため，患者の循環動態の経時的変化を観察し，血圧低下を回避する透析の工夫，除水調整を行う．医師・臨床工学技士とクリティカルシンキングをしながら患者ケアを行うことが重要である．

　糖尿病合併例や高齢の透析患者は自律神経機能障害を呈していることが多いため，透析終了後の体位移動，離床は血圧の変化を観察しながらゆっくりと行う．離床後も観察を行い，起立性低血圧に伴う転倒や二次障害の予防が必要である．

観察項目

	主観的項目	客観的項目
過剰な除水 急速な除水	・気分不快 ・悪心・嘔吐 ・倦怠感 ・手足のしびれ ・動悸 ・胸部不快感	・体重，透析間体重増加，1日飲水量 ・血圧，呼吸数，脈拍数，不整脈の有無 ・除水量，除水速度，循環血液量の変化率（%） ・意識状態 ・浮腫の有無 ・血液データ
低アルブミン血症	・易疲労感，全身倦怠感 ・食欲不振 ・動悸，息切れ ・腹部膨満感	・血圧，脈拍，体重 ・食事摂取量 ・食事内容 ・体幹浮腫，胸水・腹水の有無 ・血液データ
心機能低下	・易疲労感，全身倦怠感 ・労作時呼吸困難，動悸，息切れ ・四肢浮腫 ・胸部不快感，気分不快 ・喘鳴，咳 ・夜間不眠 ・尿量の減少	・体重 ・血圧 ・脈拍数，心拍数，呼吸数 ・不整脈の有無 ・尿量（残腎機能の変化） ・除水量，除水速度，循環血液量の変化率（%） ・酸素飽和度 ・胸部X線（CTR，胸水，腹水の有無） ・血液データ ・動脈血液ガス ・左室駆出率（EF） ・心拍出量
貧血	・動悸，息切れ ・倦怠感 ・易疲労感 ・便が黒い	・血圧 ・脈拍数 ・血液データ ・顔色不良，眼瞼結膜蒼白 ・便潜血

●観察のポイント

透析前

　体重測定は，風袋確認および患者の日常生活動作（ADL）・安静度による来室形態の違いにより異なる．

　除水量を設定する前に，透析前の体重が前回治療後体重（ドライウェイト）を下回っていないか，患者の体調の変化，内服管理状況，浮腫の有無などについて問診を行う．

透析中・透析後

　透析中に血圧が低下する時間的な経過によって，低血圧の原因をある程度見き

わめることができるため,透析開始直後からの血圧,循環血液量の変化率を十分に観察する.

ケア項目

体重管理	・透析治療前の正確な体重測定 ・排便コントロール支援
除水管理	・水分管理 ・患者の自覚症状,バイタルサイン,循環血液量の変化率に応じて除水速度を調整する
透析方法の調整	・透析治療時の治療経過,患者の身体変化に応じたケアを行う
薬剤・輸血管理	・薬剤投与 ・輸血・血液製剤の投与
栄養管理	・患者の身体状況および日常生活を考慮した食事指導

● ケアのポイント

治療開始前の除水量設定までの援助

体重測定	・医療処置が行われている患者は,点滴棒や酸素ボンベなどの医療物品が体重に含まれないように測定をする
除水量の調整	・治療前体重が適正な体重増加範囲内であるかを確認する (透析間1日:患者ドライウェイトの3％以内,透析間2日:患者ドライウェイトの5％以内) ・除水速度の設定(最大除水速度を15 mL/kg/時以下にする)
透析目標の共有	・透析方法の調整(透析時間の延長,体外限外濾過法〔ECUM〕の追加,透析回数) ・体重増加が多い場合は,過剰な除水を避けるため,1回の透析でドライウェイトを目指すのではなく,1週間の透析でドライウェイトへ調整ができるように目標体重を設定する.次回透析日までの体重管理・水分管理について指導を行い,患者と共有しながら調整する.
精神的サポート	・問診により聴取した患者のあるがままを理解し,精神的支援を行う

透析中・透析後の血圧コントロール援助

循環管理	・前回の透析記録から患者のバイタルサイン変動の特徴を読み取る ・経時的な血圧・心拍数・循環血液量の変化率(％)の変化を観察し,循環動態の変化について患者・医師と共有しながら,早めに下肢挙上および除水速度の減速調整を行う ・必要時,輸血・血液製剤を投与し,実施後に観察する ・心機能低下,虚血性心疾患の患者は,透析による体液・溶質の除去が進む透析後半に循環血液量・カリウム値の低下による不整脈が出現しやすい.そのため心拍数,心電図モニターの変化にも注意する ・透析低血圧が原因でみられる不整脈に多いのは,頻脈性不整脈(発作性心房細動・粗動,発作性上室頻拍,心室頻拍)である

薬剤管理	・経口昇圧薬の確実な投与，投与後の薬剤効果の観察をする ・透析中の昇圧薬持続静脈内点滴投与では指示に応じた速度調整を行う
自律神経機能障害	・透析終了後の体位移動，離床は，血圧の変化を観察しながらゆっくりと行う ・弾性ストッキングの着用（糖尿病で足病変のある患者は禁忌） ・起立前に足関節底背屈運動を行い，静脈灌流を増加をさせる
急激な低血圧への対応	・除水を止めて血液回路より生理食塩液（100〜200 mL）を投与する ・ベッド上水平臥位，下肢挙上をする（嘔吐がある場合は，誤嚥予防のため側臥位） ・患者のそばを離れず，バイタルサイン・意識状態・ブラッドボリューム計の値の変化を経時的に観察する ・患者の血圧と意識状態の回復状況を医師に報告し，透析を継続するか返血するかを確認し，対応する．

患者指導項目

日常生活上の注意点・セルフケアについて説明する．（家庭での血圧測定と記録・内服薬管理・栄養指導〔貧血・低アルブミン血症の改善〕，水分管理〔塩分摂取と体重増加の関係〕，体重増加の適正範囲〔ドライウェイトの何％増になっているか〕など）

低血圧を起こす原因・仕組みについて説明をする．患者に対し，どのような原因で低血圧が生じているか理解を促し，対策への関心を高める

透析関連低血圧の症状の特徴を説明し，自覚症状出現時はすみやかに看護師に報告するように説明する

●患者指導のポイント

透析前
　低血圧を引き起こす要因を回避するための方策，セルフケアに必要な指標や考え方を指導する．

透析中・透析後
　各患者において低血圧を引き起こす原因を考え，患者だけに改善を求めるのではなく，医療スタッフがともに問題解決に取り組む姿勢が大切である．

> **ここが重要！**
> - 透析前には正確な体重測定を行う．
> - 患者の体調変化に対する訴えに耳を傾け，透析治療（除水設定）に影響を及ぼす体調変化が生じていないかアセスメントを行う．
> - 透析間の体重増加過多をとがめるのではなく，そうなってしまった背景や理由に関心を寄せ，患者の事情を理解したうえで患者と話し合い，治療内容・治療目標を共有する．
> - 心機能低下があると，透析直後や透析前半に血圧の低下が起こる．
> - ドライウェイトの設定が低いと，透析後半に血圧の低下が起こる．
> - 透析中の食事摂取は避けるように指導する．
> - 低血圧の原因が自律神経障害だけなのか，心疾患や不適切なドライウェイトの設定，貧血，低アルブミン血症などが原因になっている可能性はないかといったアセスメントが重要である．
> - 透析終了後も離床時の患者の変化を観察し，安全に帰宅できる状況であるかを確認する．

（鈴木はるみ）

● 文献

1) K/DOQI work group：K/DOQI clinical practice guidelines for cardiovascular disease patients．Am J Kidney Dis 2005；45：S1-153．
2) 杉本徳一郎：透析中の血圧低下．総論―原因・メカニズムと対策．太田和夫総監修：Q&A から学ぶ透析技術 No.7．協和発酵キリン医療者向けサイト．
http://www.kksmile.com/kidney/shizai/q_and_a/07/03.html

3 長期血液透析による合併症と看護

腎性貧血

病態関連図

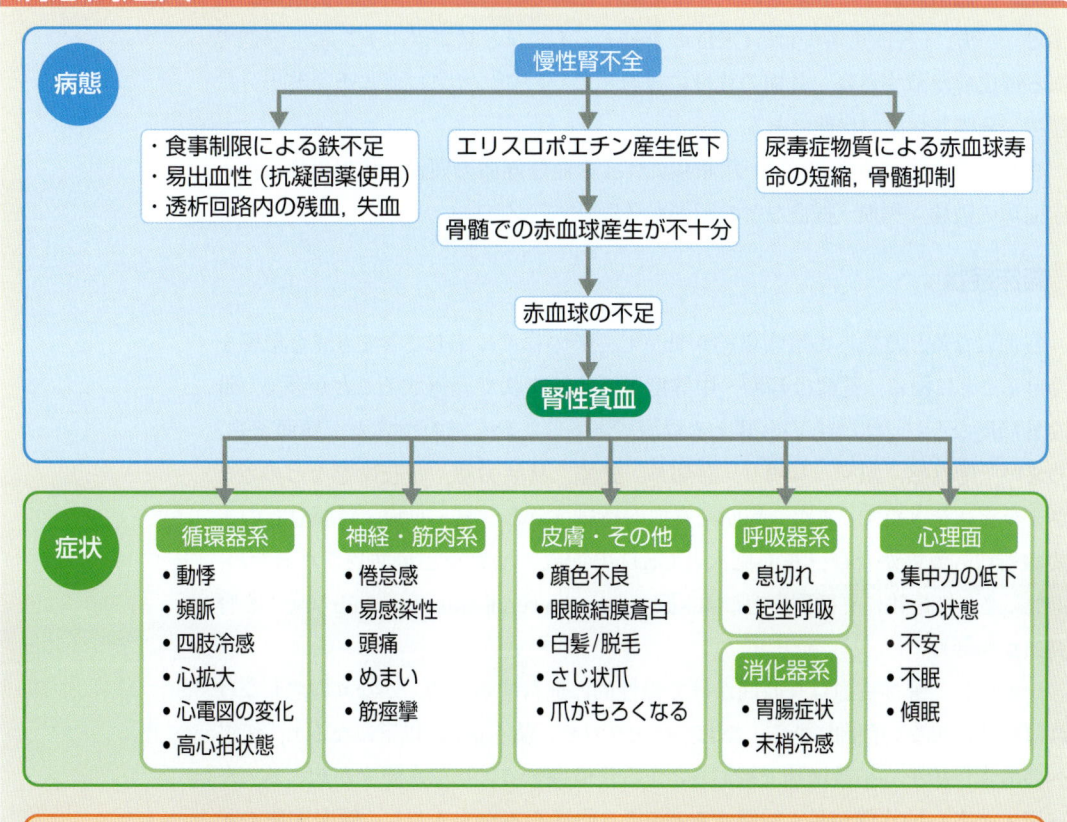

病態

慢性腎不全
- 食事制限による鉄不足
- 易出血性（抗凝固薬使用）
- 透析回路内の残血，失血
- エリスロポエチン産生低下
  - 骨髄での赤血球産生が不十分
  - 赤血球の不足
- 尿毒症物質による赤血球寿命の短縮，骨髄抑制

→ 腎性貧血

症状

循環器系
- 動悸
- 頻脈
- 四肢冷感
- 心拡大
- 心電図の変化
- 高心拍状態

神経・筋肉系
- 倦怠感
- 易感染性
- 頭痛
- めまい
- 筋痙攣

皮膚・その他
- 顔色不良
- 眼瞼結膜蒼白
- 白髪/脱毛
- さじ状爪
- 爪がもろくなる

呼吸器系
- 息切れ
- 起坐呼吸

消化器系
- 胃腸症状
- 末梢冷感

心理面
- 集中力の低下
- うつ状態
- 不安
- 不眠
- 傾眠

治療・看護

内科的治療
- 血液透析
- 腹膜透析
- ESAの使用
- 鉄剤の投与
- 輸血
- （女性）月経時の抗凝固薬の変更や量の調整

患者指導・ケア
- 食事指導
- 内服指導
- 転倒/打撲予防
- 穿刺部の十分な止血
- 精神面のケア
- 透析回路内の凝固や残血を避ける
- 必要以上に採血しない

病態生理

腎性貧血の主因は，慢性腎臓病（CKD）に伴う腎機能の低下によるエリスロポエチンの分泌不足である．

健康な人では，急激なヘモグロビン濃度の低下があると，腎臓からエリスロポエチンが急激に血中に分泌され，その結果，骨髄での造血が刺激され貧血は改善する．一方，CKD患者では，CKDの進展とともにエリスロポエチン産生部位である腎皮質が障害され，貧血の程度に見合っただけのエリスロポエチンが十分に産生・分泌されない状態にある．

また，腎性貧血の発症には，尿毒症に伴う赤血球寿命の短縮，体外循環に伴う赤血球の破壊，失血，採血などの影響もある．

臨床症状

貧血になると組織への酸素供給が低下し，その程度に応じてさまざまな影響を受けることになる．貧血は軽度～中等度までは無症状で経過することが多く，階段昇降時などに少しつらいと訴える程度である．しかし進行すると，顔面蒼白，めまい，倦怠感，頭痛，耳鳴り，息切れ，動悸，易疲労感，四肢冷感などのさまざまな症状をきたす．また，長期に貧血が持続すると，脳・心臓・腎臓などの主要臓器にも障害が及び，左心肥大とCKDの進展・増悪などが助長されるため，病態はさらに複雑に悪循環を起こす（図1，cardio-renal-anemia syndrome：心腎貧血症候群）.[1]

一般的に，腎性貧血は長時間かけて慢性的に進行するため，かなり増悪しなければ症状が出ない傾向にある．なお，ヘモグロビン値7 g/dL以下になると，組織への酸素供給を心拍数増加で補おうとする代償機転により左室肥大が起こる．左室肥大と高心拍状態が長く持続すると，うっ血性心不全をきたし，呼吸困難や起坐呼吸を呈することがある．

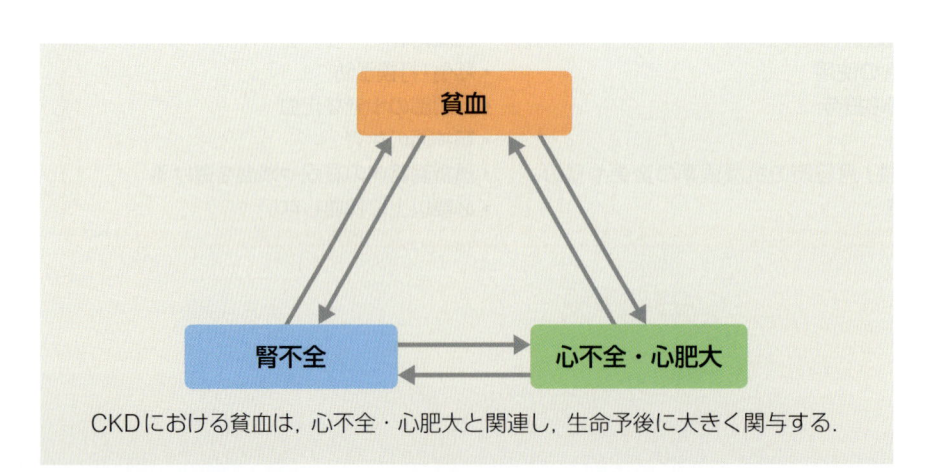

CKDにおける貧血は，心不全・心肥大と関連し，生命予後に大きく関与する．

図1 貧血と腎不全，心不全・心肥大との関係

検査・診断

　基本的に週初めの透析前に血液検査を行う（穿刺時や回路内から採取）．施設によって異なるが，安定した患者では月1〜2回行う．貧血の進行がある場合や鉄剤，エリスロポエチンに対する反応をみる場合はその限りではない．

　腎性貧血の診断は，ヘモグロビン値などの検査値の異常だけで確定することはできない．臨床所見や透析の影響などを加味し，貧血の原因となる疾患・病態の除外が確定診断に必要である．[2)]

赤血球，ヘモグロビン，ヘマトクリット	・平均赤血球容積（MCV）による貧血の分類は，腎性貧血の鑑別に有用である ・腎性貧血では正球性，ときに大球性を示すことが多い．小球性の場合は鉄欠乏を合併している可能性がある
鉄（Fe）/フェリチン	・生体内での鉄の過不足を推定する指標である ・血清フェリチン濃度は貯蔵鉄の量を反映して増強する
血小板	・慢性腎不全患者は血小板の機能異常や数の減少が認められる ・血小板数の減少を認めた場合には，疾患や薬剤使用歴等の原因精査が必要
白血球/C反応性蛋白（CRP）	・特定の疾患を診断できるものではなく，スクリーニングや疾患の活動度および重症度の評価，経過観察を目的として行う
血中エリスロポエチン（EPO）濃度	・血中EPO濃度は鉄欠乏や出血などによる貧血の程度によって1万倍以上の変動があることを念頭におく ・血中EPO濃度が高値であるにもかかわらず貧血を呈する場合は，出血性疾患や再生不良性貧血等の骨髄疾患が考えられる
血中アルミニウム濃度	・高アルミニウム血症によりトランスフェリンとアルミニウムが結合することで，鉄の輸送障害が生じ，小球性低色素性貧血を引き起こす ・ESA製剤の効果が現れにくいときは，高アルミニウム血症を疑う
ビタミンB_{12}，葉酸，亜鉛，銅	・ビタミンB_{12}，葉酸の欠乏により，巨赤芽球貧血を引き起こす ・栄養状態の評価指標となる
便潜血反応検査	・消化管，特に大腸からの出血の有無を検査する
骨髄穿刺検査	・骨髄の造血状態を調べる ・再生不良性貧血の鑑別に有用

治療

　透析患者の腎性貧血に対しては，エリスロポエチン製剤（エポジン®）を透析終了時に血液回路内に静注して補充する．腎性貧血の程度によって投与量が異なるが，週9,000単位（1回3,000単位×週3回）まで投与が可能である．また，半減期の短いエリスロポエチン製剤とは別に，ダルベポエチンアルファ（ネスプ®）という第二世代のエリスロポエチン製剤がある．半減期が長く，薬の効果がより長く継続するため，週1回の投与でよいとされている．

　透析患者では，ヘモグロビン値10 g/dL以下を複数回呈した場合に，赤血球造

表1 赤血球造血刺激因子製剤（ESA）の投与開始基準とヘモグロビン管理目標値

	保存期および透析期
目標 Hb値（g/dL）	HD患者：11〜10 g/dL 活動性の高い若年HD患者：12〜11 g/dL PDおよび保存期患者：Hb≧11 g/dL
ESA開始 Hb値（g/dL）	HD患者：10 g/dL＞Hb（複数回） PD，保存期および活動性の高い若年HD患者：11 g/dL＞Hb（複数回）
ESA減量・休薬 Hb値（g/dL）	HD患者：Hb＞12 g/dL PD，保存期：Hb＞13 g/dL（心血管病変の合併患者ではHb＞12 g/dL）

（日本透析医学会：2008年版日本透析医学会「慢性腎臓病患者における腎性貧血治療のガイドライン」．日本透析医学会雑誌 2008；41（10）：661-716.[3]より抜粋）

血刺激因子製剤（ESA）を開始する．また，過度の貧血補正は心血管病変の発症などが危惧されるため，ヘモグロビン値12 g/dLを超えない程度に管理することが推奨されている（**表1**）[3]．目標ヘモグロビン値（ヘマトクリット値）は，週初めの透析前採血で10〜11 g/dL（30〜33%）である．ただし，活動性の高い比較的若年者では11〜12 g/dL（33〜36%）が推奨されている．

腎性貧血の看護

標準看護計画と看護の実際

観察項目

	主観的項目	客観的項目
消化器系	・出血の観察（便の色，痔出血，生理） ・胃腸症状	・末梢冷感，血圧低下 ・易疲労感
循環器系	・脈拍の増大，心肥大，心電図の変化	・動悸，息切れ，呼吸困難 ・胸部不快
心理面	・不安，うつ状態 ・不眠	・集中力の低下 ・めまい，頭痛 ・食欲不振
皮膚・その他	・皮膚の蒼白 ・爪の変化	・末梢チアノーゼ ・さじ状爪

● 観察のポイント

血液検査データに注目しながら，自覚症状および他覚症状の出現について，注意深く観察し，得られた情報をもとにケアしていく必要がある．

ケア項目

確実な治療	・赤血球造血刺激因子製剤（ESA），鉄剤などの正確な投与 ・採血時・透析時の穿刺，返血，抜針時の失血を極力少なくするよう，確実な手技で行う
十分な止血	・透析後は十分な穿刺部位の圧迫を行い，止血を確認する
日常生活支援	・身体に負担のない日常生活の方法を患者と一緒に考える ・不安，症状のつらさを傾聴する

● ケアのポイント

　不安や恐怖感などの精神面の変調に早期に対応することが重要であり，忘れてはいけない視点である．

　疾患が慢性の経過をたどるため，患者・家族が途中で意欲を失わないようにかかわっていく．

患者指導項目

患者が自覚症状について報告できるように指導する
貧血症状と治療について十分患者に説明する
食事摂取状況に合わせた食事指導を行う
高蛋白，高ビタミン，高鉄分の食事を摂取するように指導する

● 患者のポイント

　貧血の改善や進行防止に向けて積極的に臨むことができるよう食事や生活に対する指導を行い，患者がうまく自己管理できるように支援していく．

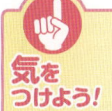

> **気をつけよう！**
> ◎「いつもどおり食べているよ」と患者が言っていても，栄養摂取量が低下しているということも多いので，摂取状況を確認することが重要である．

（松浦優衣）

● 文献

1) 栗山哲：これでわかる　腎性貧血の診かたと治療．改訂第2版．南江堂；2013．p.37-38．
2) 椿原美治：特集　読めばガッテン！　貧血とエリスロポエチン．透析ケア　2012；18（6）：24-25．
3) 日本透析医学会：2008年版日本透析医学会「慢性腎臓病患者における腎性貧血治療のガイドライン」．日本透析医学会雑誌　2008；41（10）：661-716．

4章 血液透析と看護

3 長期血液透析による合併症と看護

脳血管障害

病態関連図

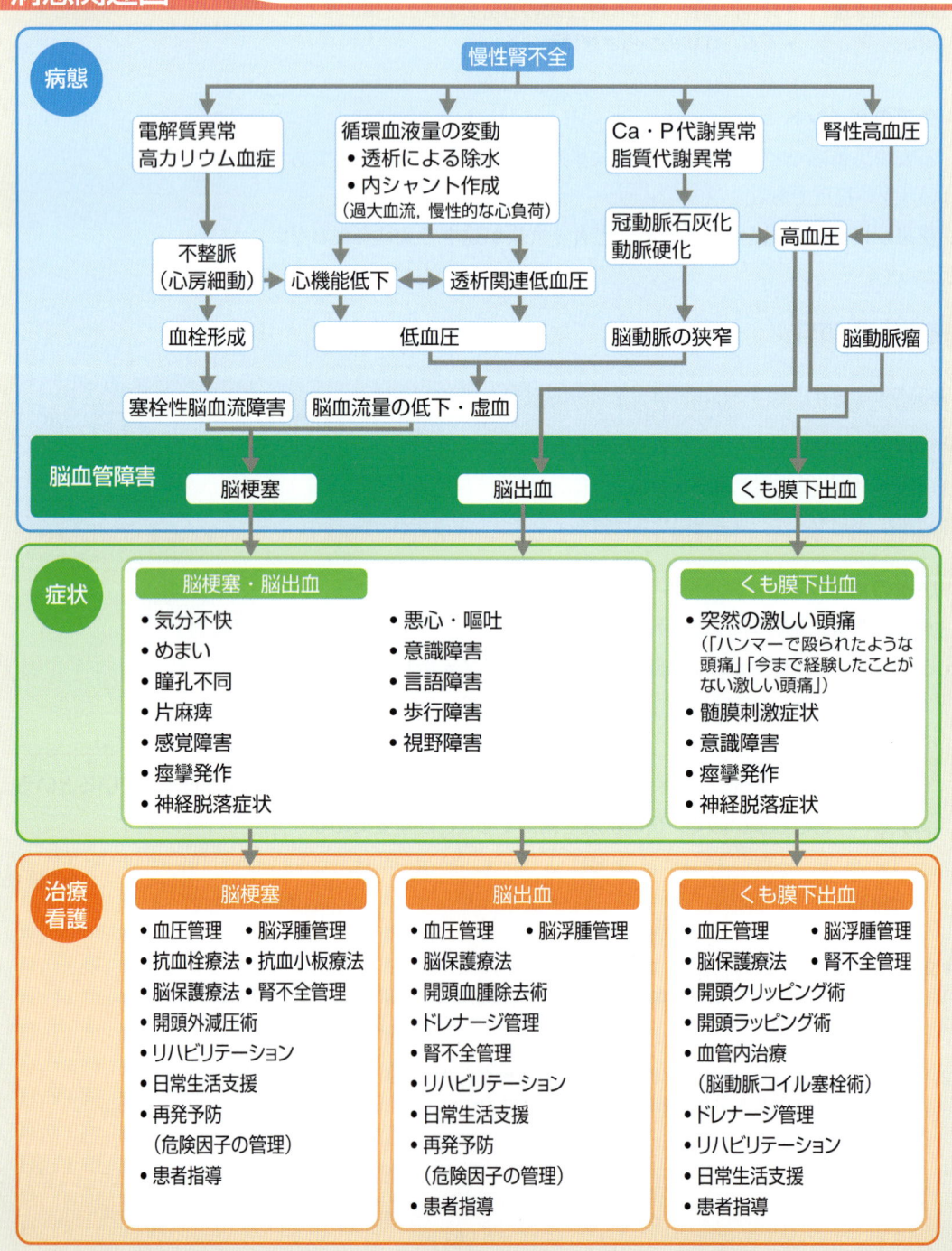

病態

慢性腎不全
- 電解質異常／高カリウム血症
- 循環血液量の変動
  - 透析による除水
  - 内シャント作成（過大血流，慢性的な心負荷）
- Ca・P代謝異常／脂質代謝異常
- 腎性高血圧

- 不整脈（心房細動）
- 心機能低下 ⇔ 透析関連低血圧
- 冠動脈石灰化／動脈硬化
- 高血圧
- 血栓形成
- 低血圧
- 脳動脈の狭窄
- 脳動脈瘤
- 塞栓性脳血流障害
- 脳血流量の低下・虚血

脳血管障害
- 脳梗塞
- 脳出血
- くも膜下出血

症状

脳梗塞・脳出血
- 気分不快
- めまい
- 瞳孔不同
- 片麻痺
- 感覚障害
- 痙攣発作
- 神経脱落症状
- 悪心・嘔吐
- 意識障害
- 言語障害
- 歩行障害
- 視野障害

くも膜下出血
- 突然の激しい頭痛（「ハンマーで殴られたような頭痛」「今まで経験したことがない激しい頭痛」）
- 髄膜刺激症状
- 意識障害
- 痙攣発作
- 神経脱落症状

治療・看護

脳梗塞
- 血圧管理　・脳浮腫管理
- 抗血栓療法　・抗血小板療法
- 脳保護療法　・腎不全管理
- 開頭外減圧術
- リハビリテーション
- 日常生活支援
- 再発予防（危険因子の管理）
- 患者指導

脳出血
- 血圧管理　・脳浮腫管理
- 脳保護療法
- 開頭血腫除去術
- ドレナージ管理
- 腎不全管理
- リハビリテーション
- 日常生活支援
- 再発予防（危険因子の管理）
- 患者指導

くも膜下出血
- 血圧管理　・脳浮腫管理
- 脳保護療法　・腎不全管理
- 開頭クリッピング術
- 開頭ラッピング術
- 血管内治療（脳動脈コイル塞栓術）
- ドレナージ管理
- リハビリテーション
- 日常生活支援
- 患者指導

病態生理

脳血管障害とは，血管障害が原因で引き起こされる脳神経障害の総称である．脳血管障害は，頭蓋内血管系の破綻（出血または梗塞）によって急激に多様な中枢神経症状をきたす脳卒中と，臨床徴候を欠き CT や MRI などの画像検査で発見される無症候性脳血管障害などに分類される（表1）[1]．

ここでは透析患者の発症率が高い脳梗塞・脳出血・くも膜下出血の病態について記述する．

脳梗塞（図1）

脳梗塞は，脳の血管がさまざまな原因で狭窄や閉塞をきたすことによって脳の血流が低下し，虚血によって脳細胞が壊死し，その部分の脳機能が障害される病態である．

● アテローム血栓性脳梗塞

脳の大血管（主幹動脈）の動脈硬化が原因で起こる．動脈硬化は徐々に進行す

表1 脳血管障害分類（NINDS 第Ⅲ版）

1. 無症候性（asymptomatic）
2. 局所性脳障害（focal brain dysfunctison）
    1) 一過性虚血発作（TIA）
        ①頸動脈系 ②椎骨動脈系 ③両者 ④部位不明 ⑤TIA 疑い
    2) 脳卒中（stroke）
        a. 経過
            ①改善型（improving） ②悪化型（worsening） ③不変型（stable）
        b. タイプ
            病型分類
            （1）脳出血
            （2）くも膜下出血
            （3）脳動静脈奇形からの頭蓋内出血
            （4）脳梗塞
                a）機序による分類
                    ①血行性（thrombotic）
                    ②梗塞性（embolic）
                    ③血行力学性（hemodynamic）
                b）臨床病型による分類
                    ①アテローム血栓性梗塞（atherothrombotic）
                    ②心原性脳塞栓（cardioembolic）
                    ③ラクナ梗塞（lacunar）
                    ④その他
                c）部位による症候
                    ①内頸動脈 ②中大脳動脈 ③前大脳動脈
                    ④椎骨脳底動脈（椎骨動脈・脳底動脈・後大脳動脈）
3. 血管性認知症
4. 高血圧性脳症

（National Institute of Neurological Disorders and Stroke：Classification of cerebrovascular diseases Ⅲ. Stroke 1990；21：637-676.[1] より）

アテローム血栓性脳梗塞　心原性脳梗塞　ラクナ梗塞

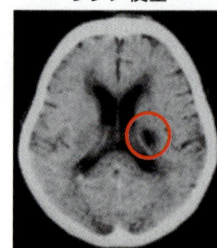

CTでは，脳梗塞の発症直後は，梗塞巣が黒く低吸収域として写らない．発症6時間後ごろから画像的変化が確認できる．MRIでは，タイムリーな画像的変化が得られる（急性期診断適応）．

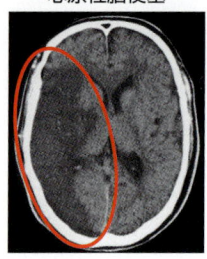

同じ内頸動脈閉塞の脳梗塞だが，発生機序・側副血行路の有無によって梗塞巣の範囲が異なる．心原性脳梗塞のほうが重篤な脳梗塞である．

図1　脳梗塞のCT像

るため，側副血行路が発達する．アテローム血栓性脳梗塞は側副血行路が不十分な境界域や大脳皮質下に限局することが多い．発症から数時間～数日かけて症状が進行する．麻痺や高次脳機能障害を伴うことが多い．脳梗塞に至る前に一過性脳虚血発作を生じていることがある．

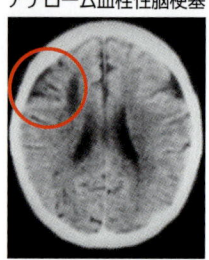

● 心原性脳梗塞

　心臓内の血栓が血流によって脳血管に到達し，血管を完全に閉塞することにより起こる．脳の主幹動脈で起こりやすい．側副血行路はみられない．突然発症し，発症時から神経脱落症状がはっきりしており重篤である．画像診断では閉塞した血管支配領域に一致した大脳皮質を含む境界明瞭で広範な梗塞巣がみられ，CT像では皮質を含む楔形の梗塞像を呈する特徴がある．意識障害を呈することが多く，脳浮腫が強く起こる（脳ヘルニアを起こしやすい）．閉塞血管の再開通後に出血性梗塞を起こすことが多い．

● ラクナ梗塞

　脳血管の穿通動脈という細い血管の血流障害により起こる．大脳基底核の特に被殻に多く，視床・放線冠・橋などでみられる．側副血行路はみられない．画像診断では単一の穿通動脈領域の長径15 mm未満の小さな脳梗塞が認められる．大脳皮質に脳梗塞を起こさないため，意識障害，失語や失行・失認，同名半盲は起こさない．

● その他の脳梗塞

　動脈解離，血液凝固異常，血管炎，もやもや病，脳静脈血栓症などの特殊な病態によっても発症する．若年者の脳梗塞は，その他の脳梗塞として発症することが多い．

脳出血（図2）

　高血圧性脳出血と非高血圧性脳出血に分けられ，前者は高血圧により，後者は脳血管の奇形，脳腫瘍，慢性腎不全，肝硬変，抗凝固療法，血液疾患などが原因で起こる．

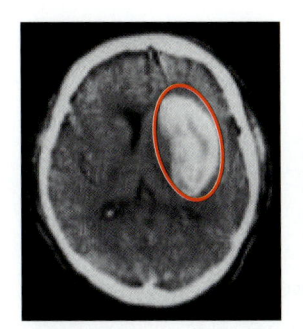

図2 脳出血のCT像
CT像上，脳出血は白く描出される（脳梗塞は黒く描出）．

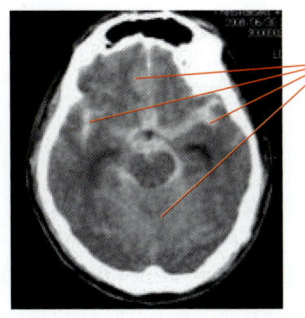

図3 くも膜下出血のCT像
このように白く描出されているところすべてがくも膜下出血．脳全体におよぶ．

　好発部位は，高血圧性脳出血は被殻・視床に多く，脳幹（橋），小脳・皮質下でみられる．非高血圧性脳出血に関しては，原因となる疾患により，好発部位が異なるため，本項では透析患者に多い高血圧性脳出血についてのみ記述する．
　症状が突然出現し，発症するが，症状は出血部位や出血量によって異なる．透析中や透析直後に脳出血を発症した場合は，抗凝固薬の影響により，非透析患者よりも血腫が広がりやすいため，症状が増悪・急変する可能性が高い．また，発症24時間以内は再出血を起こしやすく（血腫の増大），出血量が多い場合には強い脳浮腫を伴い，頭蓋内圧が上昇する．強い脳浮腫により脳ヘルニアを発症した場合は，脳幹（呼吸と循環の中枢）が圧迫され，死に至ることもある．

くも膜下出血（図3）

　脳血管の破綻により，出血が脳表や脳槽のくも膜下腔（くも膜と脳との隙間）に広がって起こる死亡率の高い重篤な疾患である．多くは脳動脈瘤，外傷に起因し，好発部位は内頸動脈－後交通動脈分岐部，前交通動脈，中大脳動脈の順に多い．
　今までに経験したことがないような頭痛により発症する．多くの患者は，悪心・嘔吐を伴い，意識消失をする．これは髄液が流れるくも膜下に動脈性の出血が広がり，一気に頭蓋内圧が上昇するため，頭蓋内圧亢進症状を呈することによる．重篤な場合は，発症直後から昏睡状態となり，死に至る場合もある．初回の出血後，時間的経過とともに再出血（24時間以内），脳血管攣縮（発症4～14日目），正常圧水頭症（発症4週間～1か月以降）などさまざまな病状を呈する．
　なお，頭蓋内圧亢進症状は，頭痛，悪心・嘔吐，うっ血乳頭のほか，急激な場合，徐脈・血圧上昇をきたし，「クッシング現象」とよばれる症状を生じる．

検査・診断

脳梗塞

血液検査	・**全血算**：ヘモグロビン値，ヘマトクリット（%），血小板数 ・**血液生化学**：腎機能，肝機能，脂質代謝，血糖，HbA$_{1c}$ ・**抗凝固系の評価**：活性化凝固時間（ACT），プロトロンビン時間（PT），活性化部分トロンボプラスチン時間（APTT），AT-Ⅲ，患者PT秒数／正常対象PT秒数（INR），D-ダイマー，トロンビン-アンチトロンビンⅢ複合体（TAT）
画像検査	・**病巣の検出**：CT，MRI ・**血管の評価**：頸部血管超音波検査，MRA，脳血管撮影 ・**脳血流検査**：SPECT，MRI，ヘリカルCT，PET ・**心臓の評価**：心電図，心エコー，ホルター心電図，心臓カテーテル検査

脳出血・くも膜下出血

血液検査	・**全血算**：ヘモグロビン値，ヘマトクリット（%），血小板数 ・**血液生化学**：腎機能，肝機能，脂質代謝，血糖，HbA$_{1c}$ ・**抗凝固系の評価**：活性化凝固時間（ACT），プロトロンビン時間（PT），活性化部分トロンボプラスチン時間（APTT），AT-Ⅲ，患者PT秒数／正常対象PT秒数（INR），D-ダイマー，トロンビン-アンチトロンビンⅢ複合体（TAT）
画像検査	・**病巣の検出**：CT，MRI ・**血管の評価**：頸部血管超音波検査，MRA，3D-CT，脳血管撮影 ・**脳血流検査**：SPECT，MRI，ヘリカルCT，PET

> **ここが重要！**
> ▶画像検査・血液検査は，診断の根拠となる補助検査であり，診断の基本は問診・診察である．
> ▶透析治療に来院した患者を観察して，看護師が「何かおかしい？ 様子が変だ」と感じたら神経学的所見の観察（p.135の観察項目を参照）を行う．何か異常症状を認めた場合は，すみやかに医師へ報告する．

治療

　脳梗塞・脳出血ともに発症後24時間以内は，血液透析による溶質除去と除水によって頭蓋内圧亢進が増強すること，血腫増大のリスクが高いため，透析を避ける．脳灌流圧が維持できる腹膜透析（PD）や持続的血液透析濾過（CHDF），血流を減じた血液透析を選択する．

　脳浮腫管理として，透析療法施行中にグリセロール投与が望ましいとされる．

	内科的治療	外科的治療
脳梗塞	〈超急性期：発症3時間以内〉 • 血栓溶解療法（rt-PA）：透析患者は，重篤な腎障害・凝固系の延長・高血圧により治療対象からはずれることが多い． 〈急性期〉 • 血圧管理　• 脳保護療法 • 抗凝固療法　• 抗血小板療法 • 脳浮腫管理　• 腎不全管理 • 抗てんかん薬の投与 • リハビリテーション **看護のPOINT** ◎ 発症当日の透析は避ける． ◎ 血液の濃縮は，脳血流量をさらに減少させて脳虚血を増悪する可能性があるため，急速で大量の除水は避ける． 〈慢性期〉 • 再発予防（危険因子の管理） • 抗凝固療法　• 抗血小板療法 • 後遺症の治療 • リハビリテーション	〈急性期〉 • 開頭外減圧術：広範囲な脳梗塞を発症し，強い脳浮腫によって脳ヘルニアを伴うような重篤な場合，頭蓋骨をはずして頭蓋内圧亢進症状を緩和させる 〈予防的外科療法：脳梗塞が発症する前の治療〉 • 脳血管バイパス術（浅側頭動脈－中大脳動脈吻合術） • 内頸動脈内膜剥離術 • 頸動脈ステント術
脳出血	〈急性期〉 • 血圧管理　• 脳保護療法 • 脳浮腫管理　• 腎不全管理 • 抗てんかん薬の投与 • リハビリテーション **看護のPOINT** ◎ 発症当日の透析は避ける． ◎ 透析は抗凝固薬を使用するため再出血のリスクを高める． 〈慢性期〉 • 再発予防（危険因子の管理） • 血圧管理　• 後遺症の治療 • リハビリテーション	〈急性期〉 • 開頭血腫除去術 • 定位的血腫除去術 • 脳室ドレナージ

くも膜下出血	〈急性期〉 ・血圧管理　・脳保護療法 ・脳浮腫管理　・腎不全管理 ・抗てんかん薬の投与 ・脳動脈コイル塞栓術 **看護のPOINT** ◎発症当日の透析は避ける． ◎透析は抗凝固薬を使用するため再出血のリスクを高める． 〈脳血管攣縮期：発症4～14日〉 ・脳血管攣縮予防 〈慢性期：発症14日～4週間〉 ・再発予防（危険因子の管理） ・後遺症の治療 ・リハビリテーション	〈急性期〉 ・開頭クリッピング術 ・開頭ラッピング術 ・脳室ドレナージ 〈慢性期：1か月以降〉 ・正常圧水頭症を発症した場合は，脳室腹腔シャント（V-Pシャント）

脳血管障害患者の看護

透析前

　脳血管障害が発生していると疑われるような症候を確認したら，透析前に医師へ報告する．脳血管障害が発症しているときに透析を行うと，除水により循環血液量の低下，血液粘度の上昇，低血圧を生じ脳血流の低下をきたし，脳虚血を助長，脳梗塞の症状を進行・悪化させる要因となるため注意する．

透析中・後

　透析中に脳血管障害を発症した場合には，神経症状およびバイタルサインの変動に注意を払いながら，すみやかに医師へ報告し，指示のもとに透析を終了する．
　診断の根拠となる画像検査へ移動できるよう準備を整える（救急搬送に備える）．患者の急変にも備える（救命処置が行えるようベッド周囲環境を整える）．

標準看護計画と看護の実際

　透析室の看護師は週に3回来院する患者の変化（異常の早期発見）を察知する観察力・問診力が問われる．早期対応が患者の予後，疾患の重症度に大きな影響を及ぼすため，発症に気づいたら，CT，MRI，MRAを施行でき，内科的・外科的治療の対応できる病院へ一刻も早く搬送し，診断・治療が受けられる環境を整えることが大切である．脳血管障害の急性期は，まさに時間との戦いである．

観察項目

	主観的項目	客観的項目
意識状態	認知力の低下，傾眠傾向	意識障害の評価指標（Japan Coma Scale〔JCS，表2[2]〕，Glasgow Coma Scale〔GCS〕）
神経学的所見	麻痺，感覚障害（しびれ），言語障害（しゃべりにくい，言葉が出ない），起立困難，視覚障害，物忘れ．日常生活動作が1人で行えない．セルフケア行動の乱れ	麻痺（MMT徒手筋力テスト（表3）[3]），言語障害（構音障害，運動性失語，感覚性失語），起立困難（麻痺，起立性低血圧，運動失調・感覚失調），高次脳機能障害（意識障害，無為症，着衣失行，左右失認，構音障害・失語，記憶障害） NHISS評価項目を参考に観察
バイタルサイン，頭蓋内圧亢進症状	頭痛，悪心・嘔吐，気分不快	頭蓋内圧亢進症状 血圧上昇，徐脈（クッシング現象）
循環動態	全身倦怠感，動悸・息切れ，塩分摂取過多，体重増加過多	体重，透析間体重増加，血圧，脈拍数，呼吸数，不整脈，除水量，除水速度，循環血液量の変化率，意識状態，浮腫，血液データ

表2 Japan Coma Scale（JCS）

I．刺激しないでも覚醒している状態
- 3．自分の名前，生年月日が言えない
- 2．見当識障害がある
- 1．意識清明とは言えない

II．刺激すると覚醒する状態
- 30．痛み刺激を加えつつ呼びかけを繰り返すと辛うじて開眼する
- 20．大きな声または体を揺さぶることにより開眼する
- 10．普通の呼びかけで容易に開眼する

III．刺激をしても覚醒しない状態
- 300．痛み刺激に全く反応しない
- 200．痛み刺激で少し手足を動かしたり顔をしかめる
- 100．痛み刺激に対し，払いのけるような動作をする

注：意識清明は0とする．R：Restlessness（不穏），I：Incontinence（失禁），A：Apallic stateまたはAkinetic mutism（無動性無言症／失外套状態）
　　たとえば，30Rまたは30不穏，20Iまたは20失禁として表す．
（太田富雄，和賀志郎，半田肇ほか：急性期意識障害の新しいgradingとその表現法．（いわゆる3-3-9度方式）．第3回脳卒中の外科研究会講演集．1975；p.61-69.[2] より）

表3 MMT徒手筋力テスト

5（5/5）正常	強い抵抗を加えても，完全に運動できる 上肢・下肢：挙上可能
4（4/5）	重力以上の抵抗を加えても肘関節あるいは膝関節の運動を起こすことができる 上肢：挙上できるが弱い 下肢：膝立て可能・下腿を挙上できる
3（3/5）	重力に拮抗して肘関節あるいは膝関節の運動を起こせる 上肢：ようやく挙上可能，保持は困難 下肢：膝立て可能，下腿の挙上は困難
2（2/5）	重力を除外すれば，可動域で運動できる 上肢・下肢：挙上できない（ベッド上で水平運動のみ）
1（1/5）	筋収縮はみられるが，肘関節あるいは膝関節の動きがみられない 上下肢：筋収縮のみ
0（0/5）	筋収縮もみられない （完全麻痺）

（Daniels L, et al.：Muscle testing：techniques of manual examination. Saunders. 1952；p.189.[3] より）

● **観察のポイント**

透析前

　患者から体調変化の訴えがあった場合には，身体的・生理的な機能変化を生じていないか確認する．

　定時（決められた治療時間）に来院しているか，来院から治療開始までの準備はスムーズに日常と変わりなく行えているかを確認する．

　透析を受ける高齢患者が増加しているため，認知症と脳血管障害の神経学的症状の鑑別を継続的な患者の言動・行動の観察，診断補助検査の結果から，医師とともにアセスメントする．

透析中・後

　患者の訴えた症状や診察して得られた神経脱落症状を記録する．

　透析患者の脳出血やくも膜下出血は病状転帰が早く，発症から時間的経過を経ずに脳ヘルニアをきたし急変する場合があるので注意する（意識障害・瞳孔不同・呼吸抑制・血圧上昇・徐脈・徐脳硬直の発生の有無を観察する）．

ケア項目

問診 （異常の早期発見）	・患者の体調の変化，身体異常の早期発見を行う
血圧管理	・透析中の低血圧予防 ・患者の自覚症状，バイタルサイン，ブラッドボリューム計の変化に応じて除水速度を調整する
身体的ケア	・患者の身体状況に応じたケアの実施（良肢位の保持，体位変換，ADL介助）
精神的ケア	・脳血管障害により後遺症を伴った患者は，その障害の程度により身体の自由，意志疎通・欲求が満たされない環境下のなかで生活していることを理解する ・さまざまな苦悩を抱えている患者が精神的な安寧が得られるよう心のケアを行う

● **ケアのポイント**

透析前

問診	・「最近何かおかしい？　様子が変だ」と感じたら脳血管障害が起きていないか神経学的症状を観察し，フィジカルアセスメントを行う ・必要時，家での様子や何か家族が気になっていることはないかを，家族から情報収集する

除水量の調整	・治療前体重が適正な体重増加範囲内であるか確認する 　（透析間1日：ドライウェイトの3％以内，透析間2日：ドライウェイトの5％以内） ・除水速度の設定（最大除水速度を15 mL/kg/時以下にする） ・急速除水を回避するため，透析方法の調整（透析時間の延長，体外限外濾過〔ECUM〕の追加，透析回数）
セルフケア行動の確認	・整容，内服薬管理，セルフケア行動が乱れていないかを観察する．乱れている場合は，情報収集し，対策を検討する

透析中・後

発症時に透析室で行う看護ケアのポイントは，血圧コントロールと呼吸・循環管理である．

血圧管理	〈脳梗塞〉 ・原則として，急性期には積極的な降圧療法を行わない ・収縮期血圧 220 mmHg または拡張期血圧 120 mmHg 以上の場合には，降圧療法を行う ・血栓溶解療法が予定された患者では，収縮期血圧 110 mmHg 以上で降圧治療が必要である．降圧目標は前値の 85〜90％とし，緩徐に降圧する 〈脳出血〉 ・急性期の降圧療法では収縮期血圧 180 mmHg（平均血圧 130 mmHg）以下に保つ．降圧目標は前値の 80％とし，緩徐に降圧する ・降圧薬は非経口投与の薬剤を用いる ・ベッドサイドにてモニタリングを行う（心電図，血圧，心拍数，酸素飽和度，呼吸数）
脳保護療法	・酸素投与の開始 ・頭部側を 30 度ベッドアップする
精神的サポート	・主治医より病状説明を行った後の精神的支援を行う ・病状的に理解ができる状態かをアセスメントする ・病状に対する不安の軽減を図る
他患者への配慮	・患者の隣で透析治療を受けている他患者に配慮をする ・医療者の会話や処置内容が聞こえてしまうため，不安にならないよう声かけを行う ・患者の処置光景が見えないようカーテンやスクリーンを引き，患者のプライバシーを守る配慮をする
家族対応	・家族への連絡，来院調整 ・主治医から病状説明を聞いた家族の反応に対する精神的サポート

患者指導項目

脳血管障害を起こす原因について説明する

日常生活上の注意点・生活習慣の改善について説明する
―家庭での血圧測定と記録，内服薬管理，食事指導，水分管理（塩分摂取と体重増加の関係）
―体重増加の適正範囲（ドライウェイトの何％増になっているか）
―生活習慣の改善（減塩指導，飲煙・禁煙指導，糖尿病患者に対しては良好な血糖コントロール）

身体機能障害を感じる自覚症状が出現したときには，すみやかに看護師に報告するように説明する

●患者指導のポイント

透析前
　脳血管障害を引き起こす要因について，また回避するための方策やセルフケアに必要な指標や考え方を指導する．
　そのうえで予防指導の理解・実践状況を確認し，指導内容を検討する．

透析中・後
　患者の神経脱落症状・意識状態を確認・把握したうえで，症状変化に対する訴えを傾聴し，治療行為の協力を得る．病状・診断が確定するまではベッド上安静とする．

精神的サポート

　透析患者は腎不全と透析導入によって，さまざまな喪失体験をしている（健康の喪失と死の恐怖，社会的役割や家庭内の立場の変化など）．そのうえ脳血管障害の後遺症によってさらに日常生活の自由度が奪われ，心身両面の負担が増強している状態である．
　患者の心のゆらぎ，葛藤，苦悩に寄り添いながら共感的理解者として受け止める．時間をかけてみずから生き方の創造ができるよう見守り，支援する同伴者として，看護師は患者の心を支えていく必要がある．

> **ここが重要！**
> ▶透析記録から患者の循環動態の傾向を把握し，できるだけ血圧変動の少ない安定した透析治療（除水設定）を患者と共有し，適正な体重管理を行う．
> ▶慢性腎不全による高血圧，透析による透析関連低血圧症など血圧の変動に伴って，透析日・非透析日により降圧薬・昇圧薬と内服薬の内容が異なることが多い．血圧管理をするうえで内服薬の自己管理の徹底が大切である．

（鈴木はるみ）

●文献

1) National Institute of Neurological Disorders and Stroke：Classification of cerebrovascular diseses III. Stroke 1990；21：637-676.
2) 太田富雄，和賀志郎，半田肇ほか：急性期意識障害の新しい grading とその表現法．（いわゆる 3-3-9 度方式）．第 3 回脳卒中の外科研究会講演集．1975；p.61-69.
3) Daniels L, et al.：Muscle testing：techniques of manual examination. Saunders. 1952；p.189.

3 長期血液透析による合併症と看護

閉塞性動脈硬化症（ASO）

病態関連図

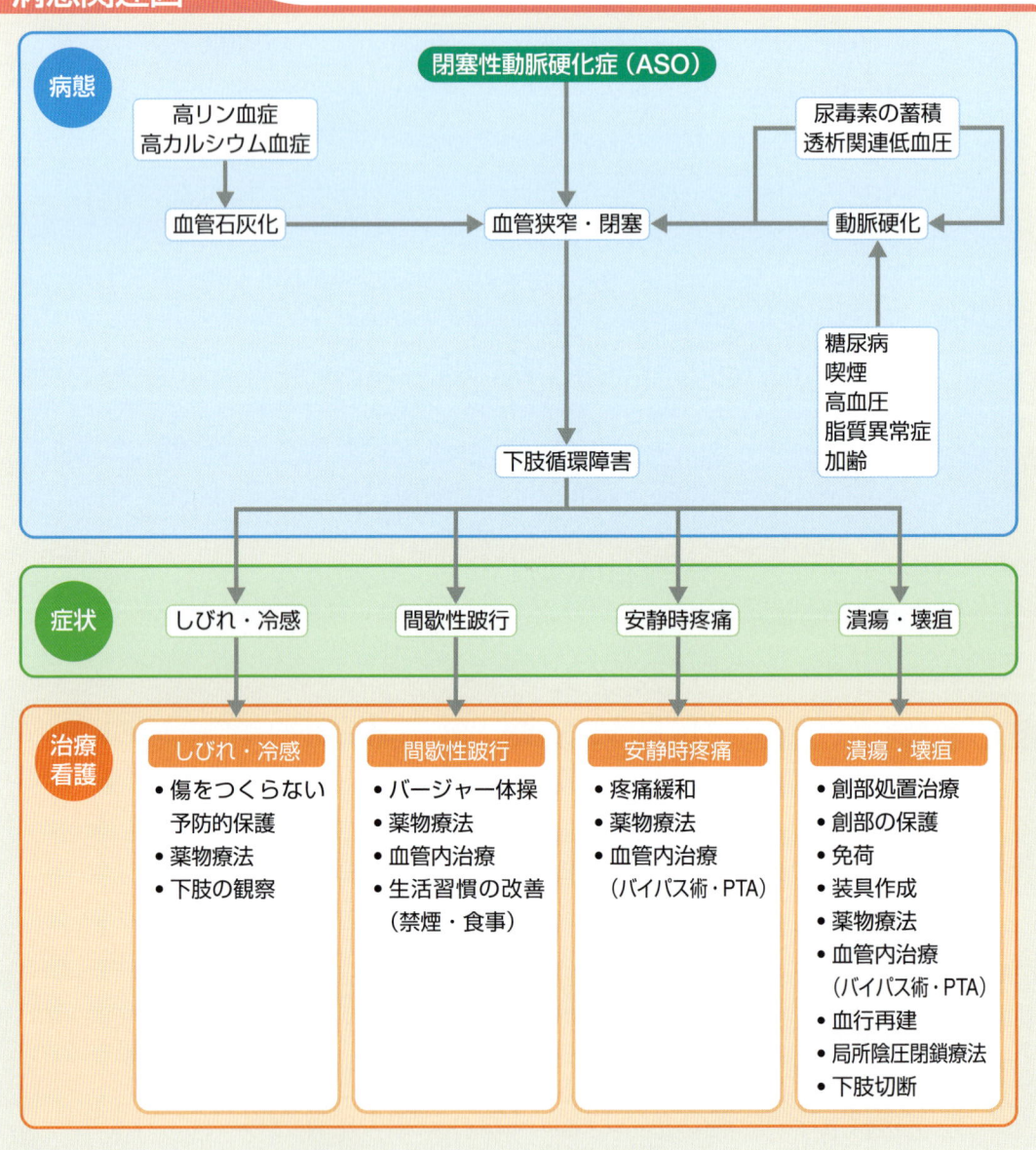

病態

閉塞性動脈硬化症（ASO）

- 高リン血症／高カルシウム血症 → 血管石灰化 → 血管狭窄・閉塞
- 尿毒素の蓄積／透析関連低血圧 → 動脈硬化 → 血管狭窄・閉塞
- 糖尿病／喫煙／高血圧／脂質異常症／加齢 → 動脈硬化

血管狭窄・閉塞 → 下肢循環障害

症状

- しびれ・冷感
- 間歇性跛行
- 安静時疼痛
- 潰瘍・壊疽

治療・看護

しびれ・冷感
- 傷をつくらない予防的保護
- 薬物療法
- 下肢の観察

間歇性跛行
- バージャー体操
- 薬物療法
- 血管内治療
- 生活習慣の改善（禁煙・食事）

安静時疼痛
- 疼痛緩和
- 薬物療法
- 血管内治療（バイパス術・PTA）

潰瘍・壊疽
- 創部処置治療
- 創部の保護
- 免荷
- 装具作成
- 薬物療法
- 血管内治療（バイパス術・PTA）
- 血行再建
- 局所陰圧閉鎖療法
- 下肢切断

病態生理

閉塞性動脈硬化症（ASO）はコレステロールやカルシウムが血管壁に沈着することより動脈硬化が進み，血管の狭窄や閉塞が起きて十分な血流が保てなくなって足の血流が低下することで起こる．腸骨動脈，大腿動脈，膝窩動脈，後脛骨動脈，足背動脈の閉塞が起こりやすい（図1）．動脈硬化が進行して動脈の狭窄が進行してくると側副血行路が発達する．しかし，側副血行路は細いため閉塞性障害が進むにつれ，その効果が限られてくる．

ASOは50歳以上の男性，高血圧，糖尿病，脂質異常症，喫煙者，長期透析患者に多くみられる．症状は，通常，段階的に進行していくが，高齢者や脳梗塞による麻痺がある患者，糖尿病の症例では潰瘍・壊疽を主訴とする場合がある．初期症状としては間歇性跛行がみられ，進行していくと下肢の冷感，安静時疼痛，脈拍の減弱・消失，虚血進行による潰瘍・壊疽が起こる．虚血肢に潰瘍形成や乾燥が生じ，感染を起こし壊死の状態になる．悪化すれば死に至る危険性のある重篤な合併症である．

症状による重症度分類としてはFontaine分類が用いられる（表1）．

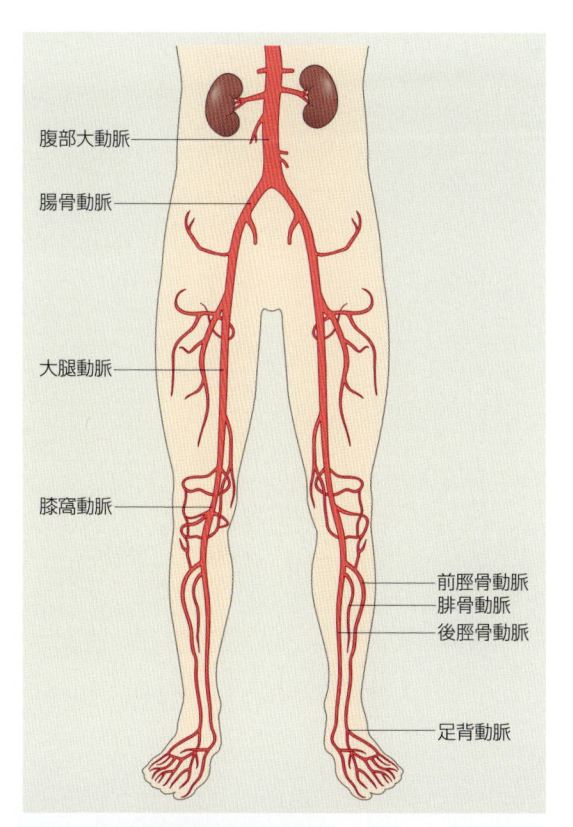

表1　Fontaine分類

分類	臨床所見
Ⅰ度	無症状
Ⅱ度 Ⅱa度 Ⅱb度	間歇性跛行 200m以上の歩行で出現 200m以下の歩行で出現
Ⅲ度	安静時疼痛
Ⅳ度	潰瘍・壊死

図1　ASOの起こりやすい部位
（重松宏監：閉塞性動脈硬化症ASOマニュアル．大正富山医薬品．2006．より）

検査・診断

血液検査	・高リン血症，高カルシウム血症
挙上試験	・下肢の血流の評価 ・足底部の色調変化を観察 　正常肢では色調の変化はないが，虚血肢では蒼白になる
下垂試験	・足の色調が回復するまでの時間を観察する 　正常肢では10秒前後でもとの色調に戻るが，狭窄・閉塞があると1分以上遅れる ※ベッド上で行うことができるため，容易に測定できる
ABI（ankle branchial index：足関節上腕血圧比）	・下肢の血流の評価 ・正常値1.0〜1.3，0.9以下は重症 　透析患者や動脈硬化がある患者は血管の石灰化が多いため，スクリーニングが困難であることが多い
SPP（skin perfusion pressure：皮膚灌流圧）	・皮膚表面から1mmの深さまでの皮膚血流を測定 　40mmHg以下は重症下肢虚血 ※ベッド上で行うことができるため，容易に測定できる
血管造影検査	・狭窄・閉塞の有無，部位の確認 ・虫食い像 ・動脈壁の石灰沈着 ・動脈の走行
X線	・石灰沈着像の有無
MRA（磁気共鳴血管画像）	・末梢血管の評価
血管エコー	・血流波形の描出

治療

	内科的治療	外科的治療
一般療法	・高血圧，糖尿病，脂質異常症の治療 ・食事管理 ・喫煙のコントロール ・フットケア管理（下肢の観察と保護，義足肢ケア）	・血行再建術 ・人工血管バイパス術 ・血栓内膜摘出術 ・下肢切断術
運動療法	・間歇性破行に対して歩行訓練 ・痛みが出ない程度に歩く	
薬物療法	・抗血小板薬 ・血管拡張薬 ・抗凝固薬	
血管内治療	・PTA（percutaneous transluminal angioplasty：経皮的血管形成術） ・レーザー治療	

ASO患者の看護

標準看護計画と看護の実際

観察項目

主観的項目	客観的項目
・歩行時疼痛の有無・程度 ・安静時疼痛の有無・程度	・喫煙歴 ・間歇性破行 ・ABI，SPPのデータ ・血管造影 ・糖尿病歴 ・高血圧歴 ・皮膚の色調 ・足背動脈・後脛骨動脈・膝窩動脈の拍動の有無・左右差 ・皮膚の冷感 ・傷の有無 ・潰瘍の有無 ・下肢挙上ストレス試験

●観察のポイント（図2）

透析患者の傷の治癒には時間がかかるため，足の観察を行い，異常を早期発見することが重要である．また，足切断のリスクを少なくするかかわりが求められる．透析患者の足切断後の予後は不良であることからもフットケアが重要となる．

触診	足背動脈・後脛骨動脈・膝窩動脈の拍動の有無，皮膚の冷感
視診	傷の有無，毛の脱落，潰瘍の有無，巻き爪の有無，間歇性破行の有無
問診	しびれの有無，歩行距離（休まずに歩行できる距離），安静時疼痛の有無

ふりがな 氏名 様	担当看護師（ ） ID No.

聴取日 透析歴・年齢		年 月 日 透析歴（ ）年（ ）歳		年 月 日 透析歴（ ）年（ ）歳	
SPP※1		測定日（ ）		測定日（ ）	
		右足	左足	右足	左足
Fontaine 分類の症状※2		有・無（ ）度 1回最高距離（ ）		有・無（ ）度 1回最高距離（ ）	
動脈触知		右	左	右	左
	足背動脈	有・弱・無	有・弱・無	有・弱・無	有・弱・無
	内踝動脈	有・弱・無	有・弱・無	有・弱・無	有・弱・無
	膝窩動脈	有・弱・無	有・弱・無	有・弱・無	有・弱・無
足の状態		右	左	右	左
	傷（部位）	有・無	有・無	有・無	有・無
	しびれ・知覚異常（部位）	有・無	有・無	有・無	有・無
	冷感（部位）	有・無	有・無	有・無	有・無
	色調変調（部位）	有・無	有・無	有・無	有・無
	爪の変性・脱落（部位）	有・無	有・無	有・無	有・無
	胼胝・鶏眼（部位）	有・無	有・無	有・無	有・無
	毛の脱落（部位）	有・無	有・無	有・無	有・無
	乾燥・瘙痒・発赤・赤疹（部位）	有・無	有・無	有・無	有・無
	白癬	有・無	有・無	有・無	有・無
	その他				
高血圧		有・無		有・無	
糖尿病		有・無		有・無	
喫煙		有・無		有・無	
サイン					

観察日（前）

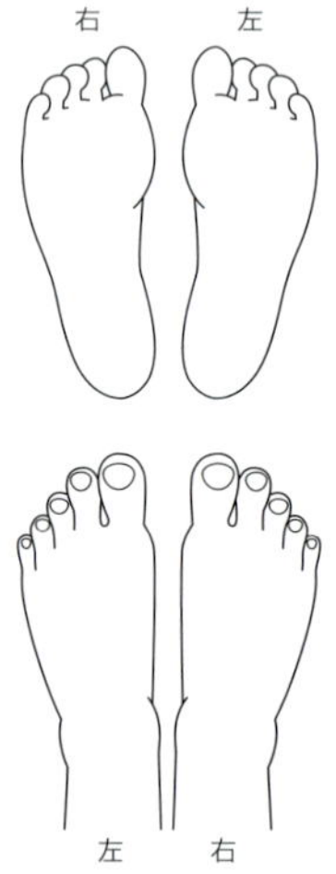

観察日（後）

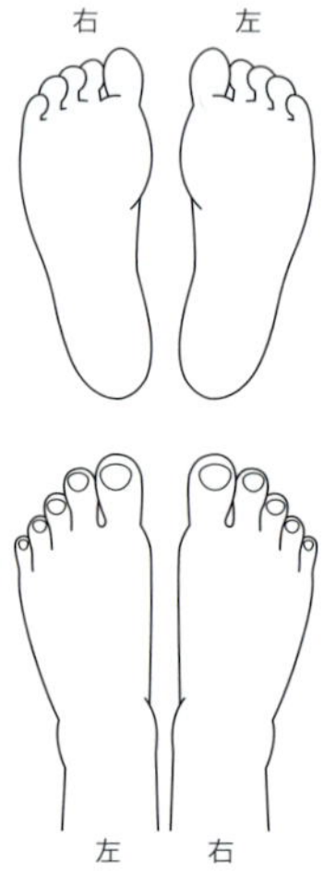

○※1 が 30 以下，もしくは※2 が 2 度以上の場合は受診などの必要あり
○※2：Fontaine 分類　Ⅰ度：無症状　Ⅱ度：間歇性破行　3 度：安静時疼痛　4 度：潰瘍・壊死

図2 足管理表（透析室用）

ケア項目

疼痛の緩和	・安楽な体位 ・人工炭酸浴にて末梢循環の改善（炭酸ガスを発生させる入浴剤〔炭酸濃度 1,000 ppm 以上〕の湯に 10〜15 分，足をつける） ・医師の指示のもと鎮痛薬の投与
透析中	・下肢挙上はできるだけ避ける ・血圧値の確認を行う（血圧低下防止） ・血管拡張薬を確実に投与する（血管を広げ，血液を流れやすくする薬剤のため，必ず投与する）
創部処置	・医師の指示のもと処置を確実に行う
下肢の保護	・傷ができないよう保護する

ケアのポイント

疼痛の緩和	・ASO の痛みについては，鎮痛薬を使用しても効果が出ない可能性があるため，鎮痛薬使用後の疼痛の有無，軽減されているかを確認する ・体位変換を頻回に行い，疼痛の軽減に努める ・安楽な体位をとる（下肢下垂の体位が安楽である）
透析中	・透析中の血圧低下により，下肢の血流も低下するため，血圧を維持するようにする ・下肢の挙上は下肢の血流を低下させるため，できるだけ避ける ・体重増加や除水量の確認が必要である
創部の処置	・継続して観察できるよう写真を撮影する（図 3） ・形成外科や皮膚科，フットケア外来の受診を勧める
下肢の保護	・靴下を着用し保護する． ・足のサイズにあった靴を選ぶ． ・清潔を保つことができているか，必要時，援助する（足浴・入浴により汚れを落とすことで末梢循環が改善される）

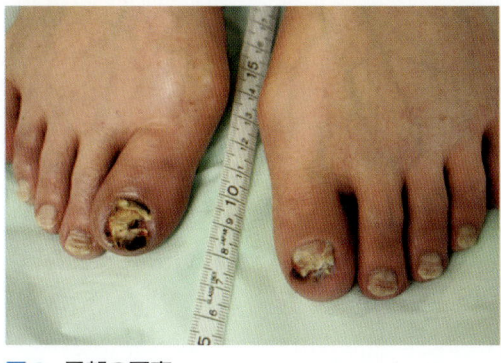

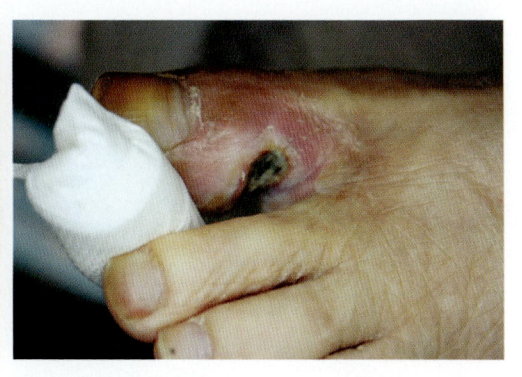

図 3　足部の写真
傷の大きさがわかるようにメジャーや定規をあてて撮影する．写真を撮った日付も記録しておく．

患者指導項目

禁煙
バランスのよい食事指導（エネルギー制限・水分制限）
自覚症状がある場合はスタッフに声をかけてもらうように伝える
足の観察の必要性を説明し，傷や胼胝・鶏眼ができていないかを観察してもらう
傷が治癒するまでに時間がかかるため，傷をつくらないよう，サイズにあった靴を履くこと，爪は深く切らないこと（スクエアカットの実施），湯たんぽなどの低温やけどに注意することなどを指導する
必要に応じて体重管理について説明する（水分コントロールができていないと体重過多となり浮腫が生じ，くつずれができたり，義足の装着ができなくなったりするため）

● 患者指導のポイント

　患者自身が足の観察を行えるかアセスメントする．足に胼胝・鶏眼ができた場合，自己処置をしないように伝える．

（武田由貴）

3 長期血液透析による合併症と看護

二次性副甲状腺機能亢進症

病態関連図

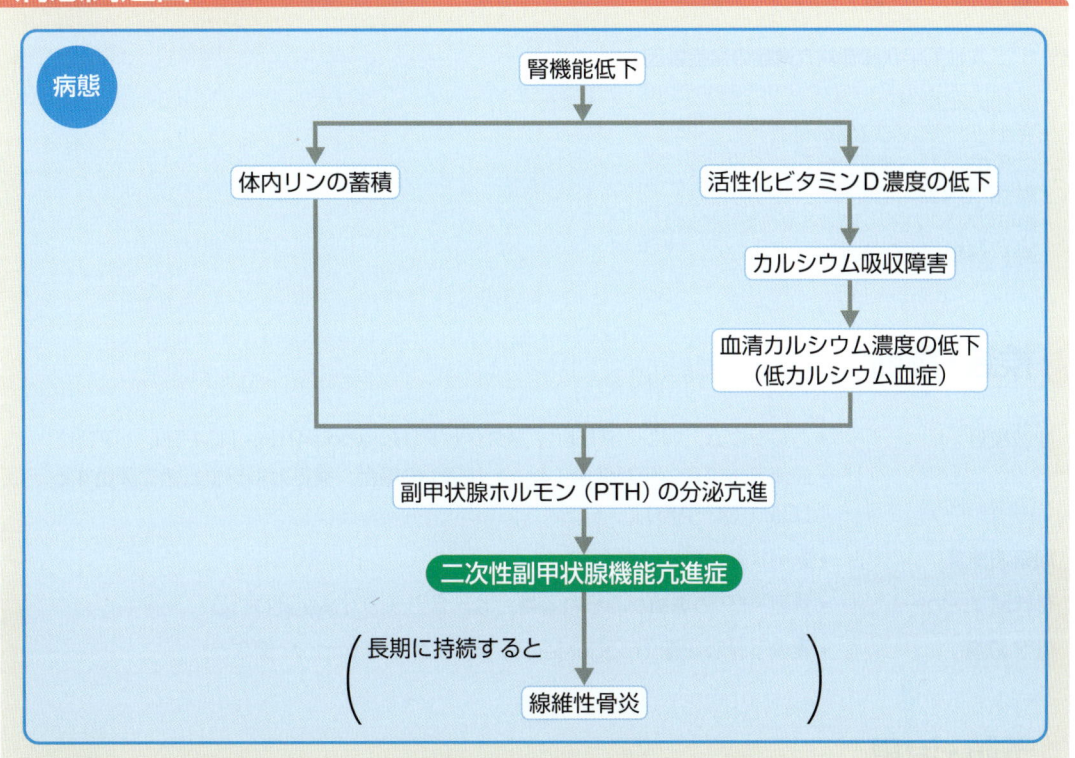

病態

腎機能低下
├─ 体内リンの蓄積
└─ 活性化ビタミンD濃度の低下
   → カルシウム吸収障害
   → 血清カルシウム濃度の低下（低カルシウム血症）

↓

副甲状腺ホルモン（PTH）の分泌亢進

↓

二次性副甲状腺機能亢進症

（長期に持続すると）→ 線維性骨炎

症状

皮膚	骨・関節	筋肉	血管
・皮膚瘙痒感	・疼痛 ・骨折 ・線維性骨炎	・筋力の低下 ・こむらがえり	・血管石灰化 ・動脈硬化

治療・看護

内科的治療
- 薬物療法（リン吸着薬，活性化ビタミンD，カルシウム製剤）
- 食事療法（食事中のリン制限）
- 透析処方の変更（低カルシウム透析液の使用）
- 経皮的副甲状腺内薬物注入療法（PIT）

外科的治療
- 副甲状腺摘出術（亜摘出，全腺摘出＋一部自家移植）

病態生理

腎障害が進行し，糸球体濾過量（GFR）が 30～40 mL/分まで低下すると，血清カルシウム濃度を調整している副甲状腺ホルモン（PTH）の分泌が高まり，健常者の正常上限値を超えるようになる．この状態を二次性副甲状腺機能亢進症（2HPT）という（表1）．

表1 二次性副甲状腺機能亢進症の発症要因

- 体内リンの蓄積
- 活性化ビタミン D 濃度の低下
- 血清カルシウム濃度の低下
- 副甲状腺細胞の増殖
- 副甲状腺ホルモンに対する骨の抵抗性増大
- 副甲状腺の遺伝子異常

検査・診断

血液検査	・カルシウム，リン，PTH（インタクト PTH，whole-PTH，HS-PTH，c-PTH） ・血清アルブミン値が低値（4g/dL 未満）の場合，補正カルシウム値で評価する〔Ca＋（4－Alb）〕
超音波検査	・副甲状腺のサイズを測定
骨代謝マーカー	・骨型 ALP の増加がみられる場合は，骨形成の亢進が疑われる
骨 X 線像	・骨膜下骨吸収像（rugger-jersey 像，salt and pepper 像など）

予防・治療

	予防・内科的治療（図1）	外科的治療
高リン血症の是正	・血清リン濃度の目標値を 6.0 mg/dL 以下とする ・食事中のリン制限，リン制限食（600～700 mg/日） ・リン吸着薬の服用 ・内服薬の調整・服薬方法の指導	・高度の二次性副甲状腺機能亢進症例については副甲状腺摘出術（parathyroidectomy；PTX）が最も効果的である 高度に腫大した腺のみ摘除する亜全摘術と，全腺（4～5腺）を摘出した後に増殖度の低い腺の一部を前腕などの筋肉内に自家移植する方法がある
低カルシウム血症の是正	・活性型ビタミン D 製剤の服用で血清カルシウム値を適正範囲内に維持する（アルブミン補正カルシウム値 9.5～10.5 mg/dL） ・透析液カルシウム濃度の調整（低カルシウム透析液の使用（製品名：キンダリー透析剤　AF3 号） ・カルシウム製剤の服用	
活性型ビタミン D およびアナログ製剤の服用	・通常のビタミン D 投与量では副甲状腺ホルモン分泌を抑制できなくなるため，ビタミン D アナログ製剤の投与を始める（カルシトリオール注〔ロカルトロール®注〕，マキサカルシトール〔オキサロール®注〕）	

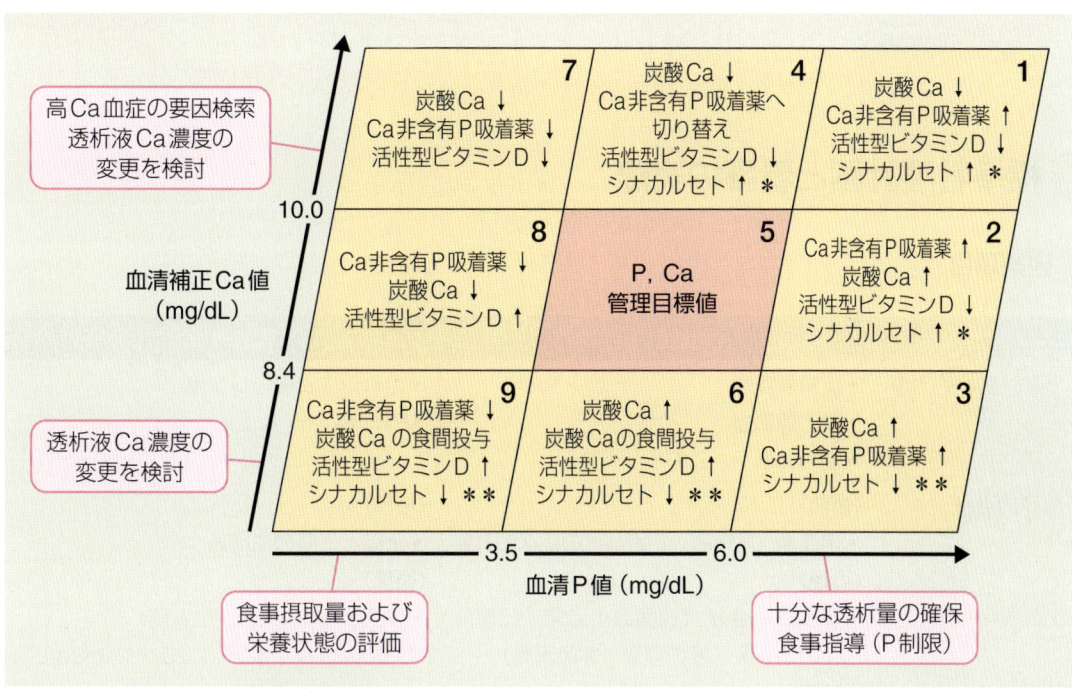

図1 リン，カルシウムの管理目標値
P，Ca の治療管理法『9分割法』．「↑」は開始または増量，「↓」は減量または中止を示す．
＊血清 PTH 濃度が高値．＊＊もしくは低値の場合に検討する．
（日本透析医学会：慢性腎臓病に伴う骨・ミネラル代謝異常の診療ガイドライン．日本透析医学会雑誌 2012；45（4）：301-356．より）

ここが重要

▶ 副甲状腺摘出術を行う場合には，手術侵襲による嗄声・嚥下困難・呼吸不全が生じる可能性がある．これは，手術部位が喉頭筋，声帯の運動に関与する反回神経付近のため，反回神経の損傷や麻痺，浮腫，血腫形成による圧迫，創部の安静による緊張などが要因となる．反回神経麻痺と血腫形成で気管挿管管理となった例もある．

▶ 透析患者はバスキュラーアクセスの作成の可能性があるため，自家移植では上腕への移植は避けることが多く，たいていは腹部か大腿へ移植する．

二次性副甲状腺機能亢進症の看護

標準看護計画と看護の実際

観察項目

	主観的項目	客観的項目
予防・内科的治療	・皮膚瘙痒感 ・骨・関節痛 ・筋力の低下，こむらがえり	・カルシウム値，リン値 ・PTH値
外科的治療	〈術前〉 ・関節痛，瘙痒感，不眠などの症状の有無 〈術後〉 ・テタニー症状（顔面のふるえ，口唇や舌のふるえ・喉の痙攣・呼吸困難） ・嗄声 ・呼吸苦 ・嚥下時の違和感・痛み	〈術前〉 ・上肢と下肢の血圧差 〈術後〉 ・検査データ（カルシウム値） 　カルシウムイオン　2.25～2.mEq/L 　カルシウム　8.4～10 mg/dL ・喀痰量・排痰状況

ケア項目

予防・内科的治療	・**食事管理**：血清リン値 5.5m g/dL 以下を目標とする ・**内服管理**：リン吸着薬の内服
術前	・上肢と下肢の血圧の差を測定（前腕に自家移植をした場合，下肢で血圧測定する〔値の差を把握〕）
術後	・カルチコールの点滴 ・カルシウム薬の服用 ・創部痛・ドレーンなどで移乗困難な場合の介助（ベッドの頭部を上げた状態で患者に座ってもらい，移乗後にベッドをフラットにする） ・透析後もベッドの頭部を挙上してから坐位にする ・テタニー症状出現時はカルチコール注入量を調整する ・嗄声，話しづらさがあるときは筆談も検討する ・呼吸苦があるときは酸素投与を検討する

> **ここが重要！** ▶ 術前に低カルシウム透析液を使用していた患者の場合，術後のデータにより通常の透析液に変更となる場合が多いため，医師の指示を確認する．

患者指導項目

食事管理：血清リン値を5.5 mg/dL以下に抑えるために，蛋白制限とリン制限を行う（蛋白質：1.0〜1.2 g/kg，リン：蛋白質〔g〕×15 mg/日以下）．蛋白質やカルシウムを多く含む食品には，リンが多く含まれていることを具体的な数値を示しながら指導する

内服管理：食事制限のみではリンのコントロールに限界があるため，内服管理も重要となる．薬剤の作用によって服薬時間が異なるため，正しい内服方法を患者に指導する

術後合併症について説明する（嗄声・嚥下困難）

●患者指導のポイント：内服指導

適切な内服時間を指導する（表2）．

食事を摂取しない場合の内服薬の指示を確認する．（食事をしないときは，内服しても効果が出ない．）また，食事摂取量に対する内服量の増減についても確認する．

外食時に服薬を忘れることが多いため，薬を持参するように指導する．

表2 適切な内服時間

一般名	商品名	服用時間
セベラマー塩酸塩	レナジェル	食直前
	フォスブロック	食直前
沈降炭酸カルシウム	カルタン	食直後
炭酸ランタン水和物	ホスレナール	食直後
ビキサロマー	キックリン	食直前
クエン酸第二水和物	リオナ	食直後

（星井英里）

3 長期血液透析による合併症と看護

透析アミロイドーシス

病態関連図

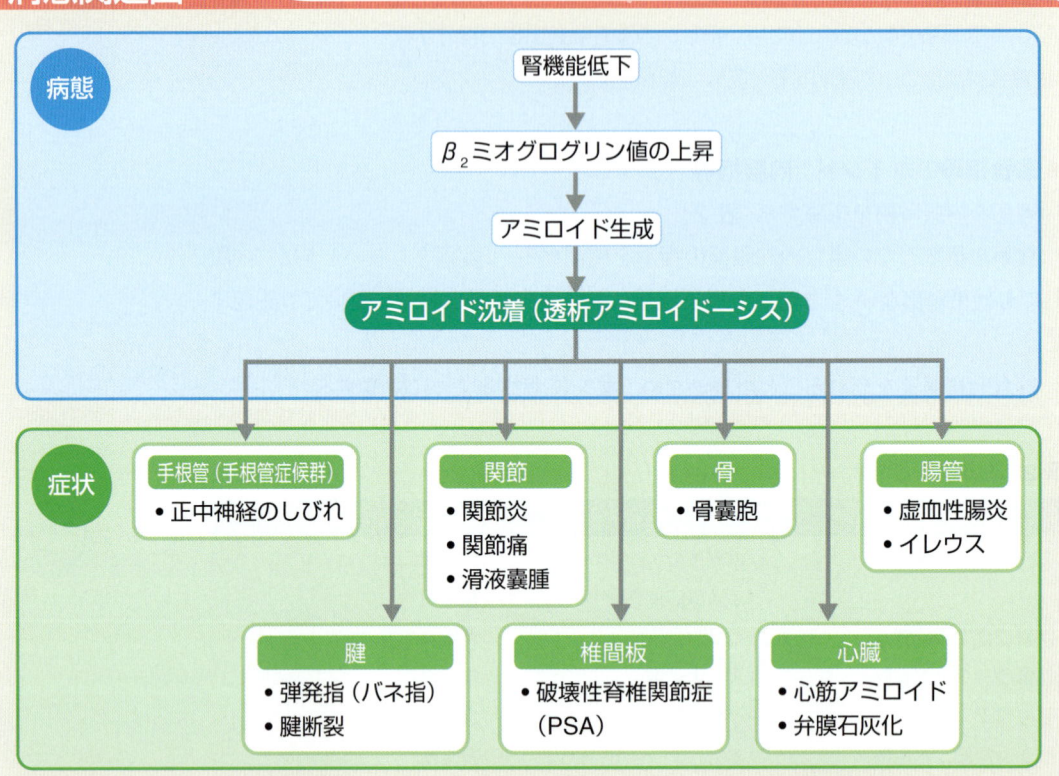

病態

腎機能低下
↓
β_2ミオグログリン値の上昇
↓
アミロイド生成
↓
アミロイド沈着（透析アミロイドーシス）

症状

手根管（手根管症候群）
- 正中神経のしびれ

関節
- 関節炎
- 関節痛
- 滑液嚢腫

骨
- 骨嚢胞

腸管
- 虚血性腸炎
- イレウス

腱
- 弾発指（バネ指）
- 腱断裂

椎間板
- 破壊性脊椎関節症（PSA）

心臓
- 心筋アミロイド
- 弁膜石灰化

治療・看護

内科的治療

透析療法
- 高性能膜を使用した透析
- 血液濾過透析
- 透析液の浄化
- β_2ミオグロブリン吸着筒の使用

対症療法
- 非ステロイド系消炎鎮痛薬投与
- ビタミンB_{12}製剤投与

外科的治療

手根管症候群
- 内視鏡下手根管開放術
- 観血的根治手根管開放術

破壊性脊椎関節症（PSA）
〈頸椎破壊性脊椎関節症〉
- 脊柱管拡大術
- 前方椎体固定術

〈腰部脊椎管狭窄症〉
- 椎弓切除術
- 前方あるいは後方椎体固定術

※透析アミロイドーシスを根治的に治療する方法はまだ確立していない

病態生理

　透析アミロイドーシスとは，$β_2$ミクログロブリンを主要構成蛋白とするアミロイドの組織沈着のことで，長期透析患者や高齢での透析導入が関連すると考えられている．

　$β_2$ミクログロブリンは全身の諸臓器にみられるが，運動負荷の大きな滑膜・靱帯・椎間板周囲などに沈着しやすい（表1）．透析歴10年以上でその量が増加することが知られている．血清中の$β_2$ミクログロブリンは健康成人では0.7～2.0 mg/dLであるが，透析患者の基準値は20 mg/dL以下に設定される．

発症リスク

①長期透析患者（10年以上）
②高齢透析導入患者
③透析液の純度の低さ
④透析膜生体適合性の低さ
⑤透析膜の中大分子透過性の低さ
⑥遺伝的素因

臨床症状

● 手根管症候群（図1）

　手根管内の腱にアミロイドが沈着するため，手根管内の正中神経が圧迫され，正中神経支配領域の手指の感覚異常や筋力低下が起こる．

● 破壊性脊椎関節症

　脊椎の椎体，椎間板にアミロイドが沈着し，骨破壊が進行すると，疼痛，神経症状が起こる．頸椎では頸部痛，上下肢の神経症状，腰椎では腰痛や下肢の神経症状が起こる．

表1 透析アミロイドーシスの種類と症状

種類	症状
手根管（手根管症候群）	正中神経のしびれ，痛み
腱	弾発指（バネ指），腱断裂
関節	関節炎，関節痛，滑液囊腫
椎間板	破壊性脊椎関節症（PSA）
骨	骨囊胞
心臓	心筋アミロイド，弁膜石灰化
腸管	虚血性腸炎，イレウス

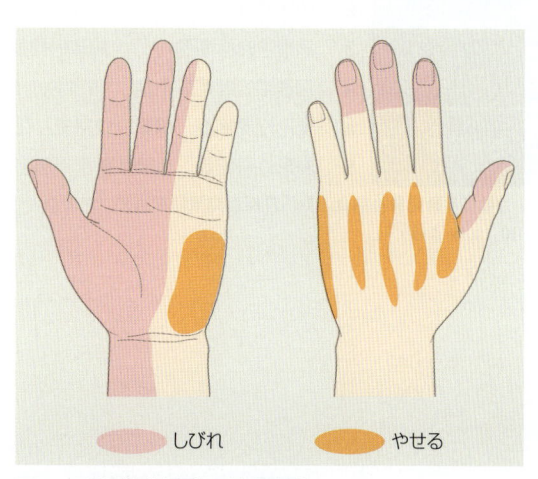

図1 手根管症候群の発現部位

- **関節症（アミロイド関節症）**
  肩・股関節を中心にアミロイドが沈着し，疼痛，関節症状が起こる．
- **骨囊胞**
  関節症，手根管症候群と併発することが多い．骨囊胞の周囲にアミロイドの沈着を認める．
- **その他**
  下痢などの消化器症状（消化管），心不全症状（心臓）など．

検査・診断

検査は病変部の組織診断によって行う．コンゴレッド染色陽性で，陽性部に一致したβ_2ミクログロブリンが検出されれば診断できる．電子顕微鏡にてフィブリルを確認する（表2）．

表2　透析アミロイドーシスの診断基準

臨床的所見	主要症状	1	多関節痛	
		2	手根管症候群	
		3	弾発指	
		4	透析脊椎症	破壊性関節症
				脊柱管狭窄症
		5	骨囊胞	
	副症状	6	骨折	
		7	虚血性腸炎	
		8	その他	皮下腫瘤（amyloidoma）
				尿路結石
病理学的所見		1	病変部より採取した組織のCongo red染色陽性所見かつ偏光顕微鏡での緑色偏光所見	
		2	抗β_2ミクログロブリン抗体に対する免疫組織学的陽性所見	
診断基準		1	臨床的診断例	主要症状のうち，2項目以上が認められる例
		2	臨床的疑い例	主要症状1項目と副症状1項目以上が認められる例
		3	病理学的診断例	臨床的診断例，臨床的疑い例のうち病理学的所見1が確認される例
		4	病理学的確定診断例	病理学的所見1かつ2が確認される例
除外診断		a	変形性関節症，関節リウマチ，化膿性関節炎，痛風，偽痛風などは除外する	
		b	変形性脊椎症，化膿性脊椎炎などは除外する	

（厚生労働科学研究費補助金．難治性疾患克服研究事業．アミロイドーシスに関する調査研究班：アミロイドーシス診療ガイドライン 2010. p.28. より）

治療

	内科的治療	外科的治療
β_2ミクログロブリン除去（透析治療）	・ハイパフォーマンス膜の使用 ・血液濾過透析 ・オンライン血液濾過透析 ・選択的β_2ミクログロブリン吸着（リクセル®の使用）	・腎臓移植（骨合併症の進展は停止するが治癒するかどうかは不明） ・手根管開放術 ・正中神経剥離術
透析液の清浄化	・エンドトキシン除去フィルターの使用	
対症療法	・非ステロイド性抗炎症薬 ・少量の副腎皮質ステロイド薬（長期連用は骨破壊を促進） ・ビタミンB_{12}の投与	

透析アミロイドーシスの看護

標準看護計画と看護の実際

観察項目

	主観的項目	客観的項目
骨・関節症状	・疼痛，しびれ	・しびれの部位

ケア項目

対処療法	・非ステロイド性抗炎症薬や副腎皮質ステロイド薬による対処療法を行う	
	・リハビリテーションを継続的に行うことで，ADL，QDLの低下を防ぐ	

患者指導項目

発症すると根治が難しいため，予防法（血清β_2ミクログロブリンの除去）を指導する．
　①β_2ミクログロブリン除去能が高く，生体適合性のよい透析膜を用いる
　②純度の高い透析液を使用する
　③血液透析濾過（HDF）

早期発見と症状の緩和（長期透析患者に症状の有無など定期的に確認する）

（星井英里）

皮膚瘙痒症

3 長期血液透析による合併症と看護

病態関連図

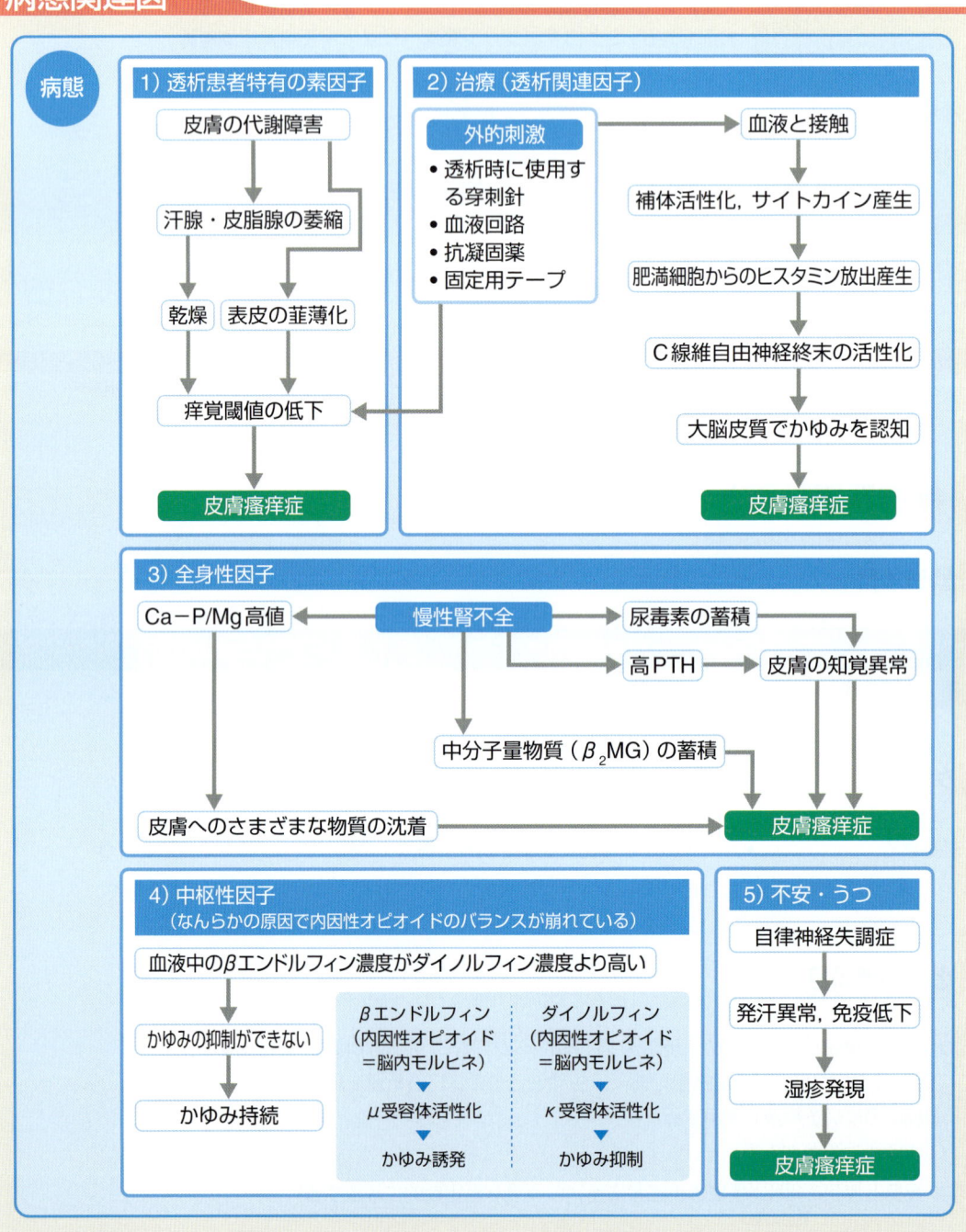

病態

1) 透析患者特有の素因子

皮膚の代謝障害
↓
汗腺・皮脂腺の萎縮
↓
乾燥 / 表皮の菲薄化
↓
痒覚閾値の低下
↓
皮膚瘙痒症

2) 治療（透析関連因子）

外的刺激
- 透析時に使用する穿刺針
- 血液回路
- 抗凝固薬
- 固定用テープ

血液と接触
↓
補体活性化，サイトカイン産生
↓
肥満細胞からのヒスタミン放出産生
↓
C線維自由神経終末の活性化
↓
大脳皮質でかゆみを認知
↓
皮膚瘙痒症

3) 全身性因子

慢性腎不全
→ Ca－P/Mg高値
→ 尿毒素の蓄積
→ 高PTH → 皮膚の知覚異常
→ 中分子量物質（β_2MG）の蓄積
→ 皮膚へのさまざまな物質の沈着
↓
皮膚瘙痒症

4) 中枢性因子
（なんらかの原因で内因性オピオイドのバランスが崩れている）

血液中のβエンドルフィン濃度がダイノルフィン濃度より高い
↓
かゆみの抑制ができない
↓
かゆみ持続

βエンドルフィン（内因性オピオイド＝脳内モルヒネ）
▼
μ受容体活性化
▼
かゆみ誘発

ダイノルフィン（内因性オピオイド＝脳内モルヒネ）
▼
κ受容体活性化
▼
かゆみ抑制

5) 不安・うつ

自律神経失調症
↓
発汗異常，免疫低下
↓
湿疹発現
↓
皮膚瘙痒症

症状	「かゆみ」に伴う症状		
	皮膚	精神面	社会面
	・軽い乾燥皮膚 ・皮脂欠乏症 　(魚鱗癬様皮膚) ・掻破痕 ・出血斑 ・色素沈着 ・発疹 ・湿疹 ・痒疹	・イライラ ・不眠 ・不安 ・うつ ・食思不振	・パフォーマンス量低下

治療看護	内科的治療	透析処方の見直し	患者指導
	・保湿剤, 外用薬 ・経口薬 　抗ヒスタミン薬 　アレルギー薬 　ナルフラフィン ・精神安定薬	・Kt/V ・ダイアライザ ・透析回路　・抗凝固薬 ・穿刺針　　・生理食塩液 ・固定用テープ	・清拭・清潔の保持 ・生活指導 ・受診のタイミング

病態生理

　皮膚瘙痒症とは皮膚の病変がなくてもかゆみがあることをいい，局所的なものと全身性のものとがある．掻いた結果，掻破痕・出血斑・色素沈着など二次的な皮膚病変が生じる場合や軽度の湿疹・痒疹を認める場合もある．

透析治療に起因する要因

　透析患者における皮膚瘙痒症の原因は複数ある．もともと透析患者の皮膚の特徴として，皮膚の代謝障害があり，汗腺・皮脂腺の萎縮，表皮の菲薄化がある．それによりかゆみを感知する閾値の低下が認められる．

　透析治療に伴う原因としては，透析時に使用する穿刺針，血液回路，ダイアライザ，抗凝固薬，固定用テープ，また，プライミングや返血に使用する際の生理食塩液などがある．これらが外的刺激（アレルギー起因物質）となって，アレルギーを引き起こし，かゆみの原因となっていることがある．

全身性の要因

　透析で除去されにくい中分子量物質（$β_2MG$）の蓄積，カルシウム・リン値などの異常による皮膚へのさまざまな物質の沈着，副甲状腺ホルモン（PTH）による

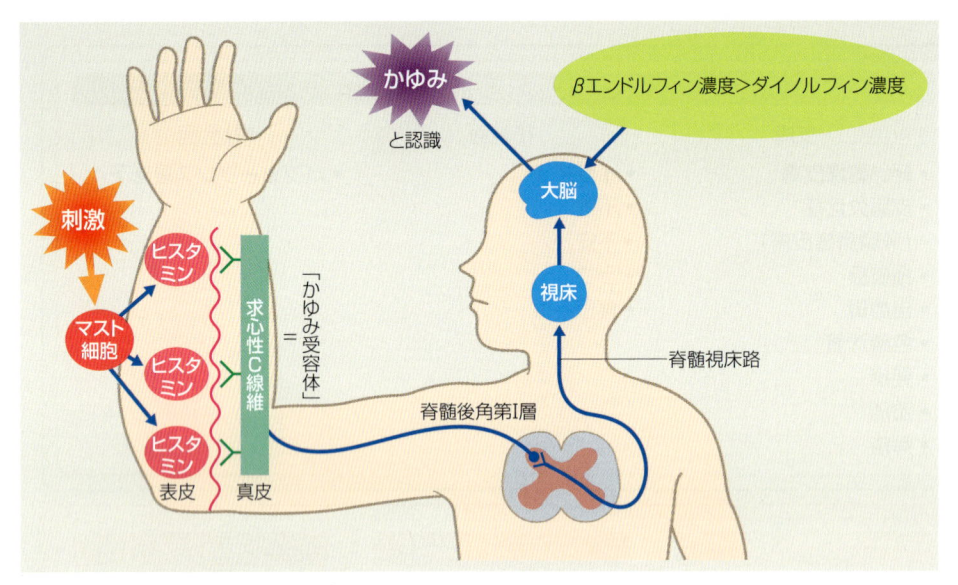

図1 かゆみの発現機序（中枢性）

皮膚の知覚異常によるものである．

中枢性の要因

　脳内モルヒネとよばれる内因性オピオイドのバランスが崩れることが原因でかゆみを生じる．内因性オピオイドには数種類あり，そのなかでもβエンドルフィンというオピオイドがμ受容体を活性化させ，かゆみを誘発する．一方，ダイノルフィンというオピオイドはκ受容体を活性化させ，かゆみを抑制する．透析患者のなかには，血液中のβエンドルフィン濃度がダイノルフィン濃度より高値を示す場合がある．この場合，かゆみの抑制ができず，かゆみが持続する結果となる（図1）．

心因性の要因

　不安，うつから，自律神経失調を起こし，発汗異常，免疫低下を招いてかゆみを生じるものがある．

　このようにかゆみの原因は複数ある．透析患者のかゆみは慢性的で，掻破により皮膚損傷を引き起こし，さらなるかゆみの増加，もしくは感染を引き起こしかねない．かゆみと掻破の悪循環はQOLの低下にもつながる．

検査・診断

皮膚瘙痒症の原因・機序は明らかになっていないが，腎不全，肝不全，血液・内分泌・精神疾患の基礎疾患に伴って生じている症例がある．よって透析患者の疾病経過を複合的にアセスメントし，多角的に対応していく必要がある．

視診	・瘙痒感を訴える部位と皮疹・掻破痕の有無 ・色調
触診	・乾燥の程度
問診	・瘙痒の有無とその程度 ・瘙痒の出現する時期・タイミング・持続時間 ・瘙痒を増強する因子 ・かゆみの種類 ・使用している洗髪剤や石けんなどの種類 ・入浴方法 ・使用している衣類・リネン類の素材 ・既往歴・家族歴 ・睡眠状況
血液検査	・カルシウム，リン，副甲状腺ホルモン（PTH），尿素窒素（BUN），クレアチニン値，βエンドルフィン濃度，ダイノルフィン濃度，β_2MG
透析効率	・Kt/V
透析使用器材の変更	・ダイアライザ，抗凝固薬，透析回路，穿刺針，プライミングに使用する生理食塩液
パッチテスト	・透析回路固定用テープ，止血用のカット絆など何種類かのテープ類を同一面積，同一時間貼用し，発赤の程度を比較
感染性疾患との鑑別	・皮膚塗擦培養
自律神経機能検査	・シュロング起立試験 ・立位心電図 ・マイクロバイブレーション ・皮膚紋画症検査 ・鳥肌反応検査　など

治療

	内科的治療	外科的治療
透析治療に起因するかゆみ（ダイアライザ，抗凝固薬，穿刺針・消毒薬，固定テープ，透析回路，プライミング返血用の生理食塩液がアレルゲンの場合）	• ダイアライザ膜の変更 • 抗凝固薬の変更 　ヘパリン→アルガトロバン 　ナファモスタット→低分子ヘパリン • 消毒薬の変更 　ポビドンヨード→エタノール，グルコン酸クロルヘキシジン等→生理食塩液	副甲状腺摘除術（PTH 高値）
PTH 高値	• 内服量増加 • 経皮的副甲状腺（上皮小体）エタノール注入療法（PEIT）	
カルシウム高値	• 低カルシウム透析液の使用	
リン高値	• リン吸着薬内服 • 食事指導	
Kt/v 低値	• 透析効率を上げるため，血液流量の増大・透析時間の延長 • 血圧に問題がなければ透析膜を大きくする	
β_2MG の蓄積	• 透析方法変更 　血液透析→血液濾過透析 • ダイアライザの変更	
βエンドルフィン濃度上昇	• ナルフラフィン塩酸塩（レミッテ®）内服	
皮膚乾燥	• 保湿剤塗布（セルロイド軟膏/ローション，ウレパール®軟膏/ローション，白色ワセリン）	
掻破痕	• 外用薬塗布 　ステロイド薬など	
その他	• 抗ヒスタミン薬内服（アレジオン®，アレグラ®，エパステル®）	

皮膚瘙痒症患者の看護

標準看護計画と看護の実際

　かゆみの要因を多面的にアセスメントし，かゆみに伴う不眠，イライラ感，つらさへの共感・傾聴をし，さまざまな対処方法を根気よく続けていく．

　安楽な透析のためにも，透析中のかゆみに対して，実際に肌を見せてもらい，冷罨法スキンケア（外用薬塗布）をし，皮膚トラブルがみられた場合には，すみやかな皮膚科受診・連携をすることが大切である．

　かゆみの評価を適切かつ継続的に行い，患者自身が変化を客観視でき，また改善を実感できることが重要と考える．

観察項目

　かゆみの程度，性質，時期，発生要因を多角的にアセスメントし，患者の思いを傾聴し，励ましながら，スキンケア方法の指導，生活指導を行う．

	主観的項目	客観的項目
瘙痒感	程度，持続時間，出現時間，原因・誘因，性質，部位	血液検査（Ca, P, PTH, β_2MG, BUN, Cr 値　βエンドルフィン濃度　ダイノルフィン濃度），透析効率（Kt/v）
皮膚の状況	皮膚の保清維持，乾燥，発湿，掻破痕の有無	
身の回りのアレルギー誘因物質	衣類，リネン，使用している洗髪剤，石けん，ペットの有無	
かゆみに伴う症状	イライラ感，作業効率の低下，集中力の低下，不眠，食思不振，うつ，ボディイメージの変化	
治療方針	内服，外用薬，注射	
治療に対する本人，家族の反応	症状が改善されたか，副作用の有無，指示通り内服や外用薬の塗布が行えているか	

●観察のポイント

かゆみの客観的評価，尺度を利用しながら継続的に評価していく．患者の理解力や個別性を踏まえて評価法を選択するようにする（表1～2，図2）．

掻破行動の有無，掻破に伴う皮膚症状，バタフライサインなどを観察する．

表1 かゆみの客観的評価・尺度の例

- 瘙痒の程度の判定基準：白取の瘙痒の重症度基準（表2）
- Visual Analogue Scale（VAS，図2）
- フェイススケール（図3）
- Verbal Descriptor Scale（VDS）
- Numerical Rating Scale（NRS）
- Behavioral Rating Scale（BRS）

表2 白取の瘙痒の重症度基準

程度	日中の症状	夜間の症状
4：激烈なかゆみ	いてもたってもいられないかゆみ．掻いてもおさまらず，ますますかゆくなり仕事も勉強も手につかない	かゆくてほとんど眠れず，しょっちゅう掻いているが，掻くとますますかゆみが強くなる
3：中等度のかゆみ	かなりかゆく，人前でも掻く．かゆみのためイライラし，たえず掻いている	かゆくて目がさめる．ひと掻きすると一応眠るが，無意識のうちに眠りながら掻く
2：軽度なかゆみ	ときに手がゆき，軽く掻く程度で一応おさまり，あまり気にならない	多少のかゆみはあるが，掻けばおさまる．かゆみのために目がさめることはない
1：軽微なかゆみ	ときにむずむずするが，特に掻かなくても我慢できる	就寝時わずかにかゆいが，特に意識して掻くほどではない．よく眠れる
0：症状なし	ほとんどあるいはまったくかゆみを感じない	ほとんどあるいはまったくかゆみを感じない

（秋葉隆，秋澤忠男編：透析療法ネクストⅫ．透析そう痒症の最前線．p.42，より）

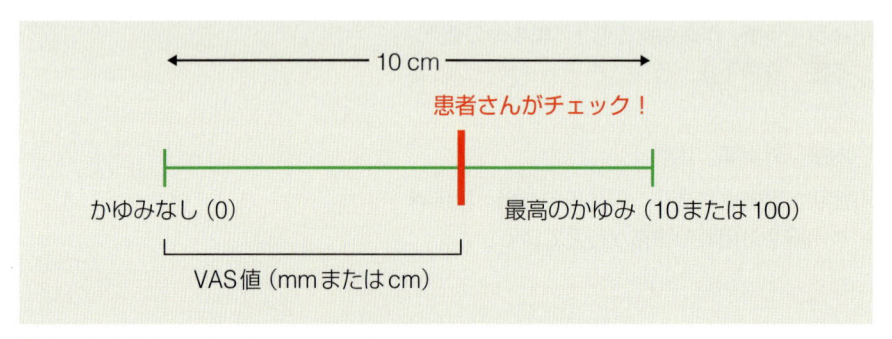

図2 VAS（Visual Analogue Scale）

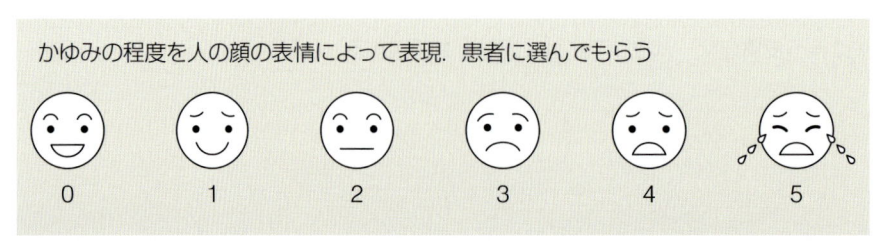

図3 フェイススケール

ケア項目

冷罨法	• かゆい部位のクーリング • 頭部のクーリング
搔破防止	• ぬらしたタオルでの清拭 • 爪を切る，手袋をはめる • たたく，孫の手に柔らかい布をまく，爪の裏側を使って搔く
スキンケア	• 汚れていれば清拭を行う • 乾燥部位に保湿剤を塗擦する
薬物投与	• 抗アレルギー薬，抗ヒスタミン薬を透析回路から投与 • 内服介助，ステロイド外用薬塗擦介助
環境調整	• 透析室内の温度を適温に保つ
気分転換	• かゆみにばかり意識がとらわれているようであれば，ほかに意識を向けられるよう声をかける • ラジオ，テレビなどを調整する
原因物質の除去	• 透析回路，針，ダイアライザ，抗凝固薬，生理食塩液の変更

●ケアのポイント

　かゆみはあくまで主観的な症状の訴えであるため，経験しない他者にはなかなか理解されにくい苦痛である．あらゆることを試してもよい効果が出ないときは，「メンタル的なもの」，「くせになっている」などと，医療者側のあきらめの姿勢が出てしまうこともある．すると患者もあきらめ，不安に陥ってしまう．看護師は，患者に症状がよくなることを信じて治療に臨めるよう，励まし，一緒に考えていくことが，瘙痒症の克服につながる．

患者指導項目

正しいスキンケア方法を指導する
外用薬の正しい使い方，内服方法を指導する
かゆみを避けるための衣類の種類や環境の調整について指導する
食事や規則正しい生活などについて指導する
症状が現れるタイミングについて患者自身に観察してもらう

● 患者指導のポイント

スキンケア	・高温，長時間の入浴は避ける ・入浴剤は保湿系のものを選択する ・かゆみがひどいときにはシャワーのみにする ・シャンプー，リンス，ボディーソープはできるなら敏感肌用のものを選択する ・石けんの使用回数を減らす（毎日→2日に1回など）．石けんを使用する場合はよく泡立て，優しく洗う ・化学繊維を用いた体洗いは避け，綿，麻，絹などの天然素材のものを使用する ・体を拭く際はこすらず，抑え拭きにする ・保湿剤の塗布は入浴後に行う ・掻破防止のため，爪のケアや，就寝時には手袋をはめるなどする．手袋を無意識にはずしてしまうときには，手袋の上から包帯を巻くなどの対策を行う
外用薬の使用	・塗布量が少なすぎると効果が出ないため，適量を塗る ・塗った後，ティッシュを貼り付けても落ちないくらいが目安
内服指導	・医師の指示通りに内服すること
衣類	・化学繊維や，体をしめつけるような衣類は避け，なるべく天然素材（綿，麻，絹）でゆとりのあるものを選ぶ
食事	・リンを多く含む食事は避ける ・アルコール，香辛料などもかゆみを誘発することがある
環境	・ダニ，ほこりの除去（空気清浄機の設置） ・温度・湿度の調整 ・冬場のこたつ，電気毛布は避ける
生活	・規則正しい睡眠時間をとる ・かゆみのことばかり考えない
症状の確認	・いつ，どのタイミングでかゆみが出現し，増強するのか，また軽減するのかを自分で確認してもらう

（渡部聖子）

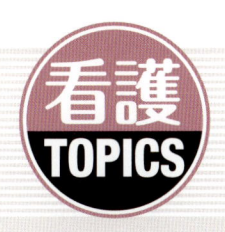

看護TOPICS 単純血漿交換療法(PE)

　血液透析と同様に体外循環を応用して行う単純血漿交換療法（PE）には，遠心分離装置もしくは中空糸の膜型血漿分離器を用いて行う2つの方法がある．日本では治療を目的として血漿分離を行う場合，その多くは膜型血漿分離器を用いて施行されるため，ここでは膜型のPEについて解説する．

　PEはダイアライザとは大きく異なる膜孔径を有する血漿分離器により，患者の血液を血球成分と血漿成分に分離して，病因（関連）物質を含む血漿を廃棄し，血液製剤などの置換補充液で等量置換する治療法であり，その適応疾患は多岐にわたる．

　PEは現在実施されているさまざまな血液浄化療法のなかでも回路構成が単純であり，最近では装置の自動化が進み，操作性と安全性も飛躍的に向上している．このため，アフェレシス治療経験の乏しい施設でも，比較的安全に実施できる血液浄化療法である．対象患者が多様であり，そのほとんどが難治性であるという難しさはあるが，その技法はすでに確立した治療法といえる（図1）．

原理

　体外循環により血液を血漿分離器に導き，赤血球，白血球，血小板といった細胞成分と血漿成分に分離し，分離した血漿をすべて廃棄することにより病因（関連）物質を除去する．現在PEに使用されている血漿分離器における血漿成分の篩係数はほとんど1.0であるため，幅広い分子量分画の病因（関連）物質の除去が可能である（図2）．また，選択する置換補充液によっては，血液中で不足している物質の適量補充も可能である．

置換補充液の選択

　病因（関連）物質除去と循環血漿量維持の視点から，以前は新鮮液状血漿やデキストラン血

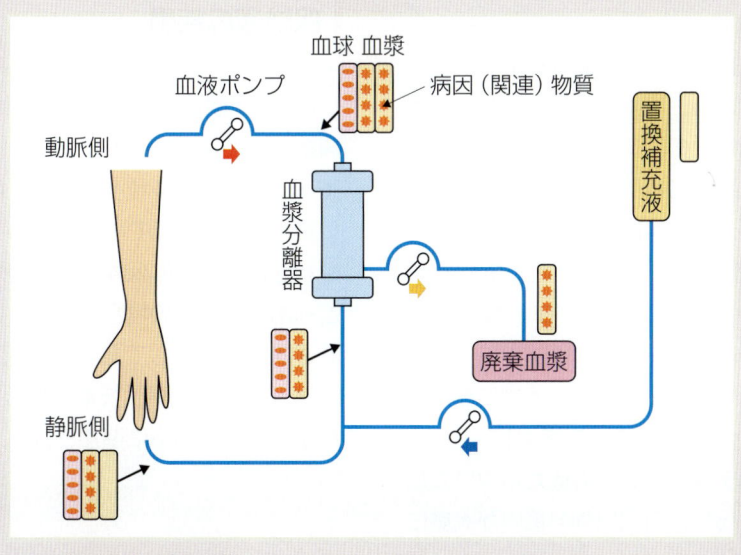

図1　単純血漿交換療法

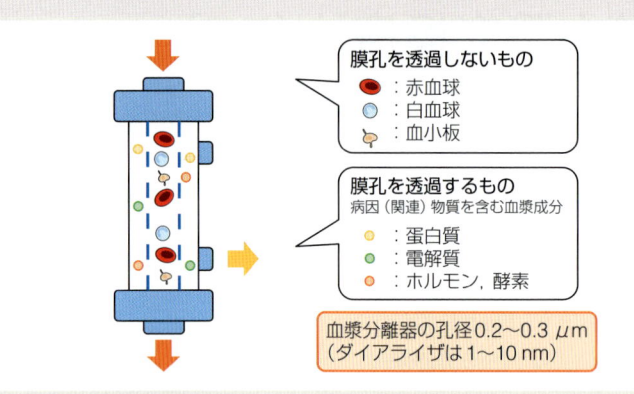

図2 血漿分離器による病因（関連）物質の分離

漿，ゼラチン血漿のような代用血漿を選択していた時代もあったが，現在では循環血漿量と膠質浸透圧の維持，凝固因子の補充，感染防御能の回復を目的に，血液製剤である新鮮凍結血漿（FFP）やヒト血清アルブミンが用いられる．病因（関連）物質の除去のみを目的とした場合はヒト血清アルブミンを等張の電解質液などで希釈調整して使用する．また，病因（関連）物質の除去と凝固因子の補充や感染防御能の回復も同時に達成したい場合はFFPを選択する．1治療あたりの目標処理血漿量の目安は，患者全血漿相当量またはその1.5倍程度とする．

置換補充液の副作用

PEでは置換補充液に起因するさまざまな生体反応が予測される．廃棄する患者血漿と使用する置換補充液間との膠質浸透圧の較差による血圧の上昇や低下，これに伴う頭痛，悪心，動悸などの症状が起こる可能性がある．

また，置換補充液としてFFPを選択した場合，FFPには抗凝固薬としてクエン酸ナトリウムが含まれている．クエン酸は体内に入ると肝臓や腎臓により代謝されるが，大量に投与すると血液中のカルシウムイオンをキレートし，手指のしびれ，テタニーなどの低カルシウム症状が現れる．さらに，自己以外の蛋白が大量に投与されることなどによるアレルギー様の症状として，かゆみ，発疹などの皮膚症状や腹痛，悪心などの消化器症状，息苦しさなどの呼吸器症状，発熱，悪寒，循環不全やショック，意識障害などが出現することもある．

そのほかの副作用として，スクリーニングで検出できない未知のウイルス，細菌などに感染する可能性や，クエン酸の代謝能が著しく低下した肝機能障害症例においては重症化するもケースもある．したがって，PE施行中は患者の状態をよく観察し，これらの副作用をできるだけ早く検出し，すみやかな対応により重症化させないことが重要である．

保険適応疾患

PEの保険適応疾患（表1）は神経疾患，皮膚疾患，血液疾患，肝疾患，腎疾患，循環器疾患，膠原病など多種多様であるが，各疾患ごとに施行回数についての制限がある．患者の病状や状態によっては保険適応を越えて施行することもあるが，その場合はあらかじめ負担をどう処理するか検討しておく．2012年4月には川崎病（小児急性熱性皮膚粘膜リンパ節症候群）が新しく保険適応に追加された．

（清水幹夫）

表1 単純血漿交換療法の保険適応疾患と主な病因（関連）物質

領域	保険適応疾患名	病因（関連）物質
神経疾患	重症筋無力症	抗アセチルコリン受容体（AchR）抗体（IgG1, IgG3） 抗筋特異的チロシンキナーゼ（MuSK）抗体（IgG4）
	多発性硬化症	抗MBP抗体（IgG1） 抗MOG抗体（IgG1）
	慢性炎症性脱髄性多発根神経炎	抗ガングリオシドGM1抗体（IgG）など
	ギラン・バレー症候群	抗ガングリオシドGM1抗体（IgG1, IgG3） 抗ガングリオシドGD1a抗体（IgG, IgM, IgA）など
皮膚疾患	天疱瘡	抗デスモグレイン3（Dsg3）抗体（IgG） 抗デスモグレイン1（Dsg1）抗体（IgG）
	頬天疱瘡	抗BP180抗体（IgG） 抗BP280抗体（IgG）など
	中毒性表皮壊死症	TNF-αなどの各種サイトカイン
	スティーブンス・ジョンソン症候群	可溶性Fasリガンド
血液疾患	多発性骨髄腫	M蛋白など
	マクログロブリン血症	IgM
	血栓性血小板減少性紫斑病	ADAMTS-13インヒビター（IgG, IgM型自己抗体） 超高分子量von Willebrand因子（vWF）重合体
	溶血性尿毒症症候群	ADAMTS-13インヒビター（IgG, IgM型自己抗体） 超高分子量von Willebrand因子（vWF）重合体 志賀様毒素（ベロトキシン）
	インヒビターを有する血友病	第VII因子に対する抗体（IgG4）
肝疾患	劇症肝炎	肝性昏睡起因物質
	術後肝不全	ビリルビン，胆汁酸
	急性肝不全	肝性昏睡起因物質 ビリルビン，胆汁酸
	慢性C型ウイルス肝炎	C型肝炎ウイルス
腎疾患	巣状糸球体硬化症	低比重リポ蛋白（LDL） リポ蛋白（a）（Lp（a）） 超低比重リポ蛋白（VLDL） 中間比重リポ蛋白（IDL）
循環器疾患	家族性高コレステロール血症	低比重リポ蛋白（LDL）
	閉塞性動脈硬化症	リポ蛋白（a）（Lp（a）） 超低比重リポ蛋白（VLDL） 中間比重リポ蛋白（IDL） 中性脂肪（TG）
膠原病	全身性エリテマトーデス	免疫複合体 自己抗体（抗DNA抗体など）
	悪性関節リウマチ	リウマチ因子 免疫複合体 自己抗体（抗DNA抗体など）
	川崎病	各種サイトカイン
その他	重度血液型不適合妊娠	IgGクラスのRh式血液型に対する（主に抗D抗体）
	原因薬物	原因薬物

看護TOPICS 二重濾過血漿交換法（DFPP）

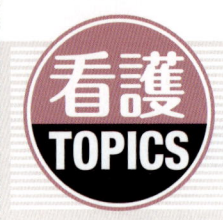

二重濾過血漿交換法とは

　二重濾過血漿交換法（DFPP）とは，血漿分離器によって分離された血漿成分をより小さな穴（13～37 nm）の血漿成分分画器に通すことにより高分子量成分を除去し，アルブミンなどの低分子量成分を補充液（アルブミン溶液）とともに体内に戻す方法である（図1）．

　置換補充液としてアルブミンが使用されるため，新鮮凍結血漿（FFP）を使用する単純血漿交換療法（PE）と比べると感染症のリスクは低い．また，穴の大きさの違う血漿成分分画器を使い分けることで，除去する血漿蛋白の範囲を変えることができる．二段階の処理を行うことで選択的除去が行えるのに加え，PEに比べて置換補充液に使用する血液製剤が少なくてすむというメリットもある．

　一方で，回路構成や手技が煩雑であり，プライミングボリュームが多量となるため，循環動態が不安定になることがある点や，分子量分画による分離（膜の穴による分離）のため，必要蛋白も除去される可能性があるなどのデメリットもある．

DFPPの実際（表1）

　表1にDFPPの一般的な操作条件を記載する．
血漿分離器
　単純血漿交換療法の項（p.165）を参照．
血漿成分分画器
　濾液として得られた血漿成分を細孔サイズの少しずつ異なる膜の種類を用い，分子サイズの違いを利用してアルブミン分画，グロブリン分画，脂質分画などに分画分離するモジュールである．除去を目的とする病因物質の分子量をもとに，適切な血漿成分分画器を選択する必要がある（図2）．実際には血漿成分分画器の分離能の限界から，アルブミンとそれより大きな病因蛋白を含む物質をシャープに分けることがで

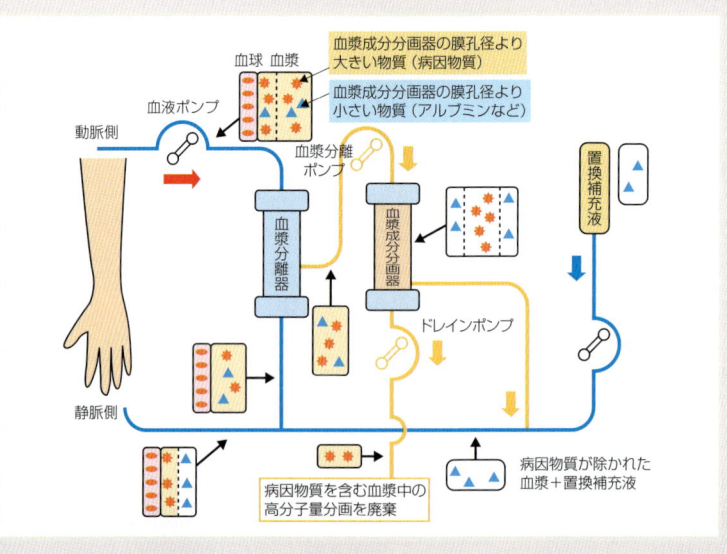

図1　DFPPの治療図

表1 DFPPの一般的な操作条件

	低分子量分画を除去	高分子量分画を除去
疾患	各種自己免疫疾患 血液型不適合腎移植など	高コレステロール血症 閉塞性動脈硬化症 慢性C型ウイルス肝炎 マクログロブリン血症など
除去対象物質	IgG分画など	IgM分画，脂質分画，フィブリノーゲン，ウイルスなど
血漿成分分画器	Evaflux®-2A，Cascadeflo® EC-20W	Evaflux®-5A，Cascadeflo® EC-50W
血液流量（QB）	80〜120 mL/分	80〜120 mL/分
血漿処理速度	20〜30 mL/分（QB，TMPに依存）	20〜30 mL/分（QB，TMPに依存）
血漿処理量	患者循環血漿量の1〜1.5倍程度	患者循環血漿量の1〜1.5倍程度
置換補充液	アルブミン溶液：600〜1,200 mL（体格依存） アルブミン溶液濃度：7〜10%	ほぼ不要

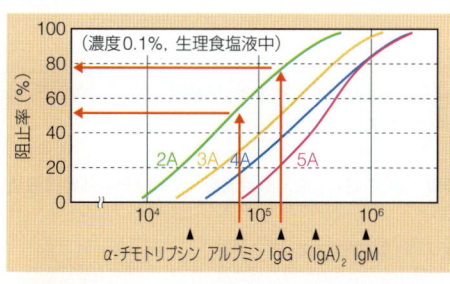

IgGをターゲットとする場合
（各種自己免疫疾患など）
Evaflux®-2Aを使用する
IgGの阻止率は約80%．高率に除去できる．しかしアルブミンの阻止率も約55%と損失も大きいため置換補充液が必要となる

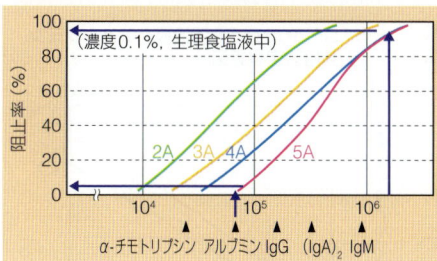

リポ蛋白をターゲットとする場合
（家族性高コレステロール血症，閉塞性動脈硬化症，巣状糸球体硬化症など）
Evaflux®-5Aを使用する
リポ蛋白の阻止率は約100%
アルブミンの阻止率も約5%と少ないため置換補充液が必要ない

C型肝炎ウイルスをターゲットとする場合（VRAD）
C型肝炎ウイルスの直径は55〜65 nm
Evaflux®-5Aの膜孔径は約30 nmなので，サイズで分画できる

除去を目的とする病因物質の分子量をもとに，適切な血漿成分分画器を選択する必要がある

図2 血漿成分分画器の使い分け
（川澄化学工業株式会社カタログより改変）

きずに，若干のアルブミン損失が生じる．アルブミンのロスの観点から膜間圧力（TMP）は 200 mmHg 以下で使用するのが望ましい．

置換補充液

前述したように置換補充液にはアルブミンが使用されるため，FFP と比べると感染症のリスクは少ない．比較的細孔の小さな膜（Evaflux®-2A など）を用いた場合には，アルブミン損失が多くなるため，高濃度（7～10％）アルブミン水溶液を置換補充液として使用する．一方，比較的細孔の大きな膜（Evaflux®-5A など）を用いた場合にはアルブミン回収率が高いため，置換補充液は不要である．

当院ではDFPP 置換液量設定早見図（図3a)[1]）を用いて患者の体重と目標 IgG 除去率から置換補充液量を設定し，さらに DFPP 置換補充液アルブミン濃度設定早見図（図3b)[1]）を用いて患者の治療前アルブミン濃度と目標 IgG 除去率から置換補充液アルブミン濃度を設定している．

適応疾患と治療の間隔

DFPP が第一選択となる疾患は，①自己免疫疾患（凝固因子・正常免疫グロブリンの補充が不要であるもの），②移植前の同種腎移植，血液型不適合妊娠（血液製剤のリスクを回避したい疾患），③多発性骨髄腫の一部，マクログロブリン血症（過粘稠症候群〔IgM 増加〕を呈する疾患），④高コレステロール血症（DF サーモ法[2]を選択），⑤慢性 C 型ウイルス肝炎（インターフェロンと併用する治療法〔VRAD〕，図2）である．

対象物質で最も多いのは自己抗体をはじめとする IgG である．一般的に体内血漿量の 1～1.5 倍を処理すると，IgG は前値の約 1/3 程度

この早見成分表は以下の条件のもとに成立する
1. 血漿分画器に Evaflux®-2A を使用
2. 操作条件は分離血漿流量＝25 mL/分，廃棄・置換補充液注入血漿流量＝5 mL/分の部分排液法
3. 患者の循環血漿量減少率－10％まで許容

a を用いて患者の体重と目標IgG除去率から置換補充液量を設定する
さらに b を用いて患者の治療前アルブミン濃度と目標IgG除去率から置換補充液アルブミン濃度を設定する

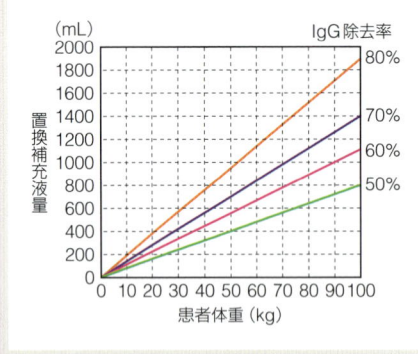

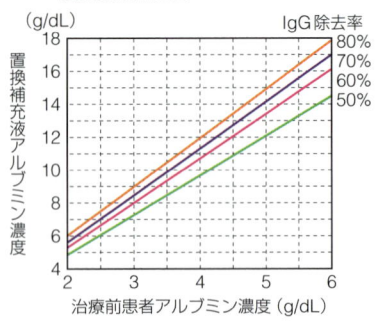

a：DFPPにおける置換補充液量設定早見図　　b：DFPPにおける置換補充液アルブミン濃度設定早見図

図3 DFPP 置換補充液量設定早見図
（江口圭：置換液の使用方法と至適濃度設定法．日本アフェレシス学会雑誌 2011；30：234-242.[1]より）

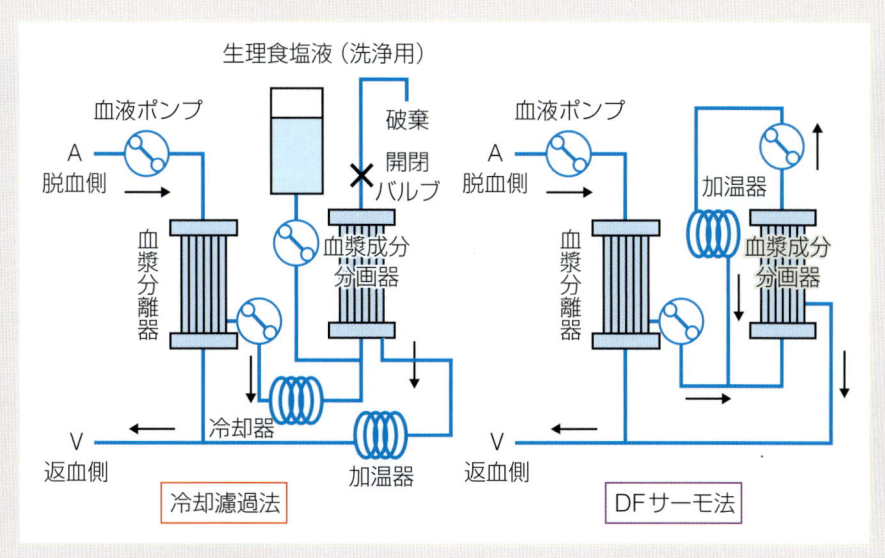

図4 DFPP変法の回路構成

まで低下するが，IgGは血管外にも分布するといわれており，治療翌日にはリバウンドがみられる．そのため血漿中の濃度は翌日には約1/2程度になる[3]．

治療の頻度は病状の重症度を判断して決定する．早期に血漿中濃度を低下させたい場合には，連日で行うことが望ましい．また腎移植のように予定された手術に対しては，手術日に目標値（抗体値8倍以下）となるように，治療間隔を調整する必要がある．

DFPPの変法

広義のDFPPには，前述の基本的なDFPP以外に種々の変法が存在する．変法には温度を巧みに利用した分画分離法が考案されており，①冷却濾過法，②DFサーモ法が臨床応用されている（図4）．

治療中の注意点

患者のヘマトクリット値にもよるが，血漿分離器での濾過は30％以下で行うのが望ましい．

治療中は患者の監視を1時間に1回は行い，特に体外循環開始直後，および置換補充液が体内へ入った直後はアレルギーなどにより血圧が低下する危険性が高いため，注意してバイタルチェックを行う．また，透析に比べ体外循環ボリュームが多いため（約400mL），小児や体格の小さい患者に適応する場合には血液希釈に伴う血圧低下に注意しなければならない．

置換補充液のIN/OUTは血漿廃棄ポンプと置換補充液注入ポンプが同速度で回転するため量的バランス異常は生じないようになっているが，ポンプのオクルージョン（圧閉度）不良などによりバランスが崩れることがある．したがって，臨床では量的バランスの監視が重要となる．一方，量的バランスが正常であっても，置換補充液中の蛋白濃度と患者の血中蛋白濃度に相違が生じた場合，膠質浸透圧の不均衡が生じ循環血液量の増加および減少により，血圧変動（表2）や，血圧低下，シャント閉塞，腸管浮腫，腹水などの合併症が併発する[4]．このためCRIT-LINE®（JMS）などを使って循環血液量（BV）をモニタリングし，必要に応じてアルブミンなどの追加投与や置換補充液注入量の減量

表2 蛋白濃度の異常による現象

	体への影響	対策
患者血漿中濃度＞置換補充液濃度	循環血液量の低下（血圧低下）	アルブミンの補充
患者血漿中濃度＜置換補充液濃度	循環血液量の増加（血圧上昇）心不全の惹起	ECUM（HD）などで除水，利尿薬の使用

などの対応を行う．

DFPPでは，治療に伴い一部の凝固因子がともに除去される．すなわち，治療ごとに凝固系動態は変化するので抗凝固薬の使用法には注意が必要となる．全体的な傾向として，頻回に治療を行うとヘパリンの効果が不十分となることが予想される．よって回路凝固を防ぐためには治療ごとに活性化凝固時間（ACT）を測定し，ヘパリン量の調整（一般的には増量）が必要である．ヘパリンの増量によりACTが延長する場合がほとんどだが，ヘパリンの副作用として血小板凝集能の亢進（白色血栓形成）やフィブリノーゲン低下に起因した止血時間延長などが生じる場合には，メシル酸ナファモスタットなどのAT-IIIを介さない抗凝固薬に変更する必要がある．

（徳井好恵）

● 文献
1) 江口圭：置換液の使用方法と至適濃度設定法．日本アフェレシス学会雑誌 2011；30：234-242．
2) 金野好恵ほか：新しい二重膜濾過法（加温式再循環法）の使用経験．吸着型LDLアファレシス療法との比較をふまえて．日本アフェレシス学会雑誌 2003；22：44-50．
3) 花房規男：治療量頻度の決定法．野入英世，花房規男：アフェレシス療法 ポケットマニュアル．第2版．医歯薬出版；2012．p.89．
4) 西慎一ほか：ABO血液型不適合腎移植．高橋公太編：腎移植における免疫抑制療法．日本医学館；1998．p.239-255．

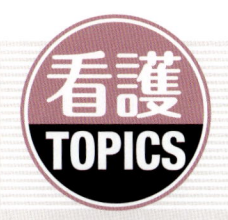

看護TOPICS：LDL吸着療法

LDL吸着療法の概略

　LDL吸着療法は体外循環により取り出された血液を血漿分離し，血漿中に含まれる低比重リポ蛋白（LDL）および超低比重リポ蛋白（VLDL）を選択的に吸着除去する治療法である．LDL吸着療法を行うことで，早期には狭心症や末梢循環障害などの症状改善が期待されるとともに，長期間治療を継続することにより冠動脈硬化の進展の抑制や黄色腫の退縮などが期待される．

LDL吸着療法の適応

　LDL吸着療法の保険適応は，①家族性高コレステロール血症，②閉塞性動脈硬化症，③巣状糸球体硬化症の3疾患であり，いずれも薬物療法などの治療で効果が十分でない場合に施行される．

LDL吸着療法の原理

　LDL吸着療法の原理は静電結合である．吸着器内には陰性荷電のデキストラン硫酸が充填されており，血漿中で陽性に荷電しているLDL表面のアポ蛋白Bと電気的に結合することでLDLを選択的に吸着除去している．

LDL吸着療法の装置・回路

　LDL吸着療法は，一般的に全自動型の専用装置（MAシリーズ）を用いて行われる．体外循環回路は血液回路，血漿分離器，血漿回路，吸着器，賦活回路より構成される（図1）．治療時は体外循環で導き出された血液が血漿分離器により血球成分と血漿に分けられる．分離された血漿は吸着器へ導かれ，ここでLDLコレステロールの吸着除去が行われる．吸着器を通過した血漿は下流で血球成分と合流し，患者に

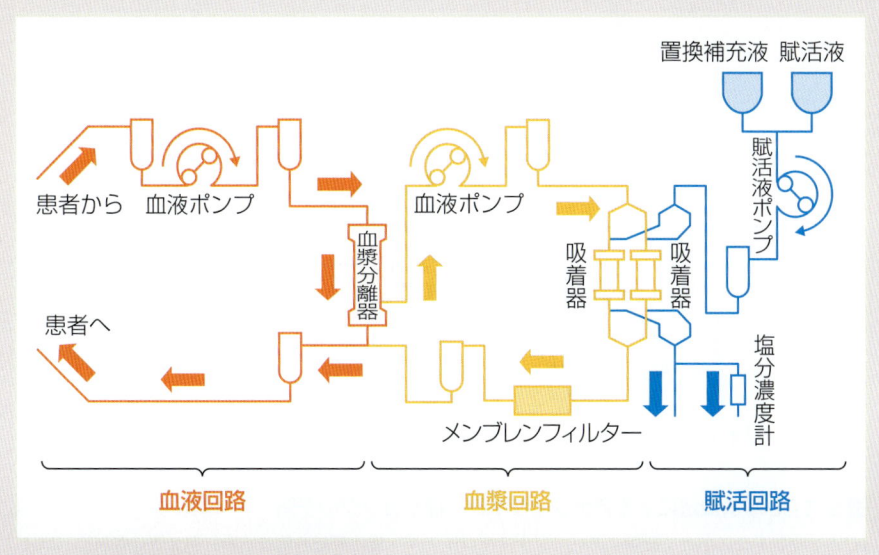

図1　LDL吸着療法の一般的な回路図

戻される.

吸着器

吸着器にはリポソーバー LA-15（カネカメディックス社）が用いられることが多い．一般的に，LA-15 は 2 本を並列に血漿回路に接続して使用される．治療中は片方の吸着器に血漿を通し，一定量（初回のみ 500 mL，以降 600 mL）の血漿を処理した後，この吸着器での血漿処理をいったん中断し，もう一方の吸着器に血漿を流し始める．他方の吸着器に血漿を流している間に，血漿処理を中断した吸着器には高張食塩液（4.1％）と乳酸化リンゲル液などのカルシウムイオンを含んだ電解質液を流して吸着能の再生を図る．このように 2 つの吸着器を交互に使用，再生することで，連続的に任意の量の血漿処理を行うことが可能となる．

治療条件

一般的な治療条件は，血流量 50 〜 100 mL/分，血漿流量 15 〜 30 mL/分，血漿処理量 3,000 〜 5,000 mL である．透析治療と同様に抗凝固薬としてヘパリン，メシル酸ナファモスタットが使用される．メシル酸ナファモスタットを使用すると，蛋白分解酵素阻害作用によりブラジキニンの産生を抑制することが可能であるため，後述する血圧低下症例への対応として有効である（図2）[1]．

LDL 吸着療法における看護のポイント

ACE 阻害薬の併用は禁忌

吸着器に使用されているデキストラン硫酸は陰性に荷電しているため，血管拡張作用をもつブラジキニンの産生が高まる．通常，ブラジキニンはキニナーゼⅡによりすみやかに分解されるため，血圧低下のような症状として発現することは少ない．しかし，アンジオテンシン変換酵素（ACE）阻害薬を服用中にはキニナーゼⅡの作用も阻害されるために，治療を開始して間もなくアナフィラキシー様の血圧低下を生じ，治療が行えなくなる可能性が高くなる．このため ACE 阻害薬を服用している患者に LDL 吸着療法を行うときには治療の数週間前から同薬を休薬すること，治療開始前には ACE 阻害薬を服用していないことを確認する必要がある．

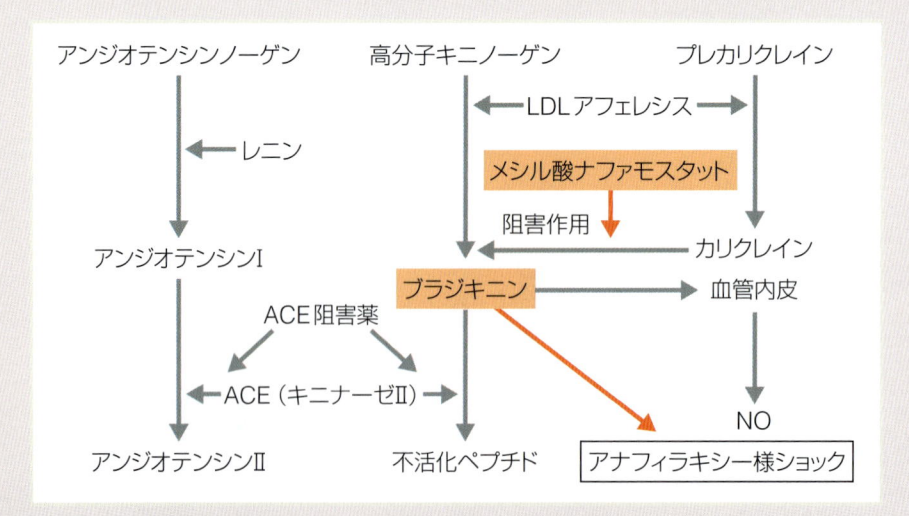

図2　LDL 吸着療法によるアナフィラキシー様ショックの予防
（日本アフェレシス学会：新版　アフェレシスマニュアル　難治疾患の治療革命．第 2 版．秀潤社；2004．p.273.[1] より）

降圧薬使用例

ACE阻害薬以外の降圧薬（カルシウム拮抗薬，β遮断薬，アンジオテンシンII受容体拮抗薬など）を使用している場合でも，治療中に産生されるブラジキニンなどによる一時的な血管拡張作用が降圧薬による血圧低下を助長するおそれがあるために注意する必要がある．治療中，頻回に血圧低下がみられる場合には，降圧薬の休薬，メシル酸ナファモスタットの使用などを検討する．

動脈硬化症

LDL吸着療法を行う患者は動脈硬化症を有することが多い．特に動脈硬化が進んでいる場合には，血管反応性の低下のため，交感神経の緊張による血管収縮が行われずに急激な血圧低下が起きる．そのため，特に動脈硬化症の患者の場合には開始時の血圧の変化に注意する．

低体重（特に40 kg以下）

LDL吸着療法に用いられる回路は，血液透析に用いられるものよりもプライミングボリュームが大きい．そのため，体内に大量の生理食塩液が入り，膠質浸透圧の低下に伴う血圧低下が，特に低体重患者で起こりやすい．このため，低体重患者では特に治療開始から30分程度にかけて急激な血圧の低下に注意する．

おわりに

一般に吸着療法は，多くの疾患に適応できる，病因物質の除去を選択的にできる，血漿製剤を使用しないために安全性が高いなどの利点があり，今後もさまざまな難治性疾患の治療方法として活用の幅が広がることが予想される．安全で効果が高い治療のためには，各種の吸着療法には血液透析などとは異なる特性があることを十分に理解したうえで治療・看護を行うことが重要である．

（山田祐史）

文献
1) 日本アフェレシス学会：新版　アフェレシスマニュアル　難治疾患の治療革命．第2版．秀潤社；2004. p.273.

5章

腹膜透析と看護

1 腹膜透析の目的と方法

腹膜透析の目的と適応

腹膜透析の目的

　腹膜透析（PD）は，末期腎不全に行われる透析療法の1つで，患者自身の腹膜を利用して行う透析である．腹膜透析はその方法により持続式携行型腹膜透析（CAPD）と自動腹膜透析（APD）に分けられる．

　腹膜透析の目的は，腎臓のはたらきのうち，①体の水分の調節，②尿毒素の除去，③電解質の調節，④酸塩基平衡の調節の4つを代行することである．一方で，腎臓の内分泌機能である造血ホルモンの分泌，ビタミンDの活性化などは代行できない．

　腹膜透析では，腹腔内に埋め込まれた腹膜透析カテーテルを通して滅菌された腹膜透析液（PD液）を腹腔内に注入し，一定時間貯留させる．腹膜透析液が腹腔内に貯留している間，血液中の尿毒素や余分な水分は腹膜を通って腹膜透析液に移動する．尿毒素などを含んだ腹膜透析液を，腹膜透析カテーテルを通して排液することで，尿毒素と余分な水分を体から排出する．腹膜透析は患者自身が実施できるため，在宅治療として普及している．

腹膜透析の特徴

●利点

　毎日施行することにより連続的な透析治療となるため，除水を連続的に行いやすい．そのため，循環器系への負担が少なく，体液の恒常性が保持されやすい．これらは血液透析に比べて尿量を維持できることにつながる．

　また，在宅治療であることから通院回数が血液透析よりも少なく，社会復帰に有利であることがあげられる．毎日施行するため，残存腎機能が維持されている期間は，食事（カリウム，水分，塩分）制限が血液透析より緩和される．バスキュラーアクセスや抗凝固薬も不要である．

●欠点

　除水量が一定しないことや残存腎機能が低下した場合，腹膜透析単独では透析不足になることがあげられる．またβ_2ミクログロブリンなどの中・大分子量物質の除去は，血液透析に劣る．さらに腹膜炎やカテーテル関連感染の発症のリスク，

腹膜劣化の合併症である被嚢性腹膜硬化症（EPS）を引き起こす可能性もある．

　管理面では，腹膜透析液への移行による蛋白質の喪失や腹膜透析液からの糖負荷があるため，栄養管理に注意する必要がある．また，腹膜透析手技操作を患者本人または家族が行うため管理能力が求められることや，常に腹膜からカテーテルが出ていること，腹膜透析液貯留中の腹部膨満感（たとえば洋服のウエストサイズがアップする）により，ボディイメージが悪くなることも懸念される．

透析療法における腹膜透析の位置づけ

　腎代替療法では腹膜透析，血液透析，腎移植の利点や欠点を踏まえて導入を検討する．透析療法においては，残存腎機能の保持，循環器合併症のある患者に対する利点を考えて腹膜透析を選択する腹膜透析ファーストという考え方がある．その後，残存腎機能の低下に伴って腹膜透析と血液透析を併用し，最終的には血液透析へ移行する．一方で，血液透析からはじめ，血液透析の継続が困難になったり，頻回通院が困難になった場合に，最終的に腹膜透析に移行する腹膜透析ラストという方法もある．

腹膜透析の適応

　腹膜透析の適応としては，患者自身が腹膜透析を選択する意思がある，患者自身に十分な自己管理能力がある（自己管理が困難になってきた場合でも，家族および社会支援を得られれば腹膜透析は実施可能である），腹膜透析の利点が活かせるということがあげられる．

　一方，腹膜透析液を腹腔内に貯留できない患者や，腹膜透析液を貯留するにあたり増量が困難な患者に対しては，腹膜透析を導入することは困難である．また，腹膜透析手技操作を患者本人または家族が行うため，管理が困難な場合も適応が難しい（表1）．

表1　腹膜透析の適応を検討する症例

- 下腹部手術の既往（虫垂炎，帝王切開の既往は可能）
- 腹壁ヘルニア
- 腰痛，椎間板ヘルニア
- 横隔膜欠損
- 腹膜炎，腸閉塞の既往
- 著しい換気障害
- 人工肛門造設者
- 腸管憩室炎
- 精神障害
- 家族の反対

ここが重要
▶透析療法は変化していく患者の状態に合わせて変更される．看護師は患者がそれぞれの透析療法へとスムーズに移行できるよう援助する必要がある．

（廣川牧子）

1 腹膜透析の目的と方法

腹膜透析のしくみ

腹膜の構造

　腹膜は腹腔の内面と内臓の表面を覆う薄い漿膜である（図1）．この膜は中皮細胞，基底膜，間質からなる半透膜であり，非常に小さな孔があいている（図2）．腹膜中皮細胞は腹膜透析によって脱落・変性すると腹膜間質の線維化，硬化が始まり，合併症の腹膜硬化症へつながる．また，腹膜には細い血管が網の目のように無数に走っており，そこを流れる腹膜の血流量は70〜100 mL/分である．腹膜は全体を広げると総面積は約1.7〜2.0 m^{2}と推定され，体表面積にほぼ等しいとされている．

　腹膜に囲まれた腔所を腹腔という（図1）．腹膜透析ではこの腔所に腹膜透析液を注液し貯留する．なお，女性は卵管開口部が外部と交通しているが，男性は完全な閉鎖腔である．

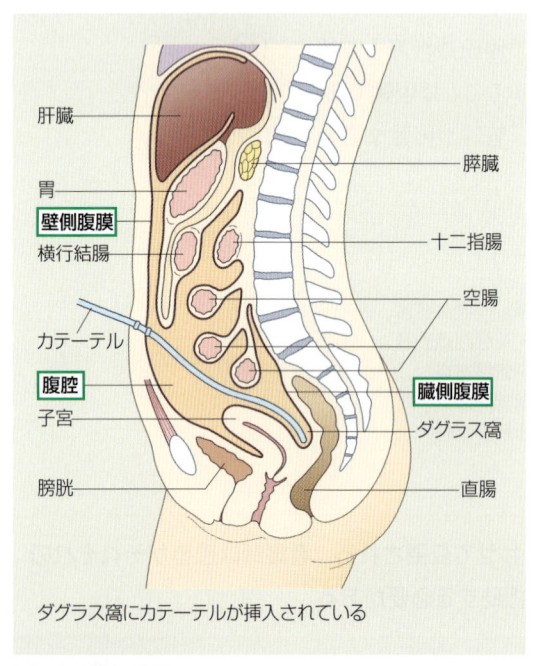

図1　腹膜の構造
（佐々木成編：看護のための最新医学講座6．腎疾患と高血圧．中山書店：2000．p.326．より）

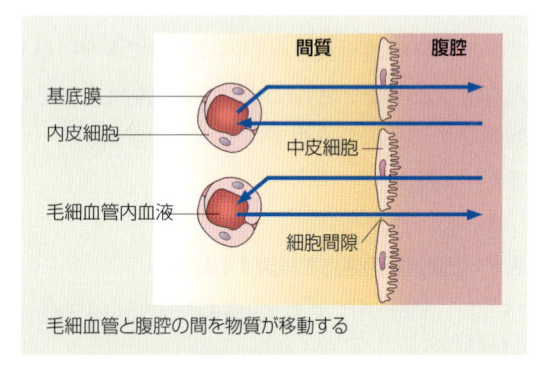

図2　腹膜における物質移動
毛細血管と腹腔の間を物質が移動する

腹膜のはたらき

- 内臓の保護と固定
- 腹腔内環境の恒常性維持
- 中皮細胞によるリンパ脂質の分泌により，腸管の蠕動運動を円滑にする
- 常に 50 〜 100 mL の漿液があり，感染に対する防御機構となる

腹膜透析の原理

拡散

　半透膜を境に濃度の異なる液体を入れておくと，半透膜の孔より小さい物質は両方の液体の濃度が等しくなるまで濃いほうから薄いほうへと移動する（図3）．これを拡散という．

- **老廃物（尿毒素）の除去**

　腹腔内に腹膜透析液を注入して，4 〜 8 時間程度おくと，不要な老廃物が半透膜である腹膜を通って血液から腹膜透析液に移動する．その液を体外に排液することで老廃物が除去される．尿素窒素やクレアチニンは分子量が小さいため，短時間で腹膜透析液に移動するが，分子量の大きな物質は移動に時間がかかる（図4）[1]．

- **不足物質の補充**

　腹膜透析液に含まれる乳酸（代謝され重炭酸イオンとなり，代謝性アシドーシスを改善する），ブドウ糖などは，腹膜を介して血液側へと移動し，体内に補充される．

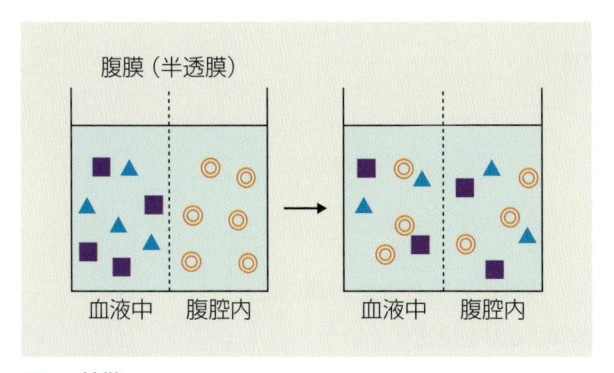

図3　拡散

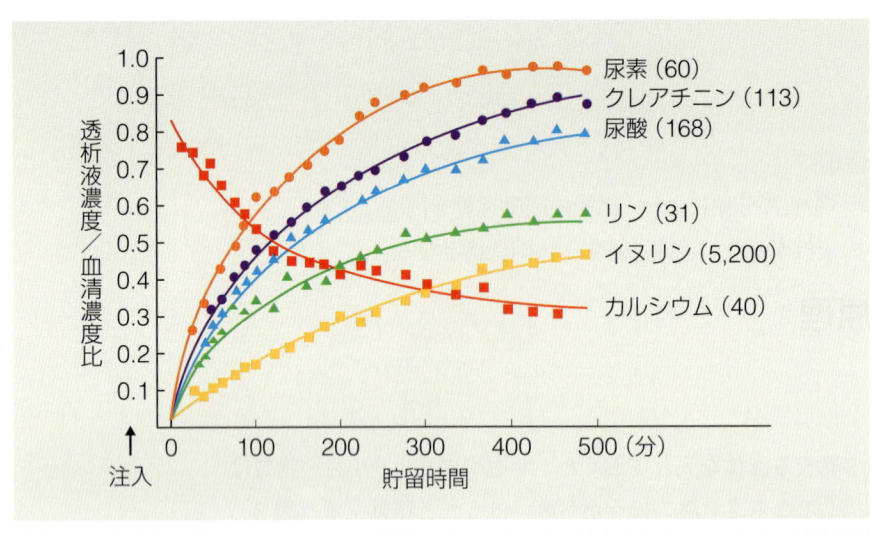

著者注：透析液中に尿素，クレアチニン，尿酸，リン，イヌリンは含まれていないため，拡散の原理で注入後，透析液側へ移動していく．その後，それらの物質の透析液中の濃度と血清濃度が等しくなると，拡散が行われなくなり，透析液側に移動しなくなる．一方，カルシウムは注入後より体内に移動している（吸収されている）

図4　腹腔内に貯留した腹膜透析液の各種溶質の移行率

（Twadowski ZJ：New approaches to intermittent peritoneal dialysis therapies. Nolph KD, editor.：Perironeal dialysis. Kluwer Academic publishers；1989. p.135-151[1] より改変）

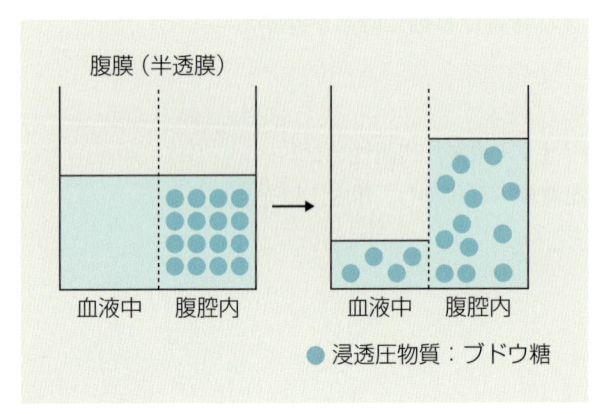

図5　浸透圧

浸透圧

　半透膜を境に濃度の異なる液体を入れておくと，液体の水分は濃度の薄いほうから濃いほうへ移動する（図5）．この水分を引きつける力を浸透圧という．

● **水分の除去（除水）**

　腹膜透析液にはブドウ糖またはイコデキストリン（デンプンの一種）が多く含まれており，これにより浸透圧を上げ，血液中から水分を引きつけて余剰な水分を除去（除水）する．腹膜透析液の浸透圧と血清の浸透圧との差が大きければ除水量は大きくなる．しかし，ブドウ糖濃度が高い腹膜透析液を頻回に使用すると，腹膜劣化をきたす．

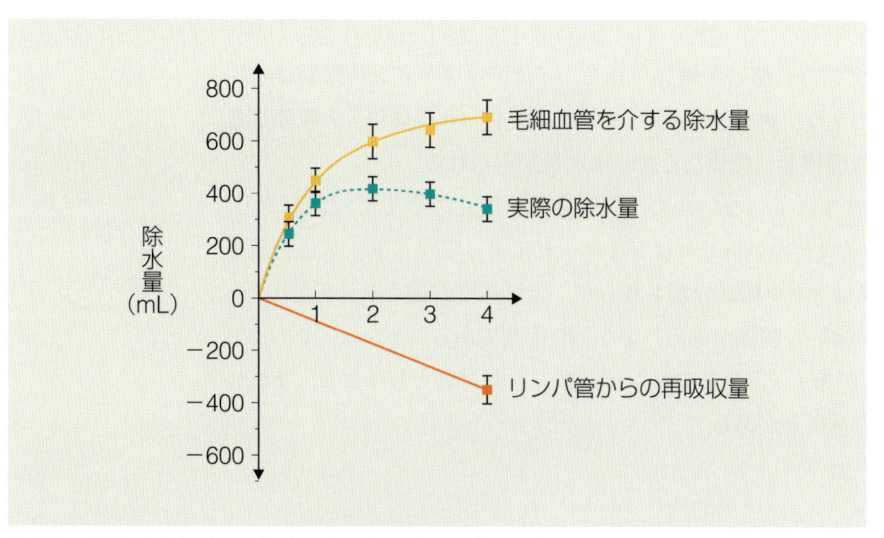

著者注：「実際の除水量」は，「毛細血管を介する除水量」から「リンパ管からの再吸収量」を引いた量．リンパ管から再吸収されるため，実際の除水量はピークに達した後，経時的に少なくなっていく

図6 経時的に見た水分の除去とリンパ管再吸収

（Mactier RA：Pertioneal cavity lymphatics. Nolph KD, editor.：Perironeal dialysis. Kluwer Academic publishers；1989. p.48-66.[2] より）

リンパ管吸収

　腹腔内のリンパ管には横隔膜下リンパ管と大網腸管リンパ管がある．腹膜透析液が腹腔内に注入された直後より，横隔膜下リンパ管では水分や溶質が吸収される．正味の除水は，このリンパ管吸収を引いた値となる（図6）[2]．

腹膜透析液の特徴と組成

　腹膜透析液は，腎不全患者の体内に溜まった老廃物（尿毒素）の除去や，体液や電解質バランスを整えるために使用される．腹膜透析液には，除水を得るための浸透圧物質と体液中の電解質バランスを平衡に保つための物質が含まれている．

浸透圧物質

　腹膜透析液には浸透圧物質として，ブドウ糖（分子量180）とイコデキストリン（分子量15,000〜18,000）が用いられている．

- **ブドウ糖**

　除水には腹膜透析液の浸透圧を高くする必要があるため，腹膜透析液中のブドウ糖濃度は血糖の10倍以上になっている．しかし，高濃度ブドウ糖は腹膜劣化の一因となり，また腹膜透析液はブドウ糖の分解を抑えるために酸性液となっており，このことも腹膜劣化の一因となるため，腹膜透析液のバッグは2室（ブドウ糖液〔酸性液〕と電解質〔中性液〕）に分かれている．これらを使用直前に混合する．

●イコデキストリン

トウモロコシデンプンの一種の多糖体である．イコデキストリンは膠質浸透圧較差を利用したものであり，個人差はあるものの，長時間（8時間以上）腹膜透析液を貯留することで腹膜機能に関係なく高い除水量が得られる．

また，ブドウ糖が含まれていないため，腹膜劣化を防止できる可能性がある．血液中に吸収されたイコデキストリンはアミラーゼによってマルトースに分解され，さらにマルトースはブドウ糖に分解されるが，分解速度が遅く1日あたり1バッグしか使用できないという制限がある．また，酸性液であることから，その点では腹膜劣化への影響がある．トウモロコシデンプンを原材料としており，まれに皮膚アレルギーを起こすことがある．

電解質物質

血液中から腹膜透析液へ除去したい電解質は，腹膜透析液には血中よりも少ない濃度になっているか配合されていない．該当するのは，尿毒素（尿素窒素〔BUN〕，クレアチニン），尿酸，カリウム，リンなどである．一方，乳酸など血液中に補充したい電解質は，血中濃度よりも多くなるように配合されている．

また，腹膜透析液にはカルシウム濃度の高いもの（3.5〜4.0 mEq/L）と低いもの（2.3〜2.5 mEq/L）があり，血中カルシウム濃度を正常域に維持するために，患者のカルシウム濃度によって使い分けられている．

●低濃度カルシウム透析液の利点
- リン吸着薬として炭酸カルシウムを増量できる．
- 二次性副甲状腺機能亢進症に対して，活性型ビタミンD薬を増量し，副甲状腺ホルモン（PTH）を抑制できる．
- 低回転骨（PTHが低下し，骨形成と骨吸収速度が遅くなった状態）では，PTHを上昇させ，骨回転を高める．

●低濃度カルシウム透析液の注意点
- 炭酸カルシウムと活性型ビタミンD薬を十分に投与しないと，低カルシウム血症をきたし，逆にPTHが上昇してしまう．

腹膜透析液は，患者の体格や至適透析量に応じて液量や浸透圧を考慮して処方されるため，販売する会社ごとにいくつか規格がある（表1）．

（廣川牧子）

表1 腹膜透析液の電解質の組成

メーカー名	商品名		ブドウ糖	Na（mEq/L）	Ca（mg/dL）
バクスター	ダイアニール	PD2 1.5	1,360	132	7
		PD2 2.5	2,270		
		PD2 4.25	3,860		
		PD4 1.5	1,360		5
		PD4 2.5	2,270		
		PD4 4.25	3,860		
	エクストラニール	ー	ー	132	7
JMS	ペリセート	360N	1,550	132	8
		400N	2,270		
		460N	3,390		
		360NL	1,600		4.6
		400NL	2,320		
テルモ	ミッドペリック	135	1,350	135	8
		250	2,500		
		400	4,000		
		L135	1,350		5
		L250	2,500		
		L400	4,000		
フレゼニウス	ステイセーフ	1/1.5	1,360	132	5
		1/2.5	2,270		
		2/1.5	1,360	132	7
		2/2.5	2,270		

滅菌方法：高圧蒸気滅菌

文献

1) Twadowski ZJ：New approaches to intermittent peritoneal dialysis therapies. Nolph KD, editor.：Perironeal dialysis. Kluwer Academic publishers；1989. p.135-151.
2) Mactier RA：Pertioneal cavity lymphatics. Nolph KD, editor.：Perironeal dialysis. Kluwer Academic publishers；1989. p.48-66.

腹膜透析の種類

① 腹膜透析の目的と方法

持続式携行型腹膜透析（CAPD）

持続式携行型腹膜透析（CAPD）とは，continuous（連続的），ambulatory（携行式），peritoneal（腹膜），dialysis（透析）の略で，腹腔内に留置されているカテーテルを介して，自然落差で腹膜透析液の交換を行う方法である．基本的には日中3回と就寝前の1回，計4回の腹膜透析液の交換を行い，24時間にわたり治療を実施する．夜間の腹膜透析液の貯留が8〜10時間と長時間となる（図1）．

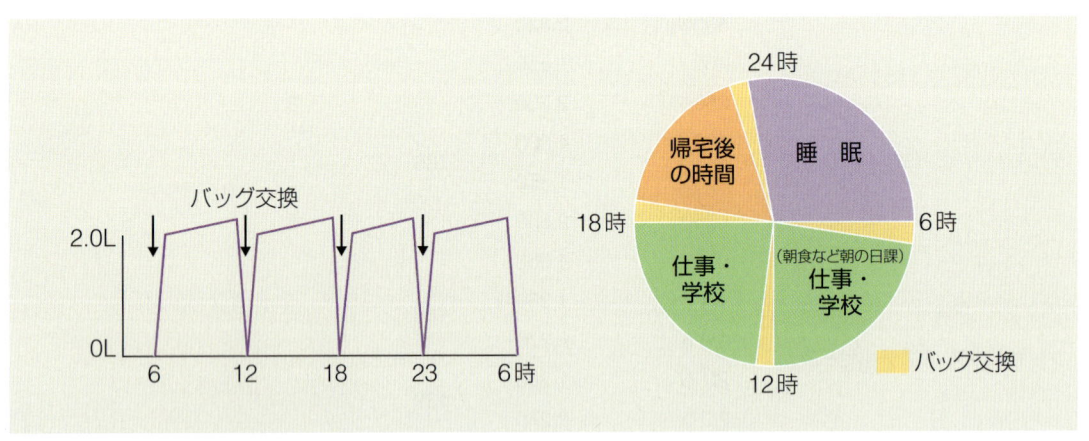

図1 CAPDの治療スケジュール
（石橋由孝監：テルモ腎不全看護セミナー腹膜透析Ⅰ概論．腹膜透析の基礎と現状．テルモ；2011．p3-4．より）

自動腹膜透析（APD）

自動腹膜透析（APD）とは，automated（自動），peritoneal（腹膜），dialysis（透析）の略で，自動的に透析液の注排液を行う装置をAPD装置（APDサイクラー）という（表1）．

APDでは，夜間就寝中にAPD装置を使用してプログラムにしたがって自動的に腹膜透析液の注液，貯留，排液を行う．夜間の就寝中に腹膜透析液の交換を行うことで，日中のバッグ交換の回数が減り，ライフスタイルの向上，バッグ交換手技の負担軽減になる．日中のバッグ交換が困難な成人，小児，腹膜透析バッグ交換に介助が必要な高齢者などにメリットがある．ただし，腹膜透析カテーテルの位置異常により，注液と排液がスムーズにいかないと使用できないことある．

表1　各社のAPD装置

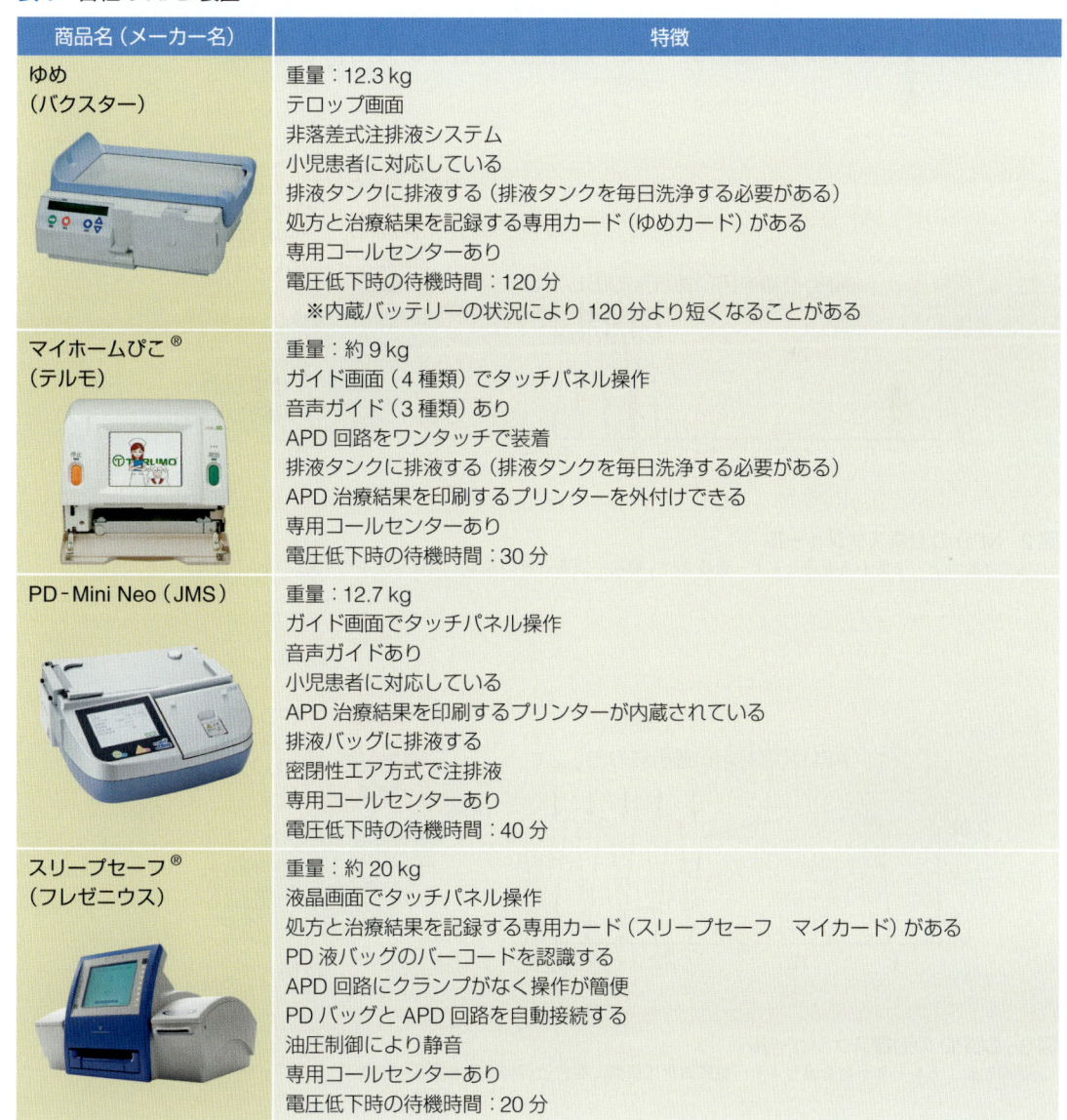

商品名（メーカー名）	特徴
ゆめ（バクスター）	重量：12.3 kg テロップ画面 非落差式注排液システム 小児患者に対応している 排液タンクに排液する（排液タンクを毎日洗浄する必要がある） 処方と治療結果を記録する専用カード（ゆめカード）がある 専用コールセンターあり 電圧低下時の待機時間：120分 ※内蔵バッテリーの状況により120分より短くなることがある
マイホームぴこ®（テルモ）	重量：約9 kg ガイド画面（4種類）でタッチパネル操作 音声ガイド（3種類）あり APD回路をワンタッチで装着 排液タンクに排液する（排液タンクを毎日洗浄する必要がある） APD治療結果を印刷するプリンターを外付けできる 専用コールセンターあり 電圧低下時の待機時間：30分
PD-Mini Neo（JMS）	重量：12.7 kg ガイド画面でタッチパネル操作 音声ガイドあり 小児患者に対応している APD治療結果を印刷するプリンターが内蔵されている 排液バッグに排液する 密閉性エア方式で注排液 専用コールセンターあり 電圧低下時の待機時間：40分
スリープセーフ®（フレゼニウス）	重量：約20 kg 液晶画面でタッチパネル操作 処方と治療結果を記録する専用カード（スリープセーフ　マイカード）がある PD液バッグのバーコードを認識する APD回路にクランプがなく操作が簡便 PDバッグとAPD回路を自動接続する 油圧制御により静音 専用コールセンターあり 電圧低下時の待機時間：20分

また，腹膜透析液の貯留時間を短くすると，拡散に時間のかかる中・大分子の尿毒素除去量が低下する．短時間の除水であるため，ナトリウム除去がCAPDに比べて少ないという欠点がある．

夜間透析（NPD）

APD装置を用いて夜間にのみ頻回に腹膜透析液の交換を行い，昼間は腹腔内を空にする方法である（図2）．日中は腹腔を空にするため，腹圧上昇によるヘルニアや透析液のリーク（漏れ），腰痛，腹部膨満感による食欲低下などの症状を軽減できる．

持続性周期的腹膜透析（CCPD）

APD装置を用いて夜間に頻回に腹膜透析液の交換を行い，最後に注液した腹膜透析液を日中も腹腔内に貯留して継続的に腹膜透析を行う方法である（図3）．昼間のバッグ交換を行わない場合は，昼間の活動性が向上する．日中の貯留時間

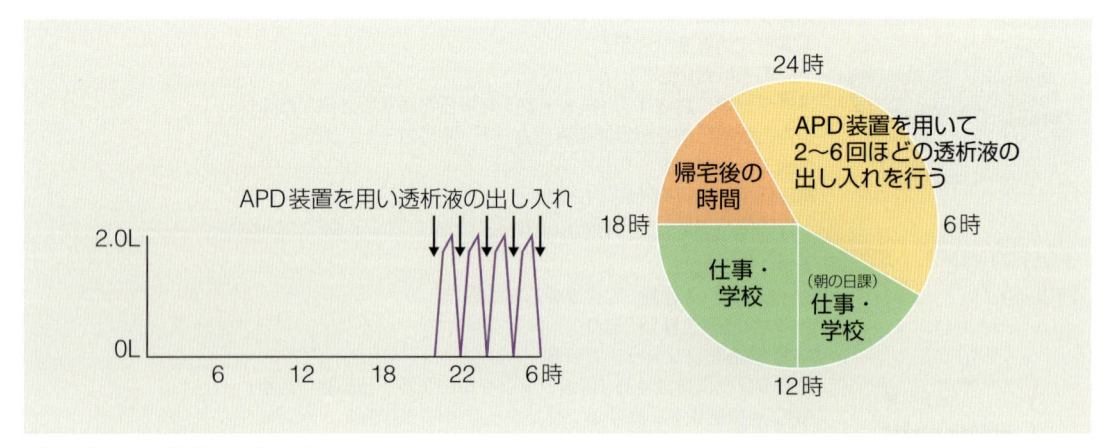

図2 NPDの治療スケジュール
(石橋由孝監：テルモ腎不全看護セミナー腹膜透析Ⅰ概論．腹膜透析の基礎と現状．テルモ；2011. p3-4. より)

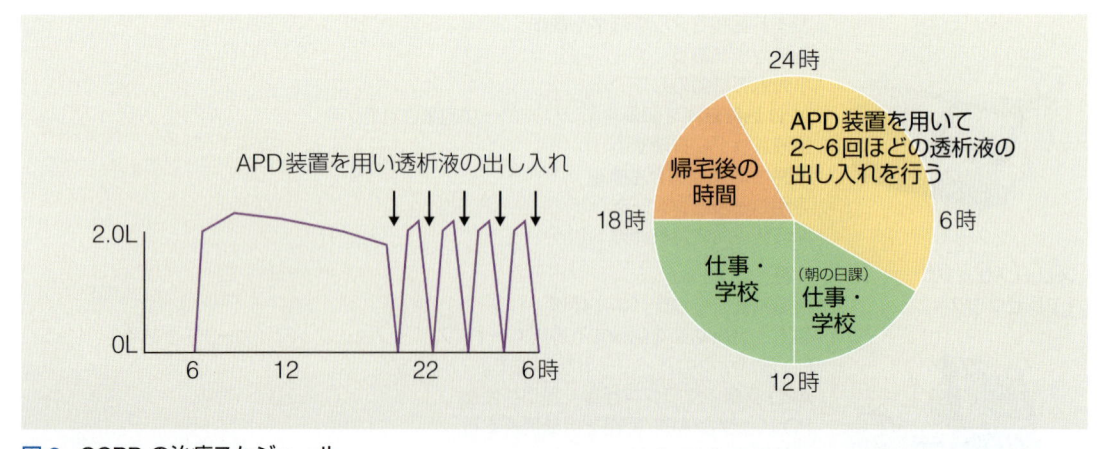

図3 CCPDの治療スケジュール
(石橋由孝監：テルモ腎不全看護セミナー腹膜透析Ⅰ概論．腹膜透析の基礎と現状．テルモ；2011. p3-4. より)

が 14 〜 16 時間と長時間になるため，適した腹膜透析液を選択する必要がある．

さらに昼間のバッグ交換を 1 回行う方法もある（図 4）．NPD だけでは透析がたりないときに用いられる．学校であれば保健室，職場であれば救護室など，昼間にバッグ交換を行う場所を確保する必要がある．バッグ交換する場所を確保できなければ，帰宅後に自宅でバッグ交換を行うなど，患者の生活に合わせて調整する．

タイダール（TPD）

NPD と同様に昼間は腹腔内を空にするが，夜間に APD 装置で腹膜透析液を交換する際に全部を排液せずに，一定量を残しながら腹膜透析液の交換を行う方法である（図 5）．腹膜透析液を交換する際に腹腔内が空にならないため，腹膜透析が中断しないという利点がある．注液開始時や排液終了時に疼痛がある場合や，排液不良の場合には，この方法が用いられる．

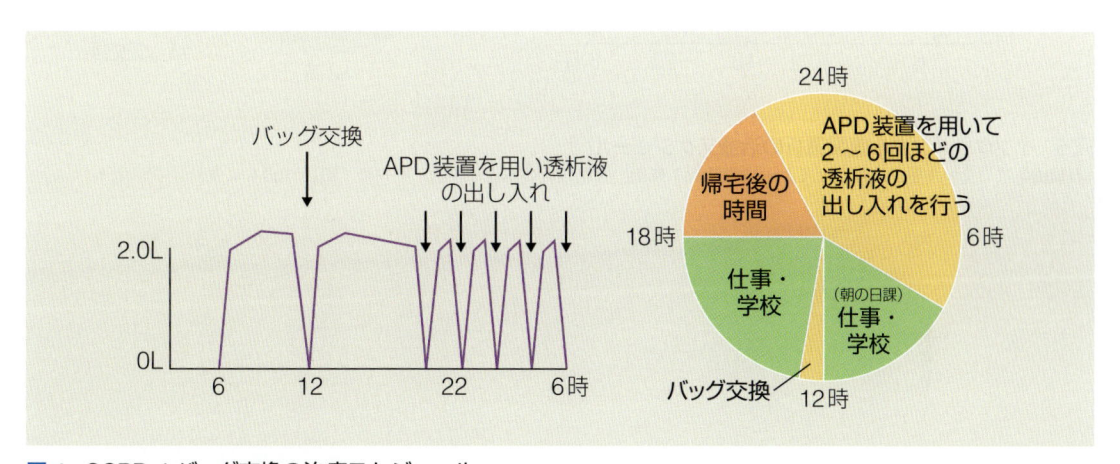

図 4　CCPD ＋バッグ交換の治療スケジュール
（石橋由孝監：テルモ腎不全看護セミナー腹膜透析 I 概論．腹膜透析の基礎と現状．テルモ；2011．p3-4．を改変）

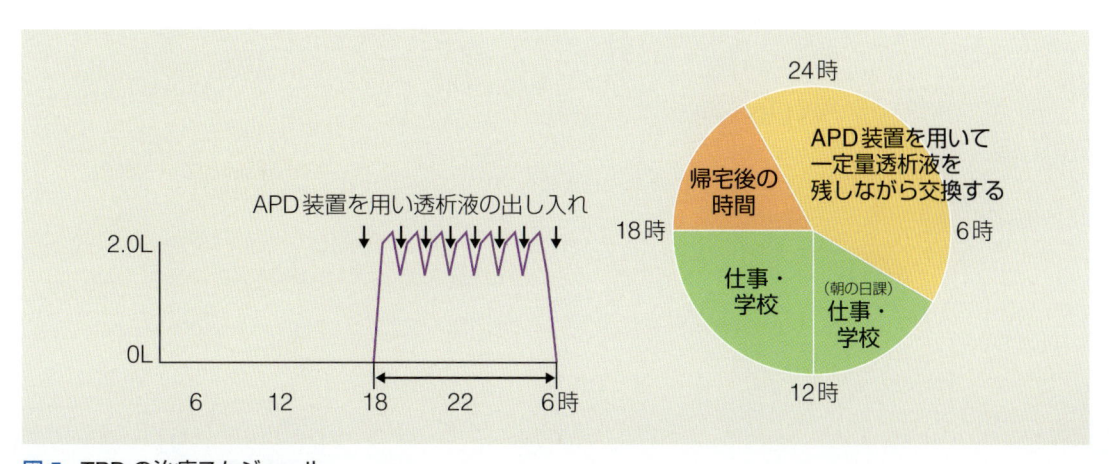

図 5　TPD の治療スケジュール
（石橋由孝監：テルモ腎不全看護セミナー腹膜透析 I 概論．腹膜透析の基礎と現状．テルモ；2011．p3-4．より）

インクリメンタル腹膜透析（段階的腹膜透析）

腹膜透析を1日1〜2回のバッグ交換から導入し，腎機能の低下に合わせ段階的にバッグ交換を増やしていく方法である．腎機能が残存しており，透析量が少なくても問題のない患者が対象である．残存腎機能の低下に合わせて，透析量を増やしていく（図6）．

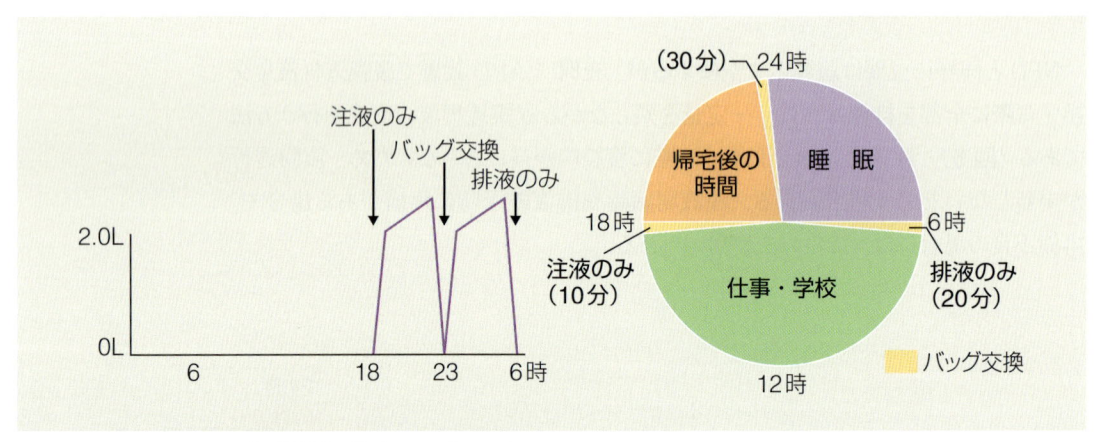

図6 インクリメンタル腹膜透析の治療スケジュール
（石橋由孝監：テルモ腎不全看護セミナー腹膜透析Ⅰ概論．腹膜透析の基礎と現状．テルモ；2011．p3-4．より）

腹膜透析と血液透析の併用療法

　血液透析に比べ腹膜透析の溶質除去能力は劣っているため，残存腎機能が消失すると溶質除去が不十分となり，腹膜透析のみでは溶質除去と体液コントロールが困難となる．それを補うため血液透析への移行，あるいは血液透析の併用を行う．そのほか，ヘルニア，横隔膜交通症，腹腔内手術後など，腹膜透析液量を増加することが困難なときや，腹膜機能が低下して腹膜透析液中の蛋白の喪失が増加するときにも血液透析の併用が行われる．血液透析の併用に先立って，血液透析を行うためのバスキュラーアクセスを作製する必要がある．

　血液透析の併用は週に1回行う．原則として血液透析を行う日には腹膜透析を実施しないため，毎日の腹膜透析バッグ交換から解放される「腹膜透析ホリデー」となる．また，血液透析を併用することで，腹膜透析液の使用量や腹膜へのブドウ糖負荷を減少させて腹膜を休息させ，腹膜劣化を防ぐことにつながる．これは結果として腹膜透析実施期間の延長につながる利点がある．併用療法は，腹膜透析と血液透析双方の利点を活かすことができ，将来的な血液透析移行に際して，患者の血液透析受け入れを進めやすいなどの効果も期待できる．

　患者に対しては，腹膜透析導入時から，いずれは血液透析に移行しなければいけない腹膜機能の限界と残存腎機能が消失した場合の血液透析併用療法について説明しておくことが大切である．

　2010年度の診療報酬の改定において，在宅腹膜透析患者が外来で血液透析を行った場合の手技料算定が認められたことから，腹膜透析と血液透析の併用療法は増加していたが，2014年度の改定で，腹膜透析と血液透析は同一施設での施行に限定されたため，その利用も限定されることとなった．

（廣川牧子）

持続式携行型腹膜透析（CAPD）の手技

1 腹膜透析の目的と方法

バッグ交換

　腹部から出た腹膜透析チューブと腹膜透析液バッグを接続し，腹膜透析液の交換（排液，注液）を行う一連の操作をバッグ交換という（図1）．医師の指示のもと，バッグ交換は4〜6時間ごとに1日3〜4回，毎日行う．腹膜透析チューブの先端にキャップを装着した状態で日常生活を送るため，患者は透析中，自由に行動できる．ライフスタイルに合わせて，自宅・職場・学校などでバッグ交換を行う．

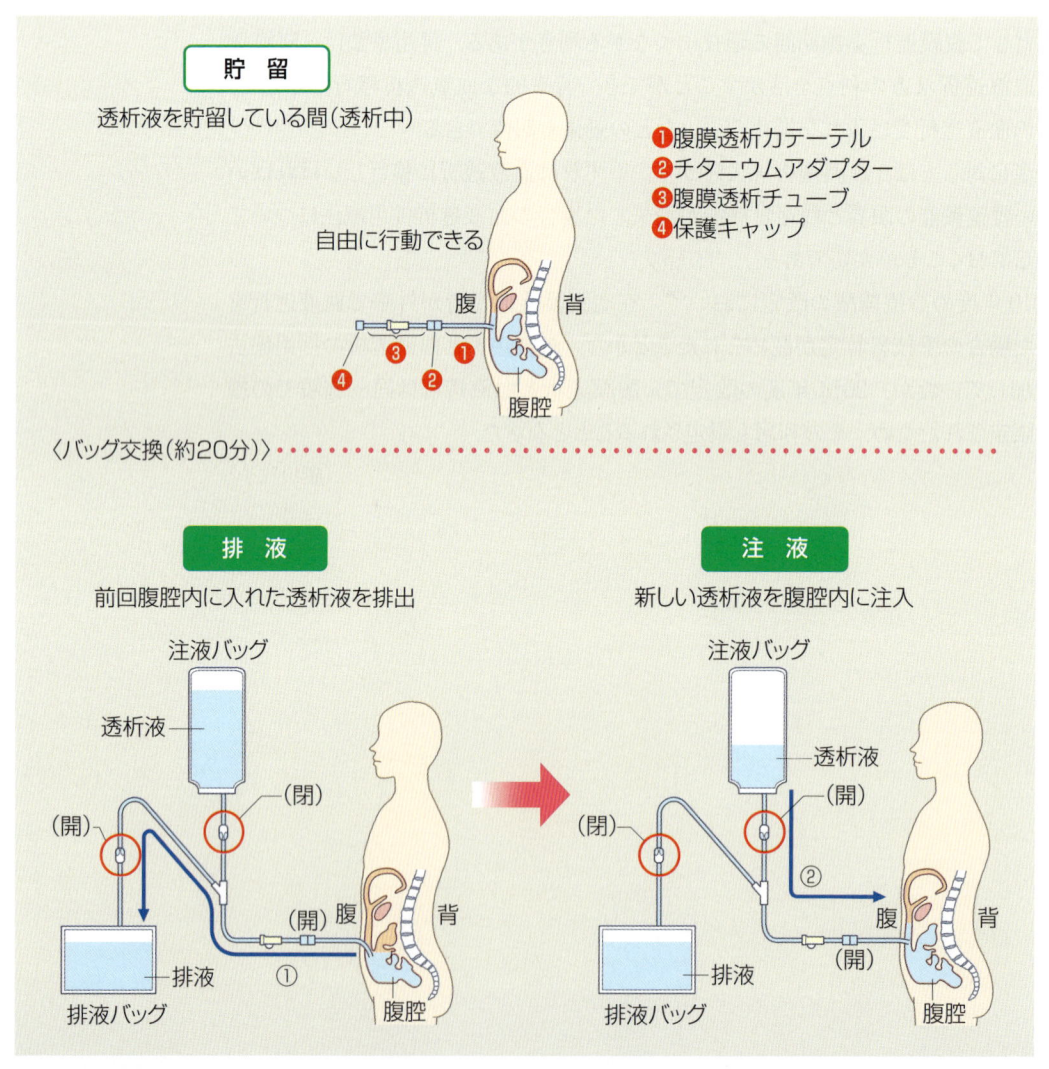

図1　バッグ交換

バッグ交換時の注意点は，カテーテルを介して腹腔内に細菌が入り腹膜炎を引き起こすことを防ぐために，清潔な状態のもと，正しい操作で腹膜透析チューブと腹膜透析液バッグの接続を行うことである．そのために，患者は医療スタッフから腹膜透析液バッグ交換手技と清潔操作手技の十分な訓練を受け，正しい手技を習得することが大切である．

腹膜透析手技における清潔な部位は，腹膜透析液，腹膜透析液バッグのチューブの内側，腹膜透析チューブの内側，保護キャップの内側である．これ以外が不潔な部位であり，手指，透析液バッグの外側，腹膜透析液バッグのチューブやキャップの外側，保護キャップの外側，衣服，ペットのいる空間などである．

バッグ交換の際，チューブとバッグの接続部の清潔部（内側）が不潔にならないように注意する．バッグ，チューブ，キャップの内側は清潔であり，そこが外界と交通したときには不潔と考え，対応（チューブ交換など）が必要である．

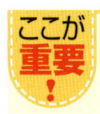

> **ここが重要！**
> ▶患者が腹膜透析手技における清潔と不潔を区別できるよう，具体的に説明する必要がある．

バッグ交換の手順

物品準備（図2）

- 腹膜透析液（❶，加温器で温めたもの）
- 加温器
- はかり（❷）
- スタンド（❸）
- バッグ交換キット（❹）
  （新しい腹膜透析チューブ先端のキャップ）
- 時計（❺）
- 筆記用具（❻）
- 腹膜透析ノート（❼）
- 排液確認シート（❽）
- 接続器（❾）

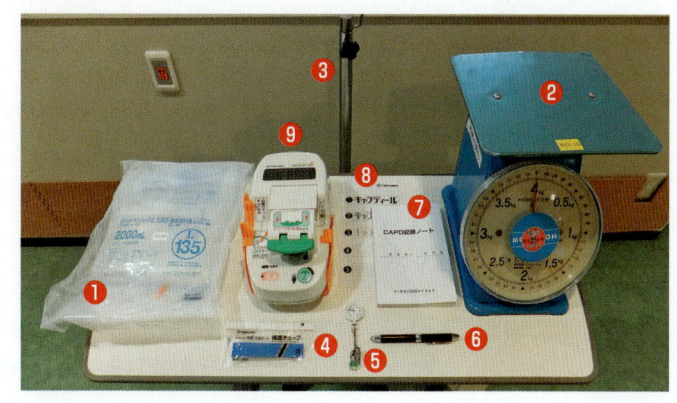

図2　バッグ交換時の物品

環境整備

バッグ交換を行う環境を整える．バッグ交換は掃除された部屋で行い，ドアや窓は閉め，エアコンを切り，ほこりがまわないようにする．バッグ交換を行う部屋へのペットや他人，子どもの出入りを避ける．

手洗い

手洗いは，手指の細菌数を減少させ，腹膜透析関連の感染を減らすための清潔操作手技の基本である．爪は短く切っておき，手洗い時は時計をはずす．石けんでよく洗い，流水で十分に洗い流す．手洗い後はペーパータオルまたは清潔なタオルで拭き，頭，髪の毛，衣服など周囲に触れないようにする．

腹膜透析バッグの準備

①加温された腹膜透析液のバッグを開封し，濃度，容量が指示通りか，使用期限内であるか，腹膜透析バッグに損傷などがないかを確認する．
②注液バッグのクランプと排液バッグのクランプを閉じる．
③腹膜透析液の回路先端と腹膜透析チューブ先端のキャップをはずし，清潔に接続する．

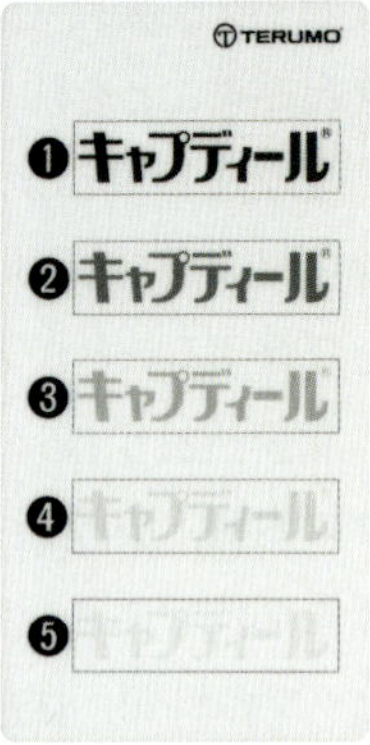

図3 排液確認シート
（テルモより提供）

排液

①排液バッグを床に置き，排液バッグのクランプと腹膜透析チューブのクランプを開け，落差を利用して腹膜透析液を排液する（20〜30分）．
②排液終了後，排液バッグのクランプと腹膜透析チューブのクランプを閉じる．
③排液の性状を確認する．正常な排液は，混濁がなく黄色の透明である．混濁は排液確認シート（図3）で確認する．特に排液混濁の有無とフィブリンの有無に注意する．
④排液バッグの重さを測り，注液量と排液量の重量の差によって除水量を計算する．

プライミング

プライミングとは透析液を排液バッグに流し，チューブ内の空気を抜く操作を指す．腹膜透析チューブは閉じた状態で，注液バッグのクランプと排液バッグのクランプを開け，注液バッグのチューブ内の空気を排液バッグに流す．

注液

①加温された腹膜透析液をスタンドにかけ，注液バッグのクランプと腹膜透析チューブのクランプを開け，落差を利用して腹膜透析液を腹腔内に注液する（5〜10分）．
②注液が終了したら，注液バッグのクランプと腹膜透析チューブのクランプを閉じる．
③注液後，腹膜透析液の回路先端と腹膜透析チューブ先端をはずし，清潔なキャップを腹膜透析チューブの先端に接続する．
④腹腔内に注液した腹膜透析液は4〜8時間貯留させる．

CAPD接続システム

　腹膜炎の予防には，バッグ交換時に行う腹膜透析液バッグと腹膜透析チューブ接続の際の清潔操作がとても重要である．バッグとチューブの接続は手動で接続する方法と，補助具や補助装置を使用して接続する方法，接続器を使用して自動で接続する方法がある．

手動で接続する方法

　手動で接続する方法はマニュアル交換とよばれる．手技のミスによる感染の危険性は常につきまとう．腹膜透析チューブ先端の保護キャップにはイソジン®がついており，感染を予防する効果がある．そのほかZERO SYSTEM®（JMS）という腹膜透析チューブの先端は，セプタムとよばれる逆流防止弁がついた構造になっている．スクリューロック®システム（テルモ）は二重構造になっているなど，各社ごとに感染予防の工夫がなされている．

補助具や補助装置を使用して接続する方法

　手技のミスによる感染を予防するために，補助具や補助装置がある．
　ステイセーフ®ディスクホルダー（フレゼニウス）は，ディスクに固定をして接続を行うため，注液・排液時のクランプ操作が不要で，排液から注液までの基本操作がダイヤルを回すだけで行えるシステムになっている（図4）．
　テデタン®（JMS）は，腹膜透析液バッグと腹膜透析チューブの接続および切り離しの際の操作をレバー操作で行う（図5）．

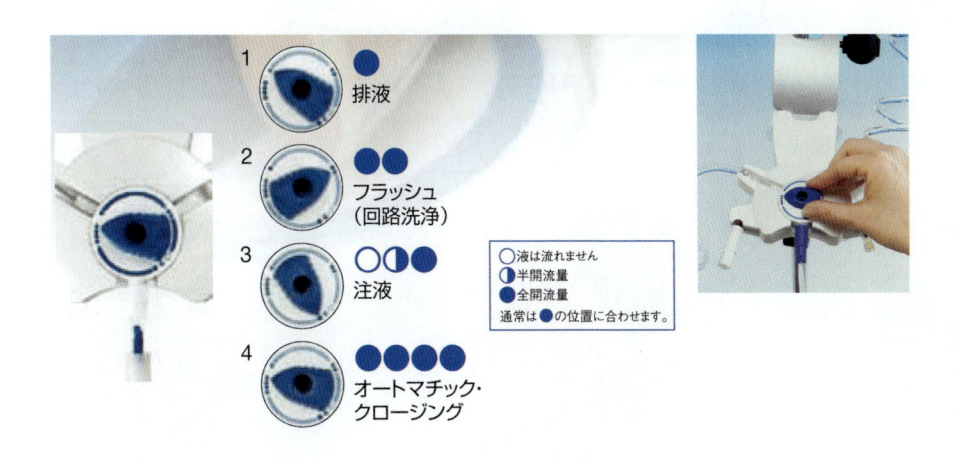

ディスクホルダーに腹膜透析液のディスク部分を固定して，腹膜透析チューブ先端を接続する．ダイヤルを回転させていくことで，排液から注液までの基本操作を行う．

図4　ステイセーフ®ディスクホルダーの操作方法
（フレゼニウスより提供）

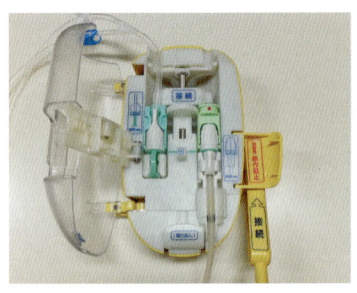

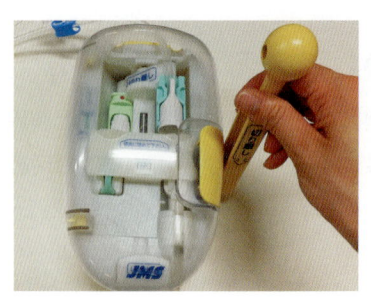

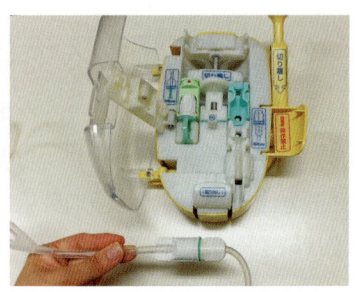

テデタン®に腹膜透析液の先端と腹膜透析チューブ先端をはめ，レバー操作で接続および切り離しを行う
図5 テデタン®の操作方法

接続器を使用して自動で接続する方法

手動操作による交換が困難な場合は，接続器を使用して自動で接続する方法を用いることもできる．

くり〜んフラッシュ®（バクスター）は，接続操作を器械が行うとともに，腹膜透析チューブ先端に紫外線照射を行い，殺菌する（図6）．音声と画面表示によるガイド機能が付いている．

むきんエース®（テルモ）は，腹膜透析チューブと腹膜透析液のチューブを約300℃に熱した銅板で溶かして切断し，無菌的に接続と切り離し（新しい腹膜透析チューブ先端の接続）を行う（図7）．音声ガイド機能が付いている．

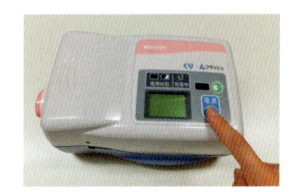

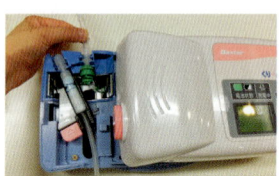

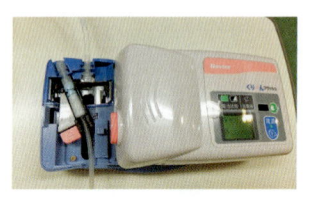

くり〜んフラッシュ®に腹膜透析液の先端と腹膜透析チューブ先端をはめ，ふたを閉めると，紫外線照射を行い，接続および切り離しを器械が行う
図6 くり〜んフラッシュ®の構成

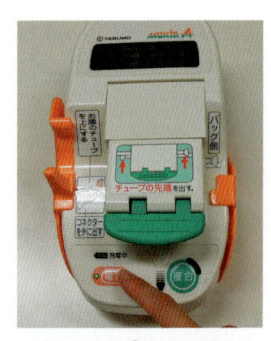

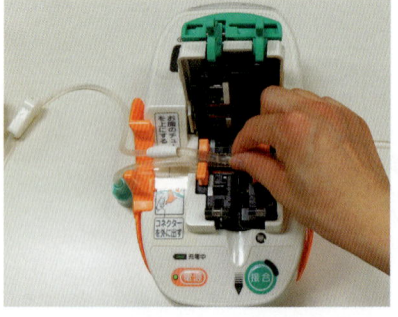

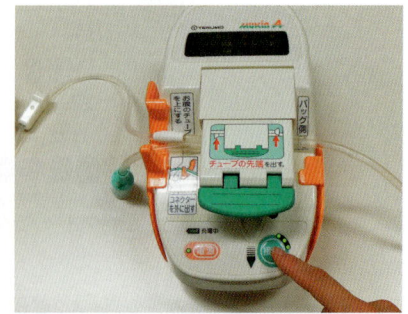

むきんエース®に腹膜透析液のチューブと腹膜透析チューブをはめ，約300℃に熱した銅版で接続と切り離しを行う
図7 むきんエース®による自動接続

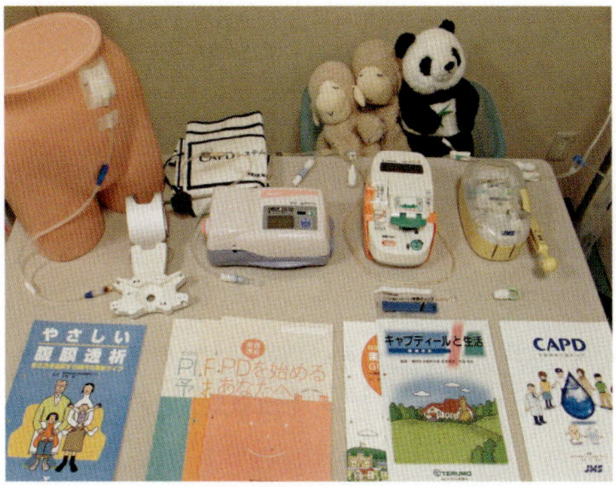

図8　システム選択の説明に用いる物品

システムの選択

　接続システムは，各機種の特徴を踏まえて，患者の身体機能や生活状況に適したものを患者とともに選択する．患者には簡潔に各システムの特徴を説明し（図8），実際に練習用キットを使用してバッグ交換時の接続操作を行ってもらい，患者に適したシステムを選べるように援助する．

（廣川牧子）

腹膜透析患者の看護

持続式携行型腹膜透析（CAPD）導入時の看護（入院）

腹膜透析についての説明

　医師による腎代替療法（血液透析，腹膜透析，腎臓移植）の説明に対する理解度の確認を行う．患者本人，患者家族，保護者，介護者が不安に思っていること，知りたいことを説明する．透析しながら生活することをイメージして治療方法が選択できるように，患者一人ひとりの状況に合わせて説明していくようにする．説明時には，パンフレットやイラスト，腹膜透析チューブが出ている腹部の模型や練習用モデルを用いる．血液透析と腹膜透析の選択については，最終的には患者に任せる．

　腹膜透析療法を選択した場合は，パンフレットを用いて一般的な腹膜透析導入の流れを説明し，腹膜透析システムについて接続方法や接続器の説明，自動腹膜灌流装置（APD装置）の器械の比較などを行う．練習用モデルを実際に触って，接続やバッグ交換も行う．このときに患者の視力や手指の運動能力，各システムへの患者の感想や希望を加味してシステムを決定する．

カテーテル留置術

　腹膜透析には腹膜透析液を腹腔内より出し入れする腹膜透析カテーテルを腹腔内に挿入する必要がある．

腹膜透析カテーテルの種類

　カテーテルの種類は全体の形状と先端の形状により規定され，全体の形状はストレート型と逆U字型，先端の形状はストレート型とカール型がある（図1）．

腹膜透析カテーテルの特徴

　腹腔内側のカテーテル先端は丸く，強度はあるがやわらかなシリコンラバーとなっている．先端にはX線不透過のストライプが入っており，X線検査によりカテーテル先端の位置異常やねじれが判断できる．

　また，カテーテルにはカフが2個ついており，内部カフは腹膜と筋膜に，出口部側の外部カフは皮下組織に固定される（図2）．カフは生体適合性がよく，早期

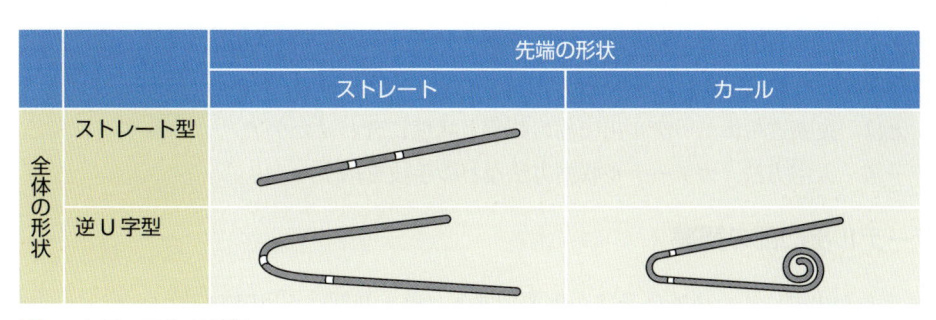

図1　カテーテルの種類

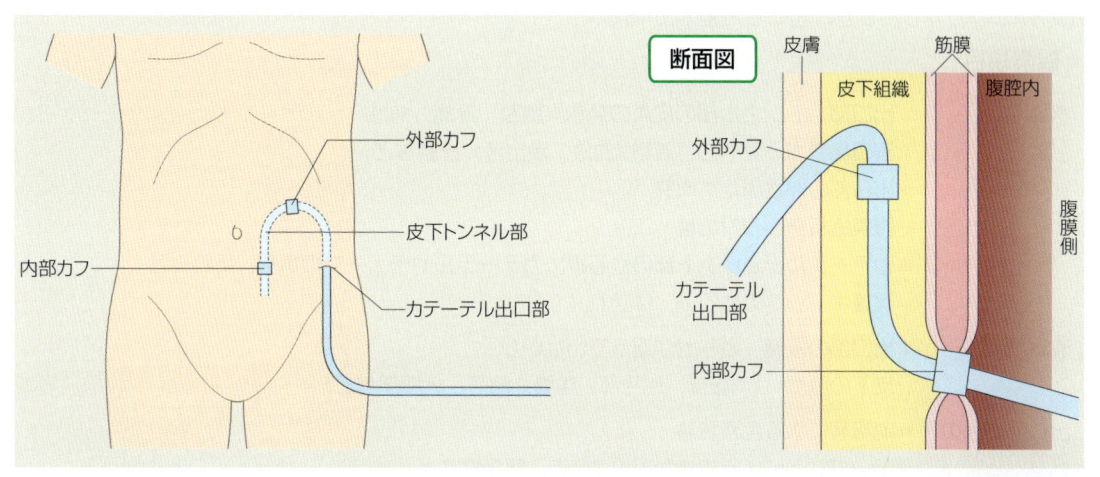

図2　腹膜透析カテーテルのカフ固定部位

に組織と癒着する．

出口部の位置

出口部の位置は，ベルトに圧迫されない，ケアの行いやすい位置に作製する．

カテーテル留置術の方法

カテーテル留置術には，一度の手術で腹膜カテーテル留置術と出口部作製術を行う従来法と，腹膜カテーテル留置の際，体外に出されるカテーテル先端を皮下に埋没して終了し，2度目の手術で出口部を作製，埋没したカテーテルの先端を体外に引き出してチューブを接続する段階的腹膜透析導入（SMAP）法がある．SMAP法は，尿毒症症状がなく，腹膜透析液貯留開始までに2週間以上の余裕がある場合に選択される．

カテーテルケア

カテーテルケアとは，腹膜透析カテーテル出口部の観察と状態に合わせたケア，固定方法やシャワー浴・入浴方法，カテーテル収納方法などの手技を指す．

腹膜透析カテーテル出口部の観察

腹膜からカテーテルが出ているため感染予防が重要である．導入初期は，出口部からの腹膜透析液漏れに注意する．液漏れは，腹膜透析液量を増やしたり，腹圧がかかったりしたときに起こる可能性がある．

● **観察項目**

感染	● 出口部，トンネル部の皮膚の発赤，腫脹，疼痛，熱感 ● 出口部やガーゼへの付着物（血液，滲出液，排膿など） ● 出口部のかさぶた，肉芽 ● 腹膜透析チューブの裏 ● カテーテルジョイント部のゆるみ，カテーテルやチューブの亀裂，折れぐせ ● 保護キャップのゆるみ，はずれ
液漏れ	● 出口部の浸潤，ガーゼが湿っていないか ● 皮下の腫脹（側腹部，鼠径部，陰嚢，陰唇，大腿部など）
出口部周囲の皮膚の状態	● 消毒薬による色素沈着 ● テープなどによる皮膚かぶれ（発赤，瘙痒感など）

カテーテル出口部のケア

カテーテル出口部のケアとは，出口部の感染予防と，出口部と周囲の皮膚を健康な状態に整えることである．

● **消毒をする場合の必要物品**（図3）
● 滅菌綿棒（綿球）❶
● 滅菌ガーゼ❷
● 消毒薬❸
● テープ❹
● ゴミ袋❺

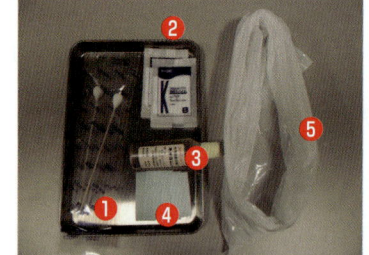

図3 カテーテル出口部のケアの必要物品

● **出口部の洗浄または清拭**

十分に泡立てた石けんで，垢，消毒液の残留，入浴用のパックやテープの粘着剤を取り除く．

● **出口部の消毒**

消毒薬を含ませた綿棒で出口部を中心から円を描くように消毒をする．肉芽や滲出液があるときはイソジン®消毒を行う．出口部が良好に形成されている場合は，消毒は不要で，洗浄だけで十分なこともある．

● 出口部のかぶれ

テープかぶれがあるときは，皮膚保護剤の塗布や，かぶれにくいテープの使用，テープ固定位置の変更など，患者に合わせて工夫する．

カテーテルの固定

カテーテルが動いたり，引っ張られたりすることで，出口部に負担がかかり，出血や肉芽を形成することがある．そのため，必ず1本はカテーテルにテープを貼り固定する．身体の動きや皮膚のたるみを考慮してゆるみをもたせて固定する．また，テープかぶれ予防のために，テープを貼る位置は毎回変えるようにする．

シャワー浴・入浴

導入初期は，出口部を入浴用のパックやフィルムドレッシングなどで保護するクローズド（カバー）浴を行う．出口部を保護しないオープン浴は良好な出口部が形成されてからとする．

チューブ先端の保護キャップの部分をビニールやラップで包み，濡れないように保護する．入浴時は風呂の吹き出し口や浴槽はよく洗い，一番風呂に入る．

入浴用のパックやテープの粘着剤はシャワーと泡立てた石けんで洗浄し，優しくきれいに取り除き，十分な湯で流す．きれいなタオルで水分を拭き取り，出口部ケア（消毒，ガーゼ保護）を行う．出口部感染があるときや腹膜炎のときには，シャワー浴・入浴を控える．

カテーテルの収納

カテーテルの収納については，カテーテルが動いたり，引っ張られたりしないように薄手の腹帯にカテーテルを通す穴をあけ，カテーテルを腹帯に通した後，腹帯を上に折り曲げて収納したり，カテーテルをゆるく丸めてポシェットのなかに収納するなどさまざまな方法がある．カテーテルに折れぐせがつかないように注意する．

また，むきんエース®（テルモ）を使用している場合には，腹膜透析チューブにテープなどの粘着剤を付着させないように注意する．

バッグ交換

腹膜透析カテーテルを留置し，出口部作製術を行った後，実際のバッグ交換が開始されるが，早期に腹腔内に多量の腹膜透析液を注入すると，液漏れ，創部痛，腹部膨満感の原因となる．そのため目標注液量までは，腹膜透析液量は徐々に増加していく．これをコンディショニングという．

バッグ交換手技習得の指導は，患者の状態，ペースに合わせながらマンツーマンで行う．CAPDのツインバッグのバッグ交換手技を習得したら，APD手技の習得を目指す．

測定と記録

　腹膜透析は在宅療法であるため，腹膜透析に関する測定と記録が自己管理をするうえでとても大切である．受診までの間の在宅での腹膜透析の治療状態をみる目安となり，異常の早期発見につながる．
　測定項目と測定の意味，測定項目の正常値と各自の維持目標値，測定の方法と注意点，測定値が異常だった場合の対応，腹膜透析ノート（図4）への記録について指導する．

測定項目

- 体重
- 血圧
- 尿量
- 飲水量
- 除水量　など

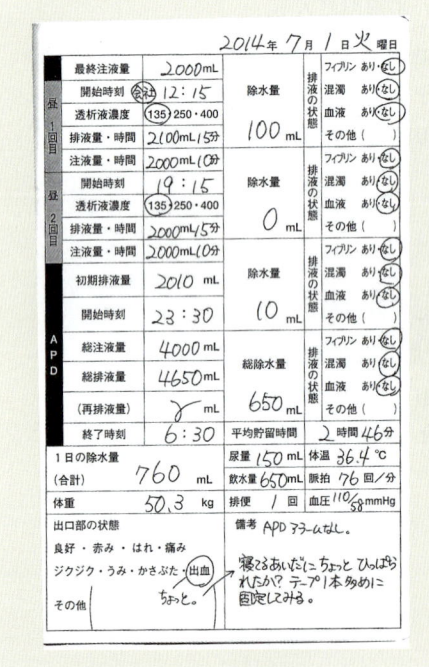

図4　腹膜透析ノートへの記録例

食事指導

　入院中に，栄養士による栄養指導を実施する．食生活の情報収集を行い，調理を行う家族も一緒に指導を受けるように調整する．
　腹膜透析では残存腎機能によって食事制限が変化する．尿量の減少と採血データを目安にして，水分，塩分，カリウムの摂取量を制限していく．カロリー摂取量

は腹膜透析液から吸収されるエネルギー量（約400 kcal）を差し引いた量となる．また，腹膜透析により蛋白5～10 gを喪失するため，蛋白摂取は1.2～1.3 g/標準体重kg/日が必要となる．リンは過剰となるため，P吸着薬を服用する．

服薬指導

入院中に薬剤師による服薬指導を実施する．処方された薬剤の効用，注意点，内服の方法について指導する．腹膜透析導入後に変更になる薬や患者の薬に対する知識を確認し，自己管理能力を把握するとともに，疑問に答える．

検査

腹膜透析開始に伴い尿毒症症状が改善されるので，採血結果と合わせて尿毒症症状の状況を確認していく．24時間排液検査を行い，透析量（Kt/V）を評価する．また，腹膜平衡試験（PET）を行い，除水能を推定する．

緊急時とその対処法

腹膜透析は在宅療法であることから，緊急対応を要する身体症状やバッグ交換の失敗・トラブルが病院以外で発生することが多い．そのため，患者や家族へは，初期対応と病院への連絡，通院について指導する．

一方で，患者に指導する看護師，緊急時に受けもつ腹膜透析看護師に対するスタッフ教育も大切である．

緊急時に該当すること

いつもと違う症状	● 腹痛　● 注排液不良　● 排液混濁　● 出口部の炎症 ● 出口部からの液漏れ　● 体調不良（体重増加・呼吸困難感など）
バッグ交換の失敗やトラブル	● 腹膜カテーテルが切れた　● 接続部を不潔にした ● 透析液の濃度を間違えた　● 隔壁を開通し忘れた
災害	● 地震　● 台風　● 火災などによる透析の継続困難

在宅での初期対応

いつもと違う症状	● 状況の把握 ● 排液の確認	左記の対応のうえで，病院へ連絡し，下記を伝える ● 氏名 ● 腹膜透析患者であること ● 主治医 ● いつから，どこに，何が起きたか
バッグ交換の失敗やトラブル	● 不潔となった部位より腹部側をクランプする ● 透析液を間違えた場合は，新しい透析液でバッグ交換し直す	
災害	● 自分の身の安全を守る ● 無理にバッグを切り離さない ● 腹膜透析バッグごと，APD回路ごと避難する ● 安全な場所でバッグを切り離す ● 必要時，緊急離脱	

病院での状況別の対処

いつもと違う症状	●腹痛 ●排液混濁	バッグ交換，排液検査，腹腔内洗浄，抗菌薬の投与，接続チューブ交換
	●注排液不良	X線検査，バッグ交換，腹膜透析メニュー検討
	●出口部の炎症・出口部からの液漏れ	出口部の観察・消毒，抗菌薬の投与
	●体調不良（体重増加・呼吸困難感など）	採血，X線検査，腹膜透析メニュー検討
バッグ交換のミスやトラブル	●腹膜カテーテルが切れた ●接続部を不潔にした	接続チューブ交換，抗菌薬の投与
災害	●腹膜透析が継続できるか	腹膜透析メニューの検討

退院指導

　退院後の生活について，患者が具体的に考えられるように準備を進めていく．患者の腹膜透析メニューや腹膜透析を行う家庭環境・職場環境の確認，試験外泊での問題点の検討，排液処理・廃棄物処理の方法，腹膜透析液や器材の宅配の手配などを確認する．

　CAPD療法を在宅で安全に行うためにCAPD手技を正確に実施できているか，特に，重要な水分コントロールや緊急時の対応，腹膜炎に対して理解できているかを最終確認しながら指導する．

　身体障害者手帳，特定疾病療養受療証，自立支援医療，日常生活用具（バッグ加温器）の申請などの手続の確認も行う．

　CAPD定期外来のオリエンテーションを行う．腹膜透析バッグ交換物品の在庫に余裕をもって外来を受診するよう説明する．受診の際には，あらかじめ内服薬，腹膜透析液，医療材料の残量の確認をし，腹膜透析ノート，APDメモリーカードを持参するよう指導する．導入期は，導入指導パンフレットも持参するように説明する．

〔廣川牧子〕

② 腹膜透析患者の看護

持続式携行型腹膜透析(CAPD)外来の看護(定期受診時の管理)

　腹膜透析はバッグ交換，カテーテルケアが，自己管理のもとで行われる在宅透析である．そのため，月に1〜2回のCAPD外来が，患者が在宅で安全に腹膜透析を実施できているか確認する場であり，指導の場となる．

定期受診の頻度

　定期受診の頻度は，退院後〜安定するまでは月2回，安定した後の維持期は月1回である．ほとんどの患者が月1回の受診となる．

定期受診時の流れ

　定期受診では，採血検査，腹膜透析ノート（毎日の腹膜透析記録）のチェックと問診，導入指導（開始後6か月まで），食事指導，服薬指導，バッグ交換と手技の確認，医師による診察と採血データの確認，腹膜透析メニューの確認，腹膜透析液と薬剤の処方，出口部消毒と観察，エリスロポエチン投与，消毒物品の配布を行う．

　また，毎回ではないが，3か月ごとに胸部X線撮影や体組成測定（In Body，図1），6か月ごとに腹部X線撮影，心電図検査，4〜6か月ごとに腹膜透析チューブ交換を行う．さらに，当院では年に1回，腹膜透析関連感染症の知識について確認を行っている．透析効率を測定する排液検査は適宜，腹膜平衡試験（PET）は年1回行う．

実施事項と確認項目

採血検査	血算, 電解質 (Na, K, Ca, P), 尿毒症物質 (尿素窒素〔BUN〕, クレアチニン〔Cr〕, 尿酸), 総蛋白, アルブミン, C反応性蛋白 (CRP), 脂質, 肝機能, 副甲状腺ホルモン (PTH), 脳性ナトリウム利尿ペプチド (BNP) など
胸部X線撮影	●医師により3か月ごとに行われ, 心胸郭比 (CTR) を確認する ●体重増加時や排液不良時には臨時に撮影となる
腹部X線撮影	●医師により6か月ごとに行われ, 腹膜透析カテーテルの位置確認を行う ●体重増加時や注排液不良時には臨時に撮影となる
心電図検査	●6か月ごとに検査を行う
体組成測定	●In Body (図1) を用いた体組成測定を3か月ごと行い, 水分バランスを確認する ・筋肉量, 脂肪量, 体脂肪率, 体水分量 (細胞外水分量, 細胞内水分量), 部位別筋肉量, 部位別水分量が換算される
腹膜透析ノートのチェック	●腹膜透析ノートの記入状況 ●在宅での毎日の状況を1週間あたりの変化から観察する ●腹膜透析ノートの記入ができていない場合は, 測定自体をしていないのか, 測定しているが, 記入できていないのかを確認する ●血圧：来室血圧と在宅血圧の経過 ●体重：受診日の体重または腹膜透析室での測定体重と在宅体重の経過. 食事摂取状況 ●尿量：受診日までに1回は測定してもらう ●飲水量 ●浮腫：出現部位や程度, 塩分摂取状況 ●除水量：バッグ交換ごとの除水量, 1日の総除水量 ●排液性状：混濁はないか, 血性でないか, フィブリンなどがないか ●腹膜透析トラブルの有無：指示通りの腹膜透析が行われているか, 自動腹膜灌流装置 (APD装置) などのアラームがないか ●困っている点：疑問, 質問など. 腹膜透析の継続を困難にするような生活状況はないか
出口部の確認	●出口部, トンネル部の観察, かぶれの有無 ●カテーテル固定方法の確認
バッグ交換と手技の確認	●診察時間にバッグ交換が重なる場合は, 患者のバッグ交換手技を確認 ●年1回行う腹膜平衡試験のときにもバッグ交換手技を確認

InBody

I.D.		身長	156cm	日付	
年齢		性別	女性	時間	

体成分分析 Body Composition Analysis

項目	単位	測定値	標準範囲
細胞内水分量	L	17.7	16.1~19.7
細胞外水分量	L	10.9	9.9~12.1
その他	kg	10.5	7.2~10.6
体脂肪量	kg	9.0	10.2~16.4

測定値	体水分量	除脂肪量	体重
17.7	28.6	39.1	48.1
10.9			
10.5			
9.0			

筋肉・脂肪 Soft Lean-Fat Analysis

項目	単位	測定値	標準範囲
体重	kg	48.1	43.4~58.8
筋肉量	kg	36.8	33.4~40.8
体脂肪量	kg	9.0	10.2~16.4

肥満指標 Obesity Index Analysis

項目	単位	測定値	標準範囲
BMI	kg/m²	19.8	18.5~25.0
体脂肪率	%	18.8	18.0~28.0

部位別筋肉量 Segmental Lean Analysis

測定部位	単位	測定値	標準範囲	ECW/TBW全身
右腕	kg	1.62	1.49~2.23	
左腕	kg	1.63	1.49~2.23	
体幹	kg	15.8	15.3~18.7	
右脚	kg	6.30	5.32~6.50	
左脚	kg	6.36	5.32~6.50	0.380

部位別水分量 Segmental Water Analysis

測定部位	単位	測定値	標準範囲	ECW/TBW部位
右腕	L	1.26	1.17~1.75	0.380
左腕	L	1.27	1.17~1.75	0.378
体幹	L	12.3	12.0~14.6	0.379
右脚	L	4.90	4.17~5.09	0.378
左脚	L	4.96	4.17~5.09	0.383

図1　InBody の例

患者指導項目

腹膜透析ノート記入指導	● 1日単位の数値の変動で一喜一憂しないように伝える ● 記入していない場合は測定の必要性を説明する．測定できているが記入できていない場合には測定値を思い出してもらう．思い出せない場合は記入する必要性を共有し，今後の記入をうながす ● 測定時に腹膜透析ノートを記入できるように，患者と一緒に対策を考える ● 腹膜透析ノートを持参しない患者に対しては，そのつど新しい腹膜透析ノートを渡して指導する
導入指導	● 腹膜透析を導入してから6か月間は継続して実施 ● 腹膜透析導入前のCAPD外来から腹膜透析導入入院，退院後の腹膜透析外来時に共通の導入指導チェックリストを用いる ● 患者が在宅で安全に腹膜透析を実施できているかを確認
食事指導	● 採血結果をもとに，蛋白，カリウム，リンの摂取量の目安を説明する ● 患者の生活状況や食事内容から体重増加や浮腫，除水量から塩分制限，水分制限について指導を行う ● 腹膜透析では，腹膜透析液を貯留している間に腹膜からブドウ糖が吸収されるため，吸収されるブドウ糖のエネルギー分を差し引いたエネルギー摂取量の目安も説明する ● 当院では患者には食事内容を3日分記入してきてもらい，栄養士による個人栄養指導も行っている
服薬指導	● 採血結果をもとに内服状況，副作用の有無を確認 ● 家庭血圧の結果をもとに，血圧関連の治療薬を正しく服薬できているかを確認
運動指導	● 運動を行うことのメリットを伝える 　● 運動は気分をリフレッシュしたり，エネルギーを消費したりするのに役立ち，肥満，脂質異常症の予防になる 　● 不感蒸泄を高める効果があり，体力をつけることにより感染予防や腰痛予防にも効果がある ● 開始前は主治医の許可を得る ● 出口部に外的圧力を加えないこと，カテーテルを引っ張らないように気をつけることを指導する ● 腹圧をかけすぎないよう，腰をねじりすぎないように行う．汗をかいた後は出口部ケアを行うことを説明する ● 運動にあたっては，まずはストレッチなどから行い，無理せずマイペースで行うよう指導する
バッグ交換手技指導	● バッグ交換手技を確認し，導入時に指導されたバッグ交換の基本手技で行っていない場合には再指導を行う

医師による診察

- 採血データの確認
- 腹膜透析メニューの確認
- 腹膜透析液と薬剤の処方：腹膜透析物品の在庫確認（透析液，キャップ，出口部ケアの必要物品）
- 出口部消毒と観察

エリスロポエチン投与

　採血データを確認し，医師の指示によりエリスロポエチン投与を行う．採血時に医師が静脈注射して投与する場合と，採血データを確認してから，医師の指示のもと看護師が皮下注射する場合がある．

　エリスロポエチン製剤は半減期や量の規格により，数種類が用意されている．貧血の程度や定期受診の頻度によって，医師が投与量を決定する．

消毒物品の配布

　消毒物品は在宅管理料に算定されており，出口部消毒時に使用する滅菌綿棒，滅菌ガーゼ，ガーゼ固定テープを月に1回渡している（図2）．ガーゼ固定テープは，テープかぶれを起こす場合があるため，当院ではCAPD外来で提供している種類以外のものを使用する場合は，自費で購入してもらっている．

腹膜透析チューブ交換

　接続チューブの劣化予防のため4～6か月ごとに腹膜透析チューブ交換を看護師が行っている．腹膜炎や，バッグ交換ミスなどで不潔となったときなどは，適宜交換する．

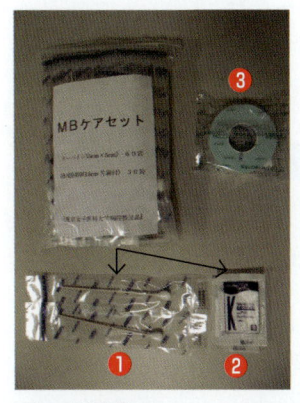

図2　消毒物品
MBケアセット（滅菌綿棒とガーゼ：❶❷），ガーゼ固定テープ（❸）

腹膜透析関連感染症の知識の確認

当院では透析導入から1か月目，6か月目，それ以降は年1回，腹膜透析関連感染症の知識を確認するために，患者に○×をテストを行っている．テストの結果をもとに，感染症パンフレットを用いて腹膜炎予防の再指導を行う．

透析効率測定（24時間排液検査）

透析効率を年1回測定している．残存腎機能の低下に伴う尿毒症出現時や腹膜透析メニュー変更前後にも測定している．

24時間貯めた尿と，24時間分の腹膜透析バッグ交換ごとの排液の一部を持参してもらい，尿素窒素やクレアチニンを測定して，総標準化透析量（総Kt/V）を，計算ソフトを用いて算出している．『腹膜透析ガイドライン』では，週あたり総Kt/V＞1.7を推奨している[1]．

腹膜平衡試験

腹膜は生体膜であり，その機能にはもともと個人差がある．腹膜透析の経過とともに腹膜は劣化し，除水低下や溶質除去の低下（透析効率の低下）が生じてくる．その腹膜の機能を調べるために，腹膜平衡試験（PET）を年1回施行している．

2.5％のブドウ糖液2Lを4時間貯留し，0時間目，2時間目，4時間目の透析液と血液のクレアチニン比（D/P Cr）とブドウ糖濃度比（D/D0 glucose）を算出して腹膜の物質の透過性を調べる．その腹膜の透過性により，腹膜機能を4つのカテゴリーに分類する（表1）．腹膜の機能により，医師が腹膜透析の処方（貯留量，貯留時間等）を決定する．

トラブル時の対応

腹膜透析では，腹膜炎，出口部感染，バッグ交換ミス，注排液不良など，さまざまなトラブルが発生する．当院では外来受診時間内であればCAPD外来に，外

表1 腹膜平衡試験による腹膜機能の分類

PET結果	腹膜機能
high（H）	腹膜の物質透過性が高い．尿毒素などの溶質除去が良好である．ただし，浸透圧物質であるブドウ糖も体内に移動しやすく，浸透圧が速く消失するため，除水は不良となる．また，浸透性が高いと蛋白質も失われやすくなる
high-average（HA） low-average（LA）	腹膜透過性が平均よりやや高いとHA，やや低いとLA．腹膜透析歴が長期になると，徐々に透過性が亢進され，Hに移行することがある
low（L）	腹膜の物質透過性が低いため，尿毒素などの溶質除去が不良である．浸透圧物質であるブドウ糖も体内に移動しにくく，浸透圧が保たれるため，除水は良好である．透過性が低いため，蛋白質が失われにくい

表2 旅行時の必要物品

バッグ交換用品	●透析液　●保護キャップ類　●接合装置　●APD装置 ●急速加温器　●ばねはかり　●透析液をつるすもの（S字フックなど） ●はさみ　●ゴミ袋　●手指消毒用品
出口部ケア用品	●消毒薬　●滅菌綿棒　●滅菌ガーゼ　●テープ ●入浴パック
持参物品	●内服薬　●腹膜透析記録ノート　●身体障害者手帳　●健康保険証 ●特定疾病療養受療証　●緊急時病院リスト

来受診時間外であれば腎臓内科当直医へ，電話連絡をしてもらい，医師に確認して来院してもらう．医師と協力し，トラブルに対応する．トラブル時は指導の絶好のチャンスであり，患者を責めずに原因究明と指導を行うことが重要である．

腹膜透析患者の旅行

　透析施設に週3回通院する必要のある血液透析よりも，通院の必要のない腹膜透析のほうが，旅行には行きやすく，計画が立てやすいと考えられる．しかし，旅行については事前に医師の許可を得ておく必要がある．特に腹膜透析液の配送には医師の処方が必要であり，配送には日数がかかるため，早めに調整する．また，腹膜透析液や器材の配送料は，自己負担となる．

　海外旅行では，さらに書類が必要となるため，2～3か月前から準備を始めなくてはならない．旅行先，日程を考慮し，事前に緊急時の病院を探しておく（腹膜透析業者が協力してくれる）．バッグ交換の時間を含めた無理のないスケジュールを組み，旅行先でのバッグ交換場所を確保するように説明する．旅行前には，必要物品，持参物品を確認しておく（表2）．

定期受診を担当する腹膜透析看護師とその教育

　当院の腹膜透析担当看護師は，血液透析室と兼務であるため，月1～2回来院する患者情報を事前に情報収集して，継続看護ができるように準備し，指導記録を残している．

　腹膜透析主治医，腹膜透析担当看護師で月1回腹膜透析カンファレンスを行い，治療方針や患者情報の共有，導入指導の進行状況，腹膜透析困難な症例のディスカッション，腹膜透析外来で困っていることや対応策などを話し合っている．医師による勉強会も開催し，腹膜透析担当看護師を育成している．

（廣川牧子）

●文献
1) 日本透析医学会：腹膜透析ガイドライン．日本透析医学会雑誌 2009；42(4)：285-315．

3 腹膜透析による合併症と看護

カテーテルトラブル

出口部感染とトンネル感染

病態関連図

病態
- 腹膜透析カテーテル挿入
  - 出口部の機械的刺激
  - 細菌の侵入・繁殖，掻き傷，湿疹，テープかぶれ，不潔，液漏れによる浸潤
  - 免疫力の低下

症状
- 局所（出口部）
  - 発赤　・腫脹　・熱感　・疼痛　・圧痛
  - 瘙痒感　・出血　・浸潤　・排膿
  - 不良肉芽　・滲出液
- 全身
  - 発熱

治療・看護
- 内科的治療・薬物治療
  - 抗菌薬の投与（点滴，内服，塗布）
- 外科的処置（トンネル感染）
  - アンルーフィング
  - 出口部変更術
  - カテーテル入れ替え術
- ケア
  - 出口部ケアの見直し
  - 出口部への機械的刺激の軽減

病態生理

　カテーテル出口部と皮膚は完全には接合しておらず（図1），不適切な固定による出口部皮膚とカテーテルとの刺激，細菌の侵入や，出口部の不潔や液漏れでの浸潤などによる細菌の繁殖，免疫状態の低下によって感染が起こる．

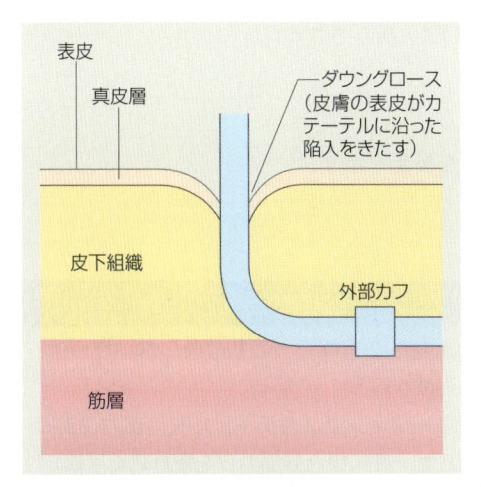

図1 カテーテル出口部の構造

検査・診断

　出口部・トンネル感染の診断について，国際腹膜透析学会（ISPD）のガイドラインでは，点数化して診断することを推奨している．腫脹，痂皮，発赤，疼痛，滲出液を点数化して評価する（**表1**）[1]．それらに，肉芽や周囲の皮膚所見を加えて評価する方法が提唱されている．

出口部感染

　出口部から排膿が認められる．出口部の発赤などを伴わないこともある．
　排膿がない皮膚の発赤は，感染の初期症状のこともあれば，単なる皮膚反応であることも多い．視診や触診によって診断する．排膿の培養検査により起因菌を同定する．

トンネル感染

　排膿，カテーテル周囲の発赤，腫脹，外部カフの圧痛などが認められる．感染

表1　出口部感染の点数化法

	0点	1点	2点
腫脹	なし	出口部のみ <0.5 cm	出口部>0.5 cmおよび／あるいはトンネル部
痂皮	なし	<0.5 cm	>0.5 cm
発赤	なし	<0.5 cm	>0.5 cm
疼痛	なし	軽度	高度
滲出液	なし	漿液性	膿性

出口部感染の点数化をし，計4点以上を出口部感染とみなす．ただし，膿性滲出液が認められた場合はこれのみでも感染とする．
（Piraino B, et al.：ISPD GUIDELINES/RECOMMENDATIONS：Peritoneal dialysis-related infections recommendations：2005 update．Peritoneal Dialysis International 2005；25：107-131.[1] より）

部位の滲出液は超音波検査において低エコーレベルで（黒っぽく）描写される．

慢性出口部感染

1か月以上持続する出口部の感染や肉芽の形成は，慢性的な炎症を示す．

治療

	内科的治療	外科的治療
抗菌薬の投与	・抗菌薬の点滴，内服，塗布 ・排膿の培養結果から抗菌薬を選択	内科的治療を2週間行っても改善しない場合は，外科的治療を行う ・アンルーフィング（カテーテルを外部カフまで露出させ，感染巣と外部カフを取り除く手術） ・出口部変更術 ・カテーテル入れ替え術 ・カテーテル抜去術（腹膜炎を合併した場合は，カテーテル抜去を考慮）
出口部ケアの見直し	・テープや消毒薬の検討 ・出口部の洗浄回数の検討	
出口部への機械的刺激の軽減	・カテーテル固定の変更	

出口部感染とトンネル感染に対する看護

標準看護計画

観察項目

出口部・トンネル部の観察を行い，早期発見・早期治療を心がける．定期外来では出口部の写真撮影を行い，観察に役立てる．

	主観的項目	客観的項目
感染	・出口部・トンネル部の疼痛，熱感	・出口部・トンネル部の皮膚の発赤，腫脹，疼痛，熱感 ・出口部やガーゼへの付着物（血液，滲出液，排膿など） ・出口部のかさぶた，肉芽 ・腹膜透析チューブの裏 ・カテーテルジョイント部のゆるみ ・カテーテルやチューブの亀裂，折れぐせ
液漏れ	・浸潤感	・出口部の浸潤など（ガーゼが湿っているか）
出口部周囲の皮膚の状態	・瘙痒感，疼痛	・消毒薬による色素沈着 ・テープなどによる皮膚かぶれ（発赤，瘙痒感など）
腹膜透析チューブの固定方法		・腹膜透析チューブに最低1本はテープで固定しているか
機械的刺激の有無		・ベルトやシートベルトなどがあたっていないか

ケア項目

カテーテルは皮膚にとっては異物であり，出口部は常に感染を起こしやすい状態にある．皮膚に常在する菌が感染の原因ともなる．出口部感染の予防と出口部と周囲の皮膚を健康な状態に整えるためにカテーテルケアを行う．

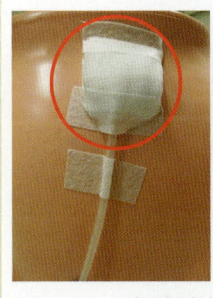

出口部の保清	・よく泡立てた石けんで洗う ・消毒をする（図2） ・正常時の出口部ケアでは，よく泡立てた石けんで洗い，お湯で洗い流すのみで，消毒は不要な場合がある 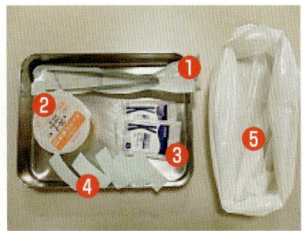 鑷子（ピンセット）（❶） 滅菌カップ入り綿球（❷） ガーゼ（❸） ガーゼ固定用テープ（❹） ゴミ袋（❺） 図2　消毒ケア物品
テープ，消毒薬によるかぶれの予防	・消毒薬やテープの粘着剤によって，かぶれを起こすことがあるため，患者に合ったものを使用する ・テープの固定部位は少しずつずらす（図3） 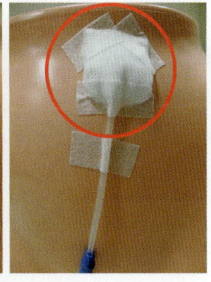 図3　テープの固定部位の例
出口部への機械的刺激の軽減	・カテーテルの確実な固定（図4） 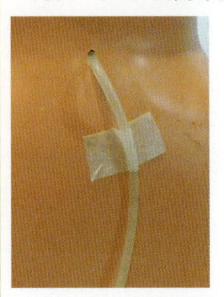 図4　カテーテルの固定 カテーテルがずれたり，引っ張られたりしないように，固定テープを必ず1本は貼る

患者指導項目

出口部感染症の発症を早期に発見するよう努めること

出口部の状態に合った出口部ケアの方法の指導と定期的な手技の確認

十分な栄養を摂取し，抵抗力をつけること

異常時は病院に連絡して，受診すること

看護のポイント

カテーテル留置手術前

　カテーテル感染症の予防には，出口部の位置が重要である．カテーテル留置手術前に，医師，看護師，患者・家族と相談して位置を決定する．

- **観察のポイント（出口部の位置）**
- 利き手はどちらか（出口部ケアがしやすい）
- ベルトの位置（ベルトに圧迫されない位置を考慮，普段着のベルト位置，仕事着のベルト位置の両方で確認する）
- 車に乗るか（シートベルトに圧迫されない位置を考慮）
- 患者の体型（皮膚のたるみや下腹部の脂肪の厚さなどで出口部が見えなくないか，仰臥位や坐位など姿勢を変えて確認する）
- 手術創や皮膚炎などがないか
- 患者の職業や生活スタイル（日常生活や仕事上で圧迫される部位は避ける）
- 患者の希望の位置はどこか
- 認知症や介助の必要度の有無
- **患者指導・ケアのポイント**
- 患者や（必要時）家族から生活習慣などについての情報を十分に得ながら，出口部の位置を決定していく

導入期

　カテーテル留置術後，カテーテル出口部と皮膚は完全には接合しておらず，医療者による消毒が行われる．並行して，患者に出口部観察やカテーテルケアの方法を指導していく．

- **観察のポイント**

　前述の「観察項目」を参照．

- **ケアのポイント**
- 当院では術後はイソジン®消毒を行っている．
- 術後2週間の抜糸後に医師の許可が出たら，カバーシャワー浴を行う．消毒薬をステリクロン®に変更する．

- 抜糸2週間後，医師の許可が出たら，出口部洗浄を行う．痂皮が取れることが多い．痂皮が取れ，医師の許可が出たら，カバーなし入浴を行う（p.201参照）．

●**患者指導のポイント**
- ケアの方法や経過を説明する．
- 出口部やトンネル部の観察方法を指導し，異常時は病院へ連絡するように指導する．

維持期（定期外来）

外来受診時に，出口部の観察，カテーテルケアの手技を確認する．感染時には，医師の指示のもと，排膿の培養検査を行い，起因菌を確認する．

●**観察のポイント**
前述の「観察項目」を参照．

●**ケアのポイント（感染時）**
- 感染の原因やきっかけ，ケアの方法を患者から情報収集する．
- 感染の状態の変化を把握する．

●**患者指導のポイント**
- 適切なカテーテル固定を行う．
- 患者の出口部に合わせた出口部ケアを行う．
- 早期発見・早期治療のために，異常時には，すぐに病院に連絡するように指導する．

注排液不良

病態関連図

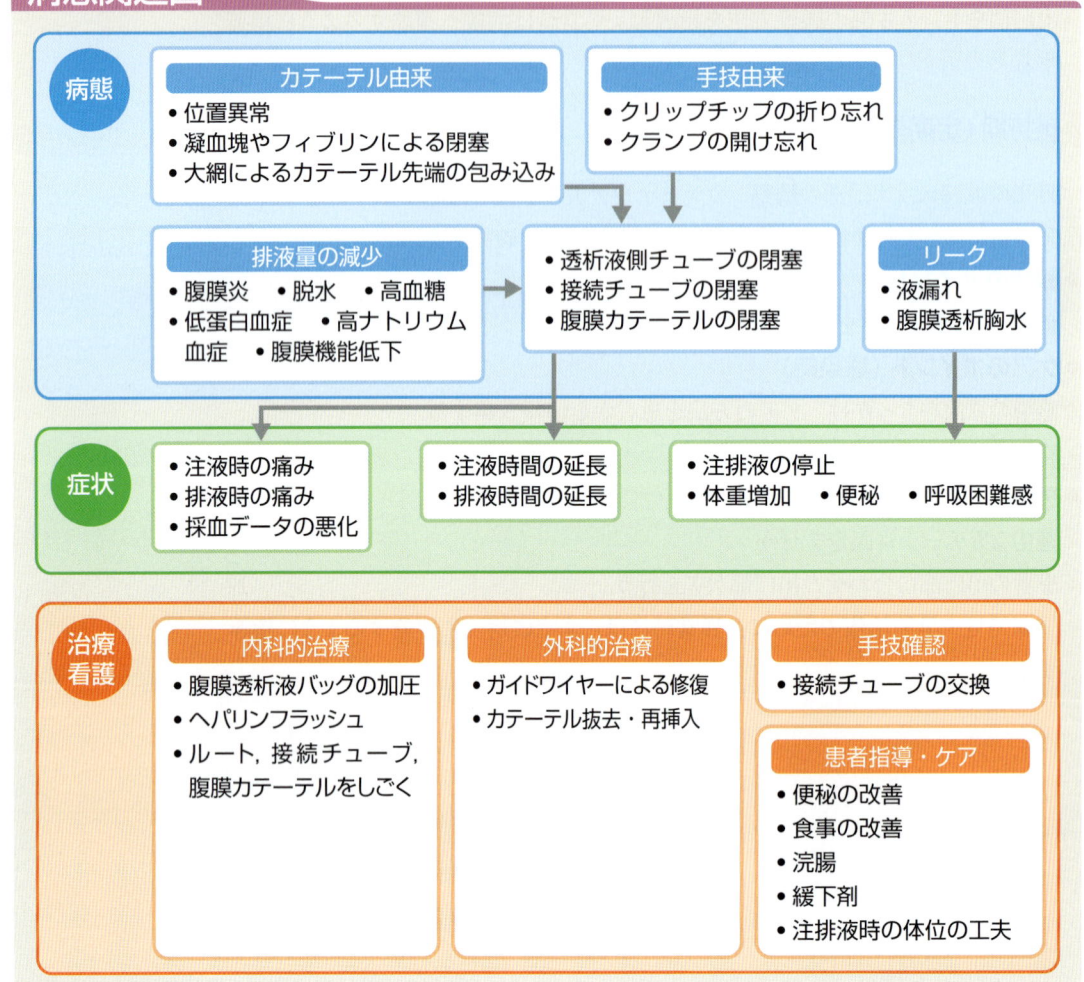

病態

カテーテル由来
- 位置異常
- 凝血塊やフィブリンによる閉塞
- 大網によるカテーテル先端の包み込み

手技由来
- クリップチップの折り忘れ
- クランプの開け忘れ

排液量の減少
- 腹膜炎　・脱水　・高血糖
- 低蛋白血症　・高ナトリウム血症　・腹膜機能低下

- 透析液側チューブの閉塞
- 接続チューブの閉塞
- 腹膜カテーテルの閉塞

リーク
- 液漏れ
- 腹膜透析胸水

症状
- 注液時の痛み
- 排液時の痛み
- 採血データの悪化
- 注液時間の延長
- 排液時間の延長
- 注排液の停止
- 体重増加　・便秘　・呼吸困難感

治療・看護

内科的治療
- 腹膜透析液バッグの加圧
- ヘパリンフラッシュ
- ルート，接続チューブ，腹膜カテーテルをしごく

外科的治療
- ガイドワイヤーによる修復
- カテーテル抜去・再挿入

手技確認
- 接続チューブの交換

患者指導・ケア
- 便秘の改善
- 食事の改善
- 浣腸
- 緩下剤
- 注排液時の体位の工夫

病態生理

　注排液不良の原因として，カテーテルの位置異常，凝血塊やフィブリンによるカテーテルの閉塞，カテーテル先端の大網による包み込みなどが考えられる．注排液時間の延長は貯留時間の短縮をきたし，透析効率を悪くする．

検査・診断

　腹部X線検査でカテーテルの位置を確認する．造影剤を使用し，大網などの絡まりを確認する．

治療

凝血塊，フィブリン，大網による閉塞	・注液時に腹膜透析バッグを加圧 フィブリンが多いときはヘパリンをバッグ内に入れることもある
カテーテル位置異常	・体動（体位変換，歩行，足踏み，ジャンプ，階段昇降など） ・X線検査でカテーテルの先端の位置を確認し，位置異常が高度の場合にはガイドワイヤーによる位置修正を行う ・カテーテルの位置がはね上がって排液不良となっている場合は，はね上がっている側を下にして側臥位になると排液できることが多い ・腹膜カテーテルの入れ替え
便秘	・便通をよくし，緩下薬で腸を動かすことで，カテーテルの位置異常が戻る場合がある．普段から便秘にならない習慣をつける 便秘の改善 食事の改善 浣腸 緩下剤

注排液不良に対する看護

標準看護計画

観察項目

	主観的項目	客観的項目
位置異常	・注排液時間の延長 ・注排液時の痛み	・体位による改善
閉塞	・排液量の減少 ・注液時間の延長，困難	・腹膜透析中のフィブリン，凝血塊 ・排液性状 ・体重増加 ・呼吸困難感 ・便秘

ケア項目

体位変換や歩行などにより2～3日で改善することが多い．

手技の確認	・手技の忘れがないかを確認する
腹膜透析液バッグ加圧	・実際に腹膜透析室でバッグ交換を行い，注液ができるかどうか確認する

患者指導項目

改善するまでは透析不足，除水不足となりやすく，腹膜透析メニューの変更となる可能性がある．

腹膜透析メニューを指導する
採血データを確認し，食事や飲水について指導する
バッグ交換手技を再度指導する
便秘予防法を指導する

液漏れ

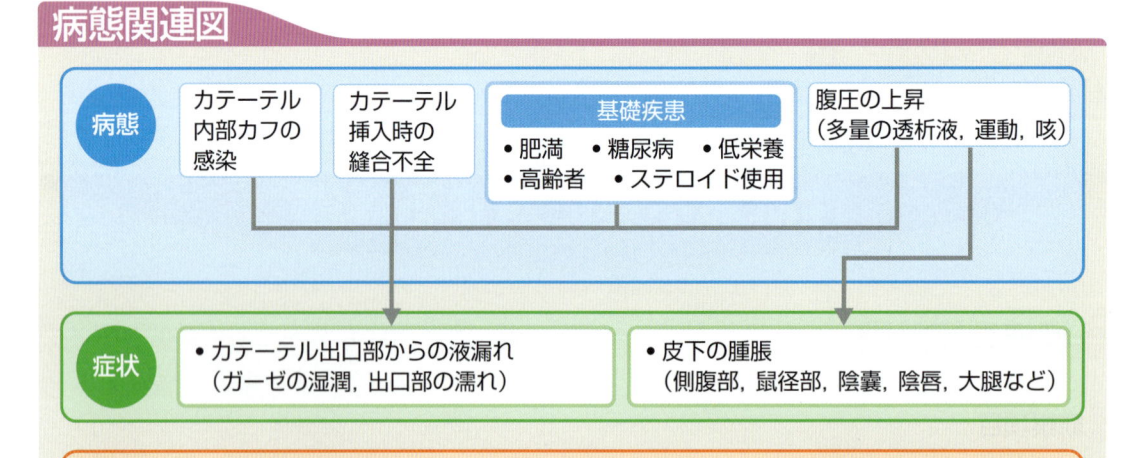

病態関連図

病態
- カテーテル内部カフの感染
- カテーテル挿入時の縫合不全
- 基礎疾患
  - 肥満・糖尿病・低栄養
  - 高齢者・ステロイド使用
- 腹圧の上昇（多量の透析液，運動，咳）

症状
- カテーテル出口部からの液漏れ（ガーゼの湿潤，出口部の濡れ）
- 皮下の腫脹（側腹部，鼠径部，陰嚢，陰唇，大腿など）

治療・看護

注液量の調節
- 注液量を減らす
- 注液量が減り，透析不足となる場合は短時間交換にて補う

腹膜透析の中止・変更
- 腹膜透析を一時中止
- 血液透析へ変更

患者指導・ケア
- 腹圧がかからないように指導（くしゃみ，排便時，運動時）

病態生理

カテーテル挿入術後はカテーテルと皮下脂肪との密着が弱く，腹圧が過度にかかった場合，腹腔内に貯留している腹膜透析液が漏れ出てくる．液漏れは出口部感染や腹膜炎の原因となる．液漏れはカテーテル挿入術後や，腹膜透析液の貯留量を増やしていく導入期に起こりやすい．

検査・診断

カテーテル挿入時の術創部，出口部からの腹膜透析液漏れがあることにより診

断する．漏れ出た滲出液の糖濃度を測定し，血糖値より高いことを確認する．

治療

注液量の調整	・腹圧がかからないように腹膜透析貯留量を減らす
腹膜透析の中止，変更	・活動時のみ腹膜透析を中止する ・液漏れをしている創部が治癒してから，腹膜透析液を貯留する

液漏れに対する看護

標準看護計画

観察項目

	主観的項目	客観的項目
出口部 術創部 カフ周囲	・カテーテル挿入部位からの液漏れ感，濡れている感じ	・出口部，術創部のガーゼへの滲出液，カフ周囲の腫脹

ケア項目

腹圧がかからないよう援助	・手術後の咳やくしゃみ，排便時などは手で創部を押さえながら行う ・重い荷物を持ったりしない ・腹部に過度な力が加わらないようにする

患者指導項目

カテーテル挿入術後の安静の必要性を説明する
腹圧がかからないようにする必要性と方法を説明する
症状の出現時には，看護師に報告するように説明する．維持期の外来患者は，病院に連絡するように指導する

（廣川牧子）

● 文献
1) Piraino B, et al.: ISPD GUIDELINES/RECOMMENDATIONS: Peritoneal dialysis-related infections recommendations: 2005 update. peritoneal Dialysis International 2005; 25: 107-131.

3 腹膜透析による合併症と看護

腹膜炎

　腹膜炎は，腹膜が炎症を起こした状態のことを指し，腹膜機能低下を招く．腹膜透析離脱理由の30%を占める重要な合併症である．腹膜炎は細菌や真菌が原因の感染性腹膜炎とアレルギーが原因の無菌性腹膜炎に分けられる．

感染性腹膜炎

病態関連図

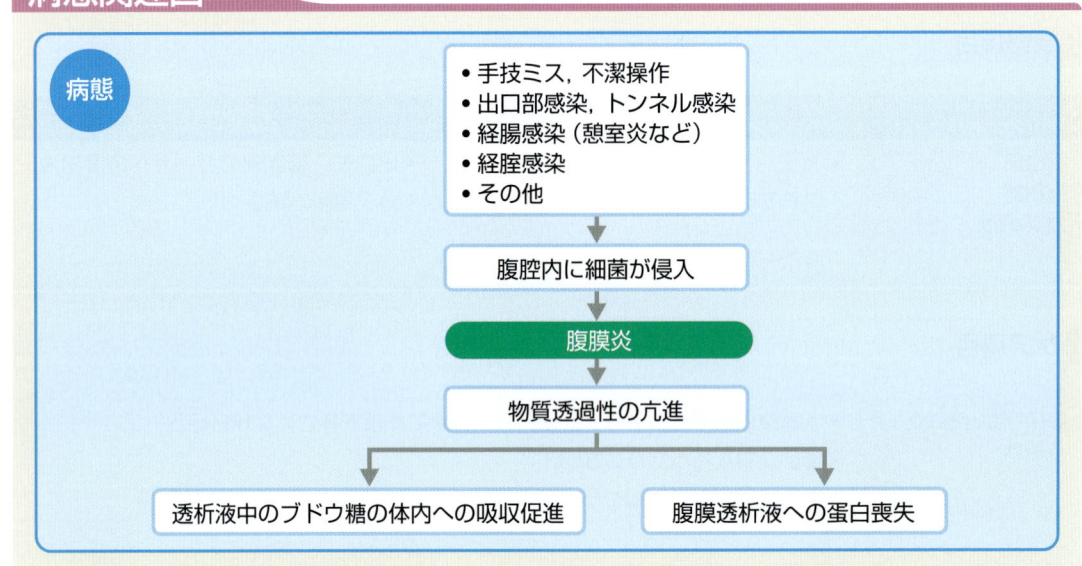

病態
- 手技ミス，不潔操作
- 出口部感染，トンネル感染
- 経腸感染（憩室炎など）
- 経腟感染
- その他

↓

腹腔内に細菌が侵入

↓

腹膜炎

↓

物質透過性の亢進

↓
- 透析液中のブドウ糖の体内への吸収促進
- 腹膜透析液への蛋白喪失

症状

排液	全身症状	消化器症状
・排液混濁 ・血性排液 ・フィブリン ・除水量の減少（除水能低下）	・腹痛，腹部の圧痛，反跳痛 ・倦怠感 ・発熱（微熱〜高温） ・悪寒，戦慄 ・低蛋白血症	・悪心・嘔吐 ・下痢 ・腹部膨満感

治療・看護

薬物療法	内科的治療	外科的治療
・抗菌薬 ・鎮痛薬	・腹腔内洗浄 ・腹膜休息 ・血液透析	・腹膜透析カテーテル抜去

ケア
- 症状緩和へのケア

病態生理

感染経路（図1）

● **経カテーテル感染**
　タッチコンタミネーションといわれる手技ミス，不潔操作による感染（黄色ブドウ球菌，表皮ブドウ球菌など）．

● **傍カテーテル感染**
　出口部感染，トンネル感染（黄色ブドウ球菌，表皮ブドウ球菌，緑膿菌など）．

● **腹部臓器由来の感染**
　腹腔内臓器からの経腸感染，女性生殖器からの経腟感染（大腸菌，嫌気性菌，真菌，連鎖球菌など）．

● **その他**
　不顕性感染症からの感染（結核菌など），血行感染（腐菌など）．

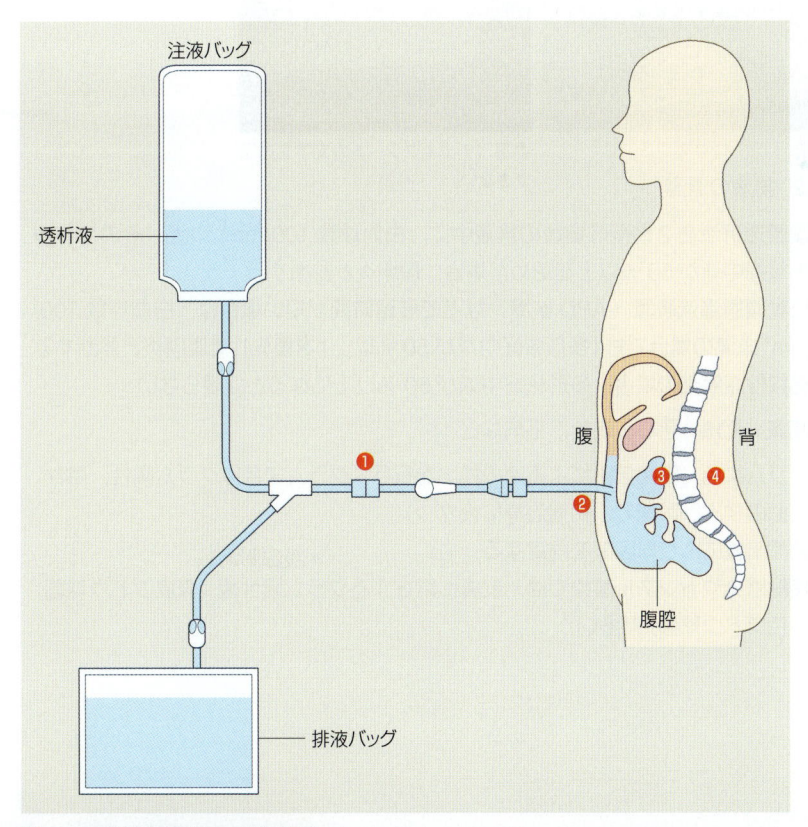

図1　感染性腹膜炎の感染経路
❶経カテーテル感染，❷傍カテーテル感染，❸腹部臓器由来の感染，❹その他
（中山昌明監：テルモ腎不全看護セミナーⅢ　腹膜透析合併症．テルモ；2011．より）

> **感染性腹膜炎の種類**

●**再燃性腹膜炎**
　腹膜炎治療終了後4週間以内に発症する起因菌が異なる腹膜炎，もしくは同一菌または菌が同定されない腹膜炎．

●**難治性腹膜炎**
　適切な抗菌薬を使用後，5日経過しても排液が清明にならない腹膜炎．

●**反復性腹膜炎**
　腹膜炎治療終了後4週間以上経過した後に同一菌で発症する腹膜炎．

●**カテーテル関連腹膜炎**
　出口部，またはトンネル感染と同一菌による腹膜炎．どちらかの菌が未検出のものも含む．

検査・診断

排液確認	・排液混濁確認チェックシートを用いて，排液の混濁（図2）の程度を確認する 正常　　　　　　　　　　混濁（チェックシートの文字を透過できない） **図2　排液の混濁**
排液中の細胞数・種類	・腹膜透析液を2時間貯留後の排液中に，白血球数 100/mm^3 以上，そのうち多形核好中球が50％以上を認めた場合，腹膜炎と診断する ・自動腹膜灌流装置（APD装置）などで貯留時間が短い場合は，白血球数 100/mm^3 未満の場合でも「多形核好中球が50％以上」を優先して腹膜炎と診断する ・結核性腹膜炎の場合，多形核好中球が50％以上になるとは限らない
症状観察	・腹痛，発熱，悪心・嘔吐，下痢など
排液の培養検査	・グラム染色，細菌培養による菌の検出を行う（グラム染色はグラム陽性，陰性，真菌の検出が可能で，初期治療に役立つ） ・細菌培養により原因菌を同定する ・接触感染やトンネル感染では，皮膚に常在するグラム陽性菌（表皮ブドウ球菌，黄色ブドウ球菌）が多い

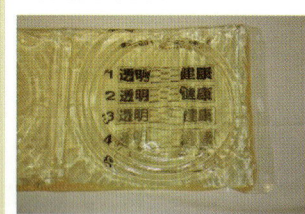

治療

	内科的治療	外科的治療
抗菌薬の投与	・腹腔内投与または静脈内投与 ・培養結果から，薬剤の感受性に基づいて抗菌薬を選択する[1]	・緑膿菌や結核菌，真菌が検出された場合や難治性腹膜炎の場合，腹膜劣化予防のため，カテーテルの抜去が必要となる
チューブ交換	・チューブ交換を行う	
洗浄	・低濃度の腹膜透析液を注液後，貯留せずにすぐ排液し，腹腔内を洗浄する	
腹膜透析メニューの変更	・医師の指示のもとバッグ交換を行う	
排液検査	・混濁した排液を持参させ，検査に提出	

感染性腹膜炎に対する看護

標準看護計画と看護の実際

観察項目

主観的項目	客観的項目
・腹膜炎症状 ・腸蠕動運動の有無 ・食欲，食事摂取量 ・出口部感染の有無 ・腹痛，腹部の圧痛，反跳痛 ・倦怠感 ・悪寒，戦慄 ・悪心・嘔吐 ・下痢 ・腹部膨満感	・排液量 ・除水量 ・発熱（微熱〜高熱） ・低蛋白血症（蛋白喪失量は通常 5〜15 g/日） ・排液混濁，血性排液，フィブリン混入 ・出口部感染の有無 ・自覚症状の経過

ケア項目

検査介助	・排液の検体採取 ・採血
確実な治療	・薬物治療の援助（抗菌薬の投与）
苦痛の軽減	・腹膜炎症状への対応（腹痛への鎮痛薬投与，悪寒への保温など） ・精神的援助
手技の確認	・腹膜透析バッグ交換の手技の確認，再教育

患者指導項目

腹膜炎やその症状，対応についての知識を確認する
腹膜炎の予防のため，感染予防法，規則正しい生活，食生活の指導を行う
腹膜透析の手技および排液観察を徹底し，定期的に確認する

● **患者指導のポイント**

　腹膜透析導入時にどの程度，腹膜炎の教育が行われていたか，患者はどのような症状で腹膜炎を疑い，どれだけそのときの指示に従えたのかを記載する．初期教育が不十分だったとすれば，導入時教育の内容を見直す．患者側に問題が見つかれば，再教育を行うか，腹膜透析不適切と判断して離脱するか，医師・患者とともに判断する．

　腹膜透析液にはブドウ糖が含まれており，腹腔内の温度で腹膜炎の原因菌が増殖してしまうため，患者には症状に気づいたらすぐに病院に連絡をするように指導する．次のバッグ交換時に混濁が消失することはなく，治療開始が遅れると重症かつ治りにくくなり，腹膜の損傷も強くなること，早期の治療が必要なことを強調する．

　不潔操作以外の原因で腹膜炎となることもあるため，患者に対して腹膜炎の発症自体については叱らないことが大切である．患者は叱られたと感じたとたん，口をつぐんでしまう．ただし，腹膜炎の症状があるのに，来院しなかった場合には注意する．

　来院時には，まず腹膜炎となるに至る不潔操作の自覚があったかどうかを尋ねるようにする．原因菌が明らかになり，タッチコンタミネーションによる感染だと判明した場合には，腹膜炎についての知識やバッグ交換手技の再指導を行う．

無菌性腹膜炎（好酸球性腹膜炎）

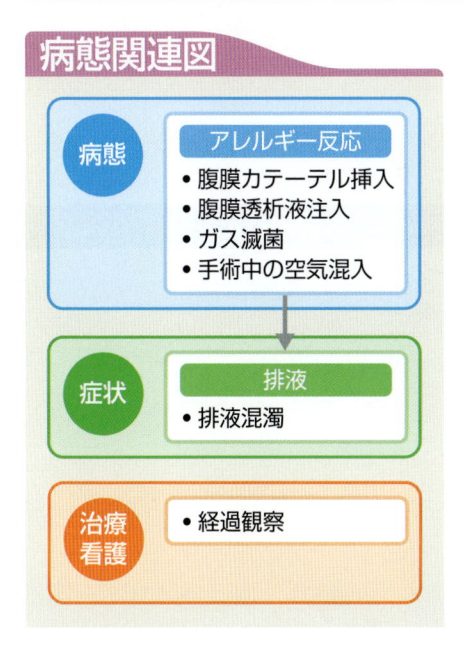

病態関連図

病態
- アレルギー反応
  - 腹膜カテーテル挿入
  - 腹膜透析液注入
  - ガス滅菌
  - 手術中の空気混入

症状
- 排液
  - 排液混濁

治療看護
- 経過観察

病態生理

　無菌性腹膜炎は一種のアレルギー反応と考えられており，導入初期やシステム変更時にみられることがある．好酸球が増加することが特徴である．腹膜カテーテル，透析液，ガス滅菌，薬剤，手術中の空気の混入などが原因と考えられる．

検査・診断

　本症は細菌培養で陰性だが，感染性腹膜炎である場合との区別は経過を見終わるまでわからない．常に「感染性腹膜炎かもしれない」という視点で患者の観察を続けることが重要である．

治療

- 経過観察：ほとんどが1か月以内に自然寛解する．
- アレルギー反応を起こしている可能性のある薬剤を一時中止する．

無菌性腹膜炎に対する看護

標準看護計画

観察項目

主観的項目	客観的項目
・排液の性状 ・腹膜炎症状の有無	・排液データ ・採血データ

ケア項目

経過観察	排液の培養を反復する

患者指導項目

排液の様子を観察するよう指導する

そのほかの腹膜炎症状出現時は，すぐに看護師に報告するように説明する

（廣川牧子）

● 文献
1) 国際腹膜学会ガイドライン・勧告．腹膜透析関連感染症に関する勧告：2010年改訂．腹膜透析アクセスに関する臨床実践ガイドライン．CTPD 2010；27（suppl 1）：6-17.

3 腹膜透析による合併症と看護

ヘルニア・腰痛

ヘルニア

病態関連図

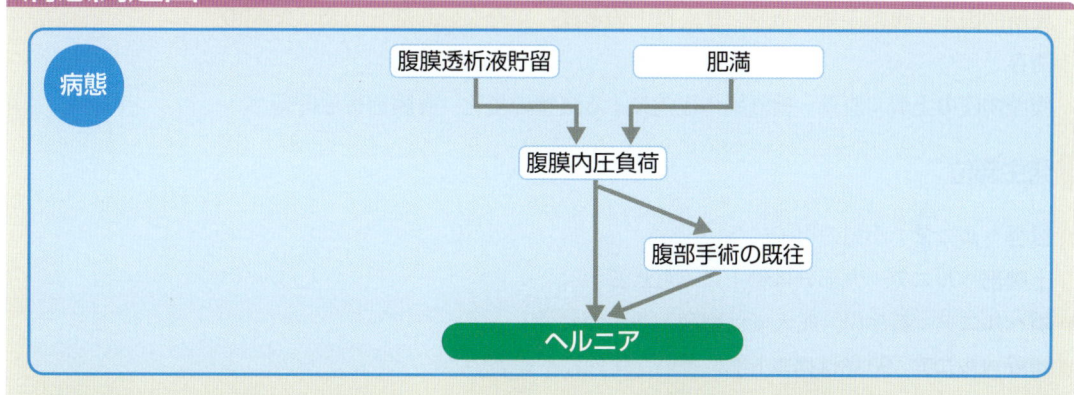

病態

腹膜透析液貯留 + 肥満 → 腹膜内圧負荷 → 腹部手術の既往 → ヘルニア

症状

腫脹	炎症反応	消化器症状
・切開部, 鼠径部, 臍部, 陰嚢などの隆起, 腫大	・局所の発赤, 疼痛, 発熱, 嵌頓	・腹痛 ・嘔吐

治療・看護

内科的治療	外科的治療	ケア
・注液量の減量 ・短時間交換 ・APD装置の使用 ・高濃度透析液の中止 ・腹膜透析の一時中止	・ヘルニア根治術	・腹圧のかかる運動の制限 ・腹帯の着用 ・ベッド上安静

5 腹膜透析と看護

229

病態生理

　ヘルニアは腹腔内圧負荷による合併症である．腹腔内への腹膜透析液貯留量が多く，腹圧が加わると，臓器または組織の一部が脱出するヘルニアを起こすことがある．小児の腹膜透析患者に多い．ヘルニアは閉塞，絞扼を起こすため，治療する必要がある．

危険因子

- **全身的因子**：尿毒症，低蛋白，肥満，貧血，加齢など
- **局所的因子**：腹部手術の既往，3人以上の多産，完全ないし部分的鞘状突起の開存
- **腹腔内圧の上昇**：腹壁・横隔膜の圧迫による腹壁の変化，腹膜透析液貯留

発生部位

- **鼠径ヘルニア**：小児の男子に多い
- **上腹部ヘルニア**：大部分は臍上にみられる
- **臍ヘルニア**：新生児，成人では肥満，多産の女性
- **腹壁ヘルニア**：90％はベルト部に多い．女性にやや多い
- **切創ヘルニア**：3回以上の出産や開腹術，60歳以上，吸収糸使用，中心切開などの因子

検査・診断

問診	・ヘルニアの自覚症状，腹膜透析液貯留との関係
触診	・ヘルニアの部位や固さ，押すともとに戻るかなど状態を確認
超音波検査・CT検査	・触診ではわからないヘルニア内部の状態を確認

治療

	内科的治療	外科的治療
透析の変更	・腹膜透析注液量の減量 ・短時間交換への変更 ・自動腹膜灌流装置（APD装置）の使用 ・高濃度透析液を使わない	・ヘルニア根治術 ・外科的治療後は，術創が治癒するまでは腹膜透析を一時中止するか，腹膜透析液の量を減らすことが多いが，透析不足にならないよう管理する
腹圧に対する処置	・腹圧のかかる運動の制限 ・腹帯の着用 ・ベッド上安静	

ヘルニアに対する看護

標準看護計画

観察項目

主観的項目	客観的項目
• 発生部位 • 発生頻度 • 消化器症状（腹痛，嘔吐） • 違和感，痛み	• 切開部，鼠径部，臍部，陰嚢などの隆起，腫大 • 局所の発赤，疼痛，発熱，嵌頓

ケア項目

ヘルニア予防	• 手術直後に過度な腹圧をかけたり，多量の腹膜透析液を注液したりするのを避ける（切創ヘルニア予防） （腹膜透析導入に際して，理学所見において，すでに明らかなヘルニアを認める場合は，腹膜透析導入に先立って根治術を行う）
腹圧がかからないよう援助	• 咳やくしゃみ，排便時などは，手でヘルニア部分を押さえる • 重い荷物を持ったりしない • 腹圧のかかる運動の制限 • 腹帯やバンドを着用する

患者指導項目

ヘルニアの病態，治療，予防法などの知識について指導する
異常を認めた際には，早めに医療関係者に伝えるよう指導する

腰痛

病態関連図

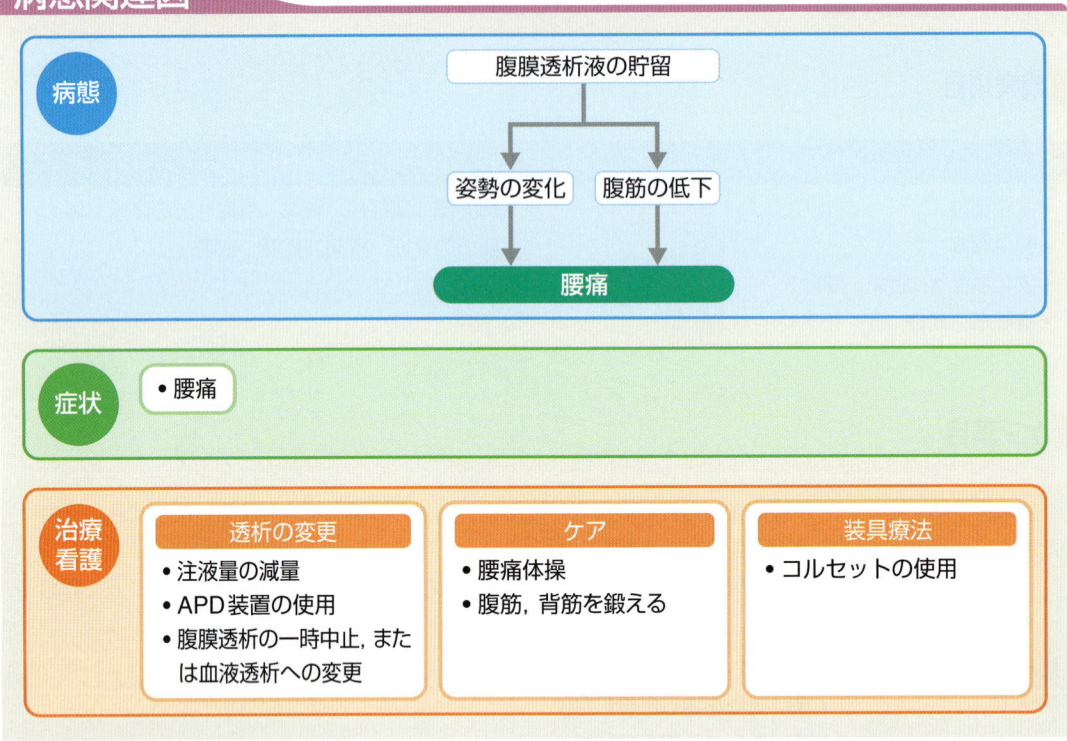

病態
- 腹膜透析液の貯留 → 姿勢の変化／腹筋の低下 → 腰痛

症状
- 腰痛

治療・看護

透析の変更	ケア	装具療法
・注液量の減量 ・APD装置の使用 ・腹膜透析の一時中止，または血液透析への変更	・腰痛体操 ・腹筋，背筋を鍛える	・コルセットの使用

病態生理

　腹膜透析における腰痛の原因は，腹腔内に腹膜透析液を貯めることによる姿勢の変化により，生理的な脊柱の彎曲が強くなることである．腹筋の低下や骨病変も発症と関係がある．健康な人と腹膜透析液貯留中の腹膜透析患者の腰仙部角の変化を比較すると，正常人は30°，腹膜透析液貯留中の腹膜透析患者は50°であることから，腰部に負担が生じていると考えられる．

検査・診断

　患者の腰痛の自覚症状の有無を確認する．腹膜透析が原因の腰痛には，腹腔内が空になると苦痛が軽減するという特徴がある．

治療

急性期

- 安静
- 鎮痛薬の投与
- 湿布や軟膏塗布

慢性期

- 腰痛体操（図1）[1]
- 腹筋，背筋を鍛える
- コルセットの使用
- 腹膜透析処方の工夫：1回の注液量を減らす，自動腹膜灌流装置（APD装置）に変更する
- 腹膜透析の一時中止または血液透析への変更

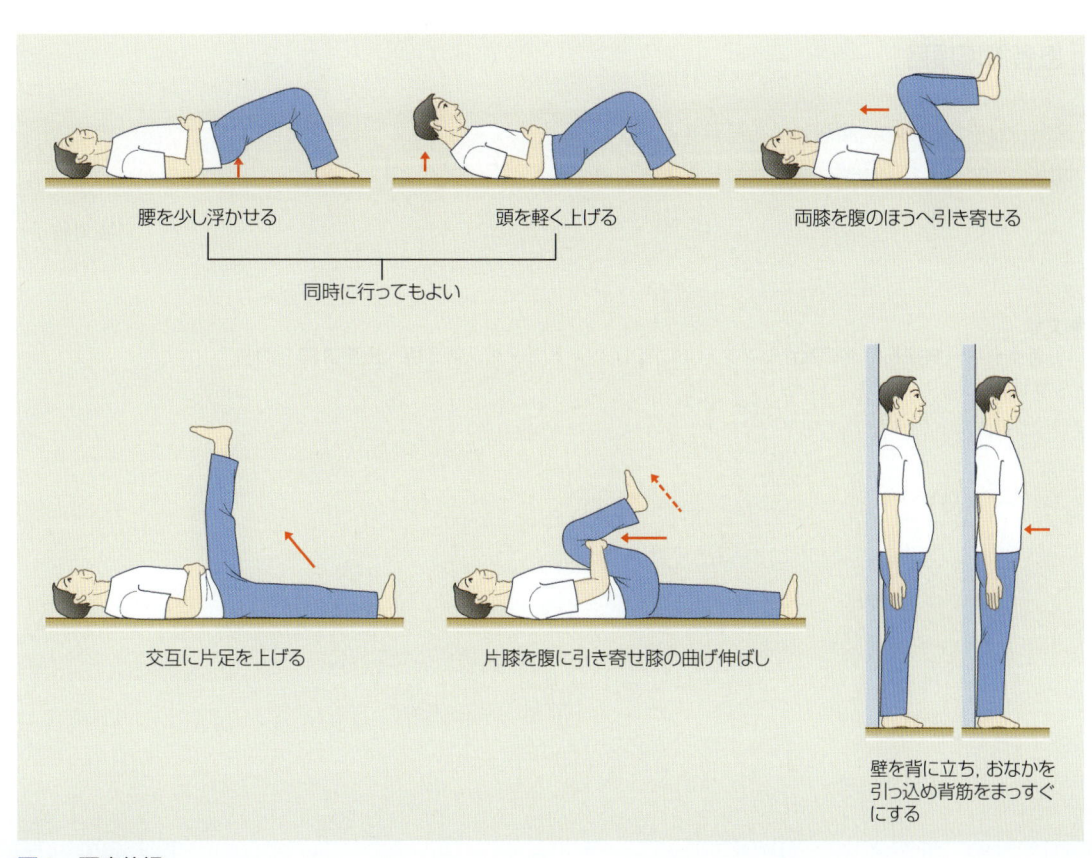

図1 腰痛体操
（新生会第一病院在宅透析教育センター：CAPDハンドブック. 第3版. 医学書院；2004. p.131.[1] より）

腰痛に対する看護

標準看護計画

観察項目

主観的項目	客観的項目
• 痛みの程度，腹膜透析との関連 • コルセットの使用状態	• 姿勢

ケア項目

経過観察	• 急性期は安静を保つ
疼痛緩和	• 湿布や軟膏の塗布
装具	• コルセットの使用

患者指導項目

ストレッチから始め，腰痛体操を指導する
医師の許可をとり，腹筋，背筋を鍛えるよう指導する

（廣川牧子）

● 文献
1）新生会第一病院在宅透析教育センター：CAPD ハンドブック．第3版．医学書院；2004. p.131.

3 腹膜透析による合併症と看護

肥満

病態関連図

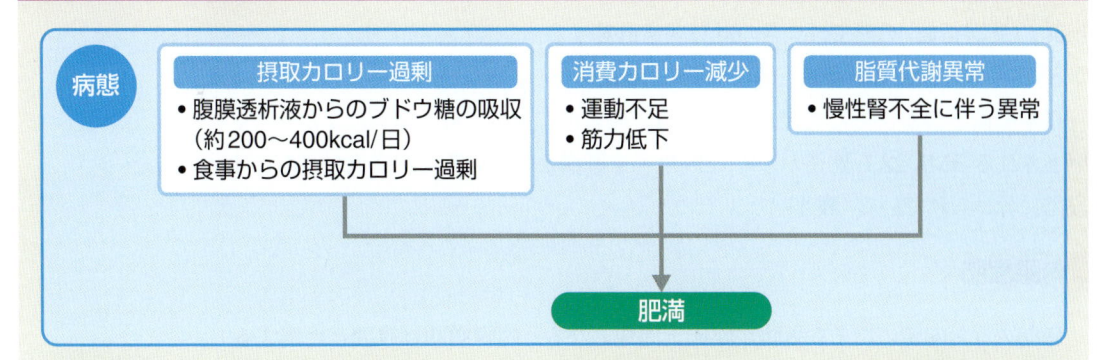

病態

- 摂取カロリー過剰
  - 腹膜透析液からのブドウ糖の吸収（約200～400kcal/日）
  - 食事からの摂取カロリー過剰
- 消費カロリー減少
  - 運動不足
  - 筋力低下
- 脂質代謝異常
  - 慢性腎不全に伴う異常

↓

肥満

症状

- 体重増加
  - 食欲増加
- 血液検査値異常
  - 脂質異常
  - 尿酸値高値
  - 血糖値高値
- 合併症
  - 高血圧
  - 脂質異常症
  - 高尿酸血症
  - 痛風
  - 糖尿病
  - 動脈硬化
  - 心筋梗塞
  - 脳血管障害
  - 変形性膝関節症
  - 睡眠時無呼吸症候群
  - など

治療看護

- 食事療法
  - 摂取カロリーを控える
  - 糖分を摂りすぎない
  - 脂肪を摂りすぎない
  - 食物繊維を摂る
- 運動療法
  - 適度に運動をする
- 薬物療法
  - 脂質異常症治療薬の投与
- 腹膜透析処方の変更
  - 腹膜透析メニューの検討

病態生理

肥満とは

　肥満とは，脂肪が一定以上に多くなった状態のことをいう．現在，肥満の判定は身長と体重から計算されるBMIにより行われている．BMIはBody Mass Index（肥満指数）の略で，つぎの計算式で計算する．
　BMI＝体重〔kg〕/（身長〔m〕×身長〔m〕）
　日本肥満学会が決めた判定基準[1]では，総合的に見て，最も病気にかかりにくいとされるBMI 22を標準として，25以上を肥満としている．肥満度はさらに4段階に分けられている（**表1**）[1]．

内臓脂肪

　脂肪のうち内臓にたまる脂肪が臨床上問題となる．内臓脂肪は腹囲と比例するため，腹囲を測定することで内臓脂肪型肥満かどうかの判定が行われる．腹囲が男性85 cm以上，女性90 cm以上だと内臓脂肪型肥満と判定される．内臓脂肪が多くなると，高血圧や脂質異常症，高尿酸血症，痛風，糖尿病，動脈硬化，心筋梗塞，脳血管障害などの心血管系の病気や変形性膝関節症などの骨・関節疾患，睡眠時無呼吸症候群などになる確率が高くなる．

腹膜透析における肥満の特徴

　腹膜透析では腹膜透析液を腹腔に貯留する．腹膜透析液には除水を目的としてブドウ糖が含まれており，体内の余分な水分を取り除く代わりに，ブドウ糖が血液中に吸収されエネルギーになる．つまり，腹膜透析患者は食事で摂るエネルギーのほかに，腹腔からもエネルギーを摂取していることになる．
　腹膜透析液からのブドウ糖の吸収は，使用腹膜透析液濃度，総使用腹膜透析液量，貯留時間，腹膜機能の影響を受ける．1.5％ブドウ糖濃度液2 Lを4時間貯留させた場合に摂取されるエネルギーは約70 kcal，2.5％ブドウ糖濃度液2 Lを4

表1　肥満の判定基準

判定基準	BMI
低体重（やせ）	18.5未満
標準体重	18.5以上25未満
肥満　1度	25以上30未満
2度	30以上35未満
3度	35以上40未満
4度	40以上

（厚生労働省ホームページ[1] http://www.mhlw.go.jp/topics/bukyoku/kenkou/seikatu/himan/より）

時間貯留させた場合には約120 kcalである．高濃度腹膜透析液を多く使用していると，ブドウ糖の吸収量も多くなる．

そのほかに，摂取カロリーの過剰や運動不足などにより肥満につながる．

また，腹膜透析導入期はナトリウム，カリウム，蛋白制限が緩和されるため，過食になりがちであり，肥満につながりやすい．また，過食になると老廃物（尿毒素，リン，カリウムなど）の摂取も多くなり，その分，腹膜透析での溶質除去が必要となり，腹膜透析を通常よりも多く行う必要がある．

検査・診断

血液検査	・血清アルブミン：栄養状態の指標．腹膜透析液への蛋白喪失がある ・総コレステロール（目標 150〜240 mg/dL）：上昇すると動脈硬化につながる ・HDLコレステロール（目標 40 mg/dL以上）：血液透析・腹膜透析患者では低下傾向にある ・中性脂肪（目標 50〜149 mg/dL）：肥満時に上昇する ・血糖（目標 空腹時 70〜110 mg/dL）：腹腔内に貯留した腹膜透析液の糖負荷により，空腹時でも高値となることがある
体重測定	・BMIを算出し，肥満度を判定する ・体重増加が認められた際には，浮腫があるのか，脂肪で増えたのかを体組成測定などで確認する
腹囲測定	・腹囲が男性 85 cm以上，女性 90 cm以上では内臓脂肪型肥満と判定する
体組成測定	・体脂肪率と筋肉量を3〜6か月ごとに計測 （当院では生体電気インピーダンス法（BIA）を使用したIn Bodyにて測定〔p.207参照〕）
栄養状態評価	・自覚的栄養評価，身体計測，体組成分析，採血結果を総合して評価：筋肉量が減少していないことが大切である

治療

内科的治療	
食事療法	・標準体重の計算：標準体重＝身長（m）×身長（m）×22 ・標準体重に基づく総エネルギー量を計算（標準体重×30〜35 kcal〔糖尿病の場合は，30〜32 kcal〕）．年齢，性別，身体活動レベルを参考にして患者個別に設定 ・総エネルギー量から腹膜吸収エネルギー量を差し引き，食事摂取エネルギー量を決定
運動療法	・有酸素運動と筋肉運動を行う ・楽しく，患者自身に合った，長く続けられる運動を選ぶ
薬物療法	・脂質異常症治療薬の投与
腹膜透析処方	・高濃度透析液の使用を控え，腹膜からの糖吸収を抑える

肥満に対する看護

標準看護計画と看護の実際

観察項目

主観的項目	客観的項目
• 食事や栄養の摂取状況（食習慣，嗜好品，外食，偏食，アレルギー，サプリメント） • 食事療法の知識 • 家族構成，調理担当者，経済状況，休日の過ごし方，運動習慣の有無	• 体重，除水量，浮腫の有無 • 血清アルブミン，総コレステロール，HDLコレステロール，中性脂肪，血糖

ケア項目

情報収集	• 腹膜透析ノートを確認し，除水量，体重経過と合わせながら，塩分や水分，エネルギーの摂取状況を聞き出し，問題点を探る
栄養指導	• 食事制限のなかで食事を楽しむことができるようサポートする • 栄養士による栄養指導を実施する • 患者自身で栄養管理や調理が困難な場合は，調理ずみの治療食や宅配食サービスを案内する

患者指導項目

患者と調理者の知識や理解に合わせた指導を行う
腹膜透析療法における栄養摂取の特徴を指導する

●患者指導のポイント

摂取カロリー量	●食事摂取エネルギー量について（腹膜透析液に含まれるブドウ糖が腹膜で吸収されるエネルギー量を差し引いた値になることを説明する） ●摂取カロリーを控え，標準体重を保つこと
糖分	●糖分を摂りすぎないこと（しょ糖，果糖の摂りすぎに気をつける）
脂肪	●脂肪を摂りすぎないこと（動物性より植物性の割合を多くする．肉，油脂，お菓子類を減らす）
食物繊維	●食物繊維を摂取すること（野菜や海藻，きのこなどを活用する）
食べ方	●自分の食べ方のパターンを知る ●1日3食きちんと食べる ●3食をバランス良い量にする．夕食を多くしない ●よく噛んで，食事を味わいながらゆっくり食べる ●夜遅くに食べない．寝る3時間前に食べ終わる ※修正できそうなことを患者と一緒に考える
体重測定	●1日に数回，時間を決めて体重測定をする

（廣川牧子）

●文献
1）厚生労働省ホームページ．http://www.mhlw.go.jp/topics/bukyoku/kenkou/seikatu/himan/

3 腹膜透析による合併症と看護

腹痛

病態関連図

病態

腹膜透析に起因するもの
- 腹膜透析カテーテルの位置異常（腹腔内損傷）
- 腹膜透析液の管理ミス（加温，濃度，隔壁開通忘れ）
- APD装置の排液

内臓疾患
- 腹膜炎
- 便秘
- ヘルニア
- 被囊性腹膜硬化症
- 潰瘍
- 横隔膜交通症

感染
- 出口部感染
- トンネル感染

↓

腹痛

症状
- 腹痛

〈腹痛以外〉
- 腹膜炎症状
- 胸水貯留
- 排液混濁
- 血性排液

治療看護

腹膜透析の工夫
- 腹膜透析液の注排液の速度を緩める
- 落差を利用して排液する
- 体位を工夫する
- 正しい温度・濃度の腹膜透析液を使用する
- 注排液を中止する

腹膜炎への対処
- すぐに受診させる
- 排液検査
- 腹腔内洗浄
- 抗菌薬投与
- チューブ交換

病態生理

　腹膜透析を行ううえで腹膜透析カテーテルの挿入は不可欠であるが，腹膜透析カテーテルは生体にとって異物であるため，腹膜刺激症状により腹痛を生じることがある．そのほかの原因としては，注排液によるものや，腹膜透析液を貯留することによる腹圧亢進のための腹痛などが考えられる．また，自動腹膜灌流装置（APD装置）を使用している際の排液は，装置により吸引されるために，腹膜刺激症状により腹痛が生じることがある．

　腹膜透析液の加温ミスや濃度選択ミス，隔壁を開通せずに透析液を注入することによる酸性液の注液なども腹膜刺激症状となるため，腹痛の原因となる．

　腹膜炎は腹膜の炎症であり，腹痛を生じる．出口部感染やトンネル感染時も症状の1つとして腹痛が現れる．

　胸水貯留を起こす横隔膜交通症やヘルニア，便秘や下痢，腸閉塞，被囊性腹膜硬化症，潰瘍，膵炎，虫垂炎，憩室炎，大腸穿孔など，そのほかの疾患でも腹痛を生じるため，慎重に対応する．

検査・診断

腹部X線撮影	・腹膜透析カテーテルの位置を確認する ・心拡大を伴わない胸水は横隔膜交通症の可能性がある（胸水の糖濃度が血糖の2倍以上であると横隔膜交通症と診断される）
排液検査	・排液の性状 ・排液中の細胞数と種類 ・培養検査
血液検査	・炎症反応
腹部超音波検査	・内因的原因を調べる

治療

内科的治療	
腹膜透析処方，方法の工夫	・適切な温度・濃度の腹膜透析液を使用する ・腹膜透析液の注排液速度を緩める ・落差を利用して排液する ・腹膜透析液を少し腹腔内に残し，腹膜刺激症状を和らげる ・腹痛の軽減する体位を工夫する ・注排液を中止する
胸水貯留の治療	・横隔膜交通症では腹膜透析液注入量を減らす，または腹膜透析の一時休止 ・自家血や薬剤（フィブリン製剤，抗菌薬）などによる胸膜癒着法 ・対症治療として胸腔穿刺 ・腹膜炎予防を行う

腹痛に対する看護

標準看護計画と看護の実際

観察項目

主観的項目	客観的項目
腹痛をきたすタイミング（注排液に関連するか），排液の混濁，血性排液，消化器症状，全身症状，発汗，あくび，悪心，便の性状，食事内容	疼痛部位，腹膜透析液の温度・濃度，腹膜透析液の隔壁の開通，発熱，血圧，嘔吐，水分摂取量，顔色，採血データ，X線による腹膜透析カテーテルの位置，排液検査結果

ケア項目

腹膜透析の工夫	・注排液の速度を緩める ・体位を工夫する ・注排液を中止する
正しい腹膜透析手技	・温度・濃度が不適切だった場合，隔壁開通忘れの場合はすぐに排液し，正しい状態の腹膜透析液を注液する
感染への対処	・排液が混濁している場合は，すぐに受診するように指示する ・排液バッグを持参させ，持参した排液の細胞数と細胞の種類，培養検査を行う ・低濃度透析液による腹腔洗浄 ・状況により抗菌薬の内服 ・接続チューブ交換
精神的サポート	・落ち着いた雰囲気をつくり，患者の言動に注意するとともに不安の軽減に努める

患者指導項目

症状出現時の患者や家族の初期対応について指導する

患者指導のポイント

緊急連絡の必要な異常について	・注排液不良と腹痛 ・腹膜炎 ・出口部感染, トンネル感染 ・血性排液（図1） ・バッグ交換に伴うミスやトラブル
病院への連絡時に伝える内容	・氏名 ・腹膜透析患者であること, とりついでほしい部署 ・主治医 ・いつから, どこが, どのようにおかしいのか
家庭環境の整備	・緊急連絡先の明記 ・連絡事項の要点 ・家族への指導

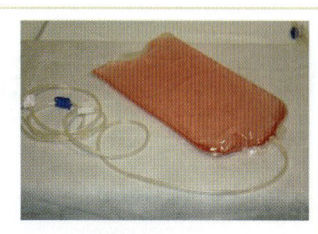

図1 血性排液

（廣川牧子）

3 腹膜透析による合併症と看護

便秘，被囊性腹膜硬化症

便秘

病態関連図

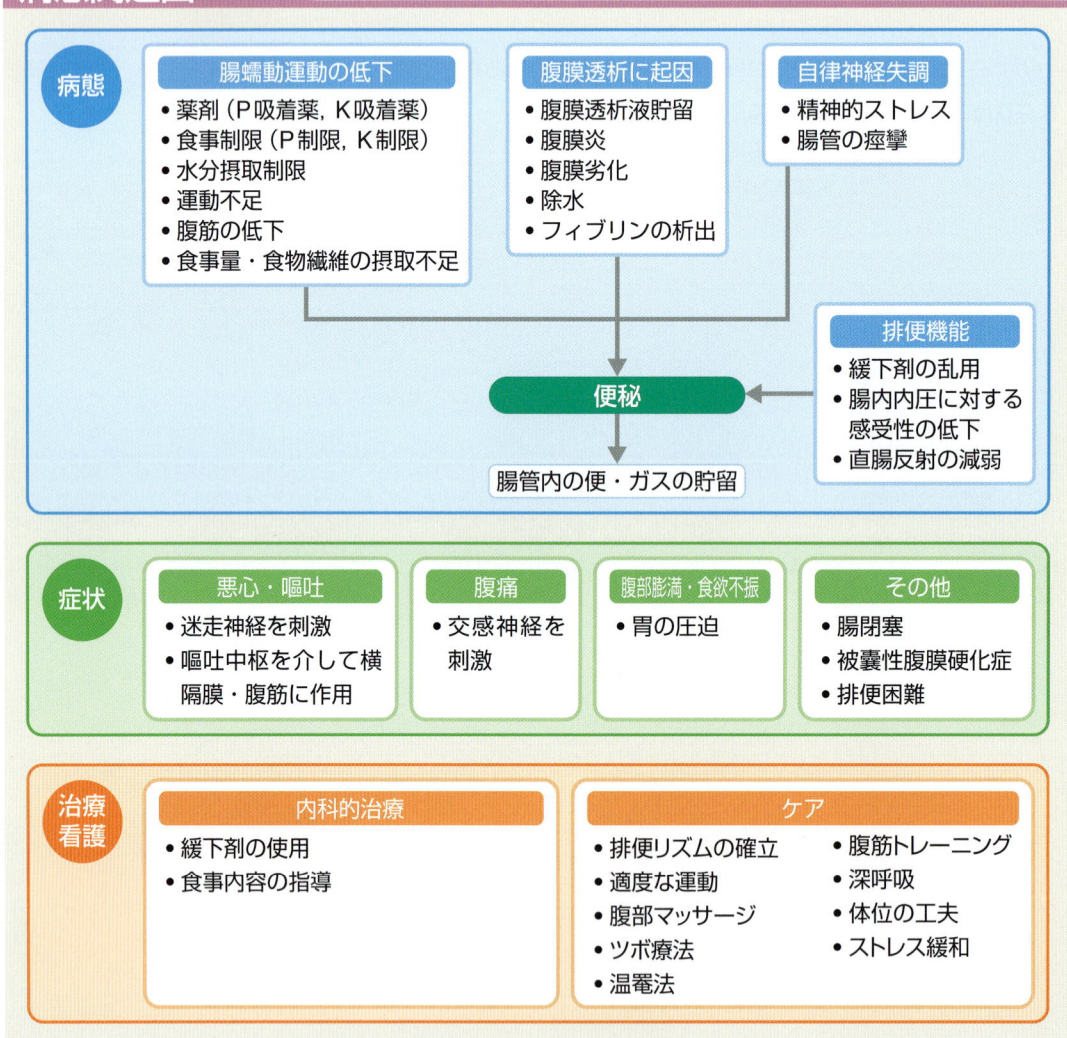

病態

腸蠕動運動の低下
- 薬剤（P吸着薬，K吸着薬）
- 食事制限（P制限，K制限）
- 水分摂取制限
- 運動不足
- 腹筋の低下
- 食事量・食物繊維の摂取不足

腹膜透析に起因
- 腹膜透析液貯留
- 腹膜炎
- 腹膜劣化
- 除水
- フィブリンの析出

自律神経失調
- 精神的ストレス
- 腸管の痙攣

排便機能
- 緩下剤の乱用
- 腸内内圧に対する感受性の低下
- 直腸反射の減弱

→ **便秘** → 腸管内の便・ガスの貯留

症状

悪心・嘔吐
- 迷走神経を刺激
- 嘔吐中枢を介して横隔膜・腹筋に作用

腹痛
- 交感神経を刺激

腹部膨満・食欲不振
- 胃の圧迫

その他
- 腸閉塞
- 被囊性腹膜硬化症
- 排便困難

治療看護

内科的治療
- 緩下剤の使用
- 食事内容の指導

ケア
- 排便リズムの確立
- 適度な運動
- 腹部マッサージ
- ツボ療法
- 温罨法
- 腹筋トレーニング
- 深呼吸
- 体位の工夫
- ストレス緩和

病態生理

　便秘とは便量が減少し，排便の回数が減少した状態をいう．便量や排便回数には個人差が大きい．毎日排便があったとしても，少量で不快感を伴うときには便秘という．食事を摂取してから排便までは24〜72時間かかるとされている．正常便では半固形状態でやわらかいが，便秘になると大腸での水分吸収が多く，硬便となる．

　胃に食物が入ると大腸の動きがさかんになり，小腸から大腸に腸内容物が送られる．腸内容物が直腸まで送り込まれると，直腸内圧が上昇し，直腸壁が伸展し，直腸内壁に分布する骨盤神経を介して，排便中枢である仙髄に伝達され，仙髄から脳幹を経て大脳に伝わり便意を生じる．排便中枢である仙髄を介して直腸の収縮が起こり，大脳からの刺激によって内肛門括約筋と外肛門括約筋の弛緩が起こり，排便が行われる．

　便秘の場合には，食事量，食物繊維の摂取不足，運動不足，加齢，腹筋の低下により，腸管への機械的刺激が不足し，腸蠕動の低下をきたす．腸の内容物が大腸に貯留し，水分が吸収され，少量の堅い便が形成される．

　また，精神的ストレスなどにより，自律神経失調で下部大腸が痙攣性の収縮をするために，腸管内腔が狭まり大腸内容物の輸送に時間がかかる．その場合，便は固く，少量で兎糞状となる．

　多忙，環境の変化，不規則な生活などにより，便意が繰り返し抑制されたり，下剤などを乱用したりすることによっても便秘は起こる．これは直腸内圧に対する感受性が低下して直腸内圧を介して起こる直腸反射が減弱し，直腸内に便がたまっても便意を生じなくなるためである．便が大腸に貯留する時間が長くなり，水分が吸収され，硬便となる．

　開腹手術後の腸管癒着や長期腹膜透析患者の腹膜透析液貯留による腹膜劣化，腹膜炎などにより析出したフィブリンが堆積して腸管を癒着し，腸閉塞となって，便秘をきたすことがある．

症状

- **腹部膨満・食欲不振**：腸管内に便やガスが貯留することで，腸管壁の伸展が起こる．
- **悪心・嘔吐**：迷走神経を刺激し，嘔吐中枢を介して横隔膜や腹筋に作用することで生じる．
- **腹痛**：交感神経を刺激し，腸管の痙攣様収縮を起こすことで生じる．
- **いらだち・不快感**：排便困難により生じる．

検査・診断

問診	・現在の排便状態（回数，量，硬さ，便意の有無） ・患者本人の排便の自覚
腹部X線検査	・便の貯留の程度

治療

内科的治療
・緩下薬，整腸薬の投与 ・浣腸

便秘に対する看護

標準看護計画と看護の実際

観察項目

主観的項目	客観的項目
排便習慣，排便量，排便の硬さ・大きさ・色，便意の有無，生活習慣（食事，睡眠，運動），腸蠕動音の有無と程度，腹部膨満感，食欲不振，悪心・嘔吐，頭痛，いらだち，肛門裂傷，便秘の原因・誘因の有無，精神的ストレス，内服薬服用状況	排便回数，排便時間，緩下薬の種類

ケア項目

排便リズムの調整	・一定時刻に便意がなくても排便を試み，条件反射による排便習慣を確立することが大切なことを指導する ・排便を抑制しないよう意識させる
腸蠕動促進の援助	・適度な運動は，消化管を刺激して腸蠕動を促すことを指導する ・腹部のマッサージを行い，大腸への物理的刺激を加え，腸管の動きを促す ・ツボ療法や温罨法を行う．温熱刺激により排便反射に関与する神経を刺激し，腸蠕動を活発にする ・腹筋を鍛え，排便時に腹圧を高められるようにする．深呼吸を行い，呼気時にゆっくり腹圧をかけ，上半身を前屈させる体位をとり，腹圧を高めることによっても排便を促す ・ストレスによって自律神経の副交感神経が抑制され，交感神経が優位になると腸蠕動が阻害され便秘を生じるため，ストレス緩和，リラックスを促す

患者指導項目

食事内容や緩下薬の使用方法について指導を行う
自己管理ができるように指導する

●患者指導のポイント

食事内容	・飲水制限内で，水分を摂ること ・早朝空腹時に冷水を飲むと，腸管に化学的・物理的刺激を与えることによって腸蠕動を亢進させる ・カリウム値を確認し，制限範囲内で食物繊維を含む食品を摂る ・不規則な食生活は排便のメカニズムを低下させるため，決まった時間に食事を摂る．1日3回の規則正しい食事とする ・ゆっくりと摂取することで，胃・結腸反射が誘発されやすくなる
緩下薬	・緩下薬のはたらき，作用時間などについて理解を深め，自己管理ができるように指導する

被囊性腹膜硬化症

病態関連図

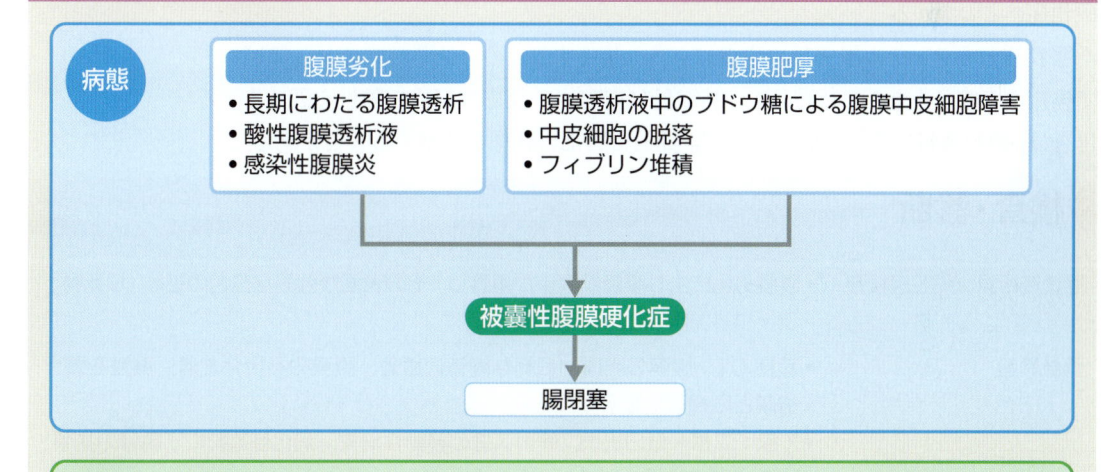

病態

腹膜劣化
- 長期にわたる腹膜透析
- 酸性腹膜透析液
- 感染性腹膜炎

腹膜肥厚
- 腹膜透析液中のブドウ糖による腹膜中皮細胞障害
- 中皮細胞の脱落
- フィブリン堆積

↓

被囊性腹膜硬化症

↓

腸閉塞

症状

炎症反応
- 微熱
- 炎症反応陽性

排液異常
- 血性排液
- 血性腹水
- 腹水貯留

消化器障害
- 悪心・嘔吐
- 腹痛
- 下痢
- 便秘

栄養状態悪化
- 低アルブミン血症
- 低栄養
- るいそう
- 貧血

治療看護

内科的治療
- 絶飲食管理
- 完全静脈栄養（TPN）
- ステロイド治療

透析処方の変更
- 腹膜透析の中止
- 血液透析への変更

外科的治療
- 腹膜癒着剥離術

病態生理

被嚢性腹膜硬化症とは，腹腔内の炎症に伴い，びまん性に肥厚した腹膜が癒着し，被膜に覆われることにより，持続的，間歇的あるいは反復性にイレウス症状を呈する症候群である．

腹膜透析は長期となると腹膜が劣化する．腹膜劣化の原因となるものとして，酸性腹膜透析液，腹膜透析液の加熱滅菌に伴うブドウ糖分解産物，高濃度のブドウ糖による最終糖化産物の産生に伴う細胞障害である．腹膜透析液により，腹膜中皮細胞が脱落し，線維化により，腹膜の肥厚を起こす．また，毛細血管新生により，腹膜透過性が亢進してフィブリンが浸み出すようになる．フィブリンの被膜が堆積し強固になると，腸管蠕動が阻害され，腸閉塞症状を起こし，被嚢性腹膜硬化症となる．

真菌，緑膿菌などの感染性腹膜炎も腹膜透析施行期間と関係なく癒着を加速させる．腹膜炎では血管透過性が亢進し，フィブリンの析出が増加し，被嚢性腹膜硬化症へとつながる．

腹膜透析カテーテル抜去後の患者にも多く発生するため，長期腹膜透析，頻回で重症な腹膜炎をきたした場合や，持続的にCRP（C反応性蛋白）陽性を認める場合は，腹膜透析カテーテル抜去後に定期的に腹部の状態を診察する必要がある．

検査・診断

開腹時所見，腹腔鏡検査	・腹膜劣化により腸管壁同士が癒着し，その表面が強固な白色の被膜（壊死物・フィブリン塊）によって覆われる
画像診断	・腹部CT：腹膜の肥厚，広範な腸管の癒着，腹膜の石灰化沈着，腸管を覆う被膜と限局した腹水 ・X線：ニボー像の出現，腸ガス像の移動性消失，消化管造影にて腸管の拡張，狭窄，通過時間の遅延 ・超音波検査：肥厚した腹膜に被われた限局性の腹水や塊状の腸管ならびに網状の析出物
血液検査所見	・炎症反応弱陽性（末梢白血球の増加，CRP弱陽性），低アルブミン血症（低栄養状態），貧血（エリスロポエチン抵抗性貧血），高エンドトキシン血症
腹膜機能	・発症前に除水量の低下を示し，腹膜の高透過性がみられる ・腹膜平衡試験（PET）でhighカテゴリー
臨床経過の確認	・腸閉塞症状が起こるが一時的な絶食で改善する ・数か月を経て再燃し，再燃までの期間は徐々に短くなる

治療

	内科的治療	外科的治療
腹膜透析の中止	・除水不全が継続するときは積極的に中止する ・腹膜カテーテル抜去時期は感染の有無などを考慮して決定する ・難治性腹膜炎の場合は早期に抜去する	・イレウス・通過障害の改善しない患者では，腸管剥離術（炎症反応改善後）
絶飲食	・栄養補給は完全静脈栄養（TPN）	
消化管減圧	・腸閉塞の場合に，経鼻管を挿入し，消化管減圧を行う	
薬物療法	・感染性腹膜炎がないことを確認し，ステロイド薬を投与する	

被嚢性腹膜硬化症に対する看護

標準看護計画

観察項目

主観的項目	客観的項目
イレウス症状，悪心・嘔吐，腹痛，低栄養，るいそう，腸蠕動音，便秘，下痢，繰り返す腹膜炎，血性排液，腹水貯留，腹部の塊状物	血液検査データ，腹膜透析期間（8年以上），体温

ケア項目

イレウス症状の緩和	・苦痛の緩和 ・絶飲食の徹底
経鼻管の管理	・口腔内衛生を保つケア ・固定の確認 ・抜去予防，移動時注意 ・排液性状・量の確認
完全静脈栄養（TPN）の実施	・食べられないことへの不満，病気への不安などに対する精神的サポート ・定期受診 ・腹膜透析中止後に発症する例が多いので，離脱後も十分な管理が必要

患者指導項目

被嚢性腹膜硬化症についての教育を行う
腹膜炎の予防法を指導する
腹膜透析歴に応じた血液透析併用の指導を行う

（廣川牧子）

6章 透析療法における感染対策

透析療法における感染対策

感染対策の必要性

　透析室では，血液透析というハイリスクな治療行為を，易感染状態にある患者に対してオープンフロアで一斉に実施する．限られた空間で長時間にわたってさらされている感染リスクをよく認識し，推奨される感染対策を遵守できるよう，患者や医療従事者の安全を最優先できる対策に向け，改善していくことが重要である．表1に院内感染予防から見た透析診療内容のチェック項目を示す．

表1 院内感染予防から見た透析診療内容のチェック項目

1. **施設と透析医療機器**
   1) 透析に使用する医療器具は患者ごとに滅菌したものか，ディスポーザブル製品を使っている
   2) スタッフが透析操作前後に手洗いが容易にできる十分な手洗い設備がある
   3) スタッフが患者の症状の変化に素早く対応し，また頻回に手洗いなどに移動できるよう，十分なベッド間隔がとられている
   4) 透析装置の保守点検はマニュアルにのっとり，定期的に行っている
   5) 回路圧測定系にディスポーザブルのトランスデューサープロテクターを挿入している

2. **スタッフ**
   1) 患者数やその重症度に応じて十分な診療ができるスタッフが配置されている
   2) 感染対策委員会が設置され，各職種のスタッフが参加して定期的に開催されており，感染対策委員会委員長は施設の長（責任者）である
   3) スタッフに対して感染症対策に関する教育が定期的に行われている
   4) スタッフには定期健康診断が行われ，HBワクチン接種の機会がある

3. **透析操作**
   1) 透析開始・終了操作は清潔不潔概念をよく理解した医師，臨床工学技士，看護師，准看護師，薬剤師などの有資格スタッフが行っている
   2) 透析開始，終了操作は患者側と機械側にそれぞれ1名ずつが共同して行っている
   3) スタッフは侵襲的手技の前後に入念な手洗いを必ず行っている
   4) 穿刺および抜針操作をするスタッフは，ディスポーザブルの手袋を装着している
   5) 肝炎ウイルス陽性の患者は透析室内の一定の位置に固定して透析されている
   6) 血液に汚染された物品は，周囲を汚染しないように注意して，感染性廃棄物として廃棄するか，マニュアルにのっとり，洗浄滅菌されている
   7) 透析中に投与される抗凝固薬やエリスロポエチンなどの薬剤は，透析室から区画された場所で無菌的に準備されている
   8) ヘパリンはプレフィルドシリンジ製品を使用している
   9) 透析記録（患者ごと，1回ごとの透析経過，診療内容，担当者名の記録）を作成している

4. **院内感染対策**
   1) 感染症に対する患者監視（サーベイランス）として，定期的な検査を実施している
   2) 定期検査の結果は患者に告知され，説明指導が行われている
   3) 患者にはB型肝炎，インフルエンザなどに対するワクチン接種の機会が提供されている

（平成19年度厚生労働科学特別研究費補助金（肝炎等克服緊急対策研究事業）「透析医療における感染症の実態把握と予防対策に関する研究班」：透析医療における標準的な透析操作と院内感染予防に関するマニュアル．三訂版．2008．p. xii-xiii. より）

血液透析を受ける患者の主な感染リスク

- バスキュラーアクセスへの操作に伴う感染リスク
- 透析装置や透析液に由来する感染リスク
- インフルエンザなど市中感染症をもつ他患者への長時間接触による感染リスク

透析室の医療従事者の主な感染リスク

- 処置を通じて曝露する患者の血液,体液に由来する感染リスク
- インフルエンザなど市中感染症をもつ他患者への長時間接触による感染リスク

基本的な感染対策の考え方

　一般的な医療現場における感染対策の基本はスタンダードプリコーション(表2)である.感染症患者や特定の病原微生物が検出されている患者のみに感染対策を適用していては,診断が確定するまでの感染拡大を防止できないからである.

　しかし,透析室での感染対策はスタンダードプリコーションに加えてさらに厳重な対策をとることが推奨されている.一連の処置行為を通じて環境表面や医療器材などが血液や病原微生物による汚染を受けることが多く,これが交差感染や職業感染につながるためである.患者ごとの手指衛生や手袋交換の不徹底,清潔・不潔区域の分断不備,薬剤準備や管理方法の手順不遵守,不適切な環境の清掃・消毒などによる透析室内でのC型肝炎アウトブレイクが報告されている(表3).

> **ここが重要!** ▶透析室の感染対策はスタンダードプリコーションだけでは不十分である.

表2　スタンダードプリコーションの概要

考え方	\multicolumn{2}{l}{患者の身体には，どのような微生物が存在しているか，さらにその濃度も不明なため，すべての患者の血液や体液，分泌物（汗を除く），排泄物，粘膜や創傷皮膚などには，感染リスクのある微生物が含まれていると心得て対応する}
主な内容	手指衛生	●相互の微生物伝播を防止するために，患者周辺環境には不用意に手を触れない ●手指衛生の方法 　・目に見える汚染や血液，体液汚染のあるとき：水道で液体石けんか消毒薬を含む液体石けんを使用 　・目に見える汚染がないとき：擦式手指消毒薬を使用 　・アルコールの効きにくい微生物と接触（可能性を含む）したとき：水道で液体石けんか消毒薬を含む液体石けんを使用 ●手指衛生の必要な場面 　・患者に直接接触する前 　・血液，体液，排泄物，粘膜，傷のある皮膚，創傷被覆材に触れた後 　・患者の傷のない皮膚に触れた後 　・ケアの際に患者の不潔部位から清潔部位に移るとき 　・患者周囲の器材に触れたとき 　・手袋をはずした後
	個人防護具	●血液や体液との接触が予測される際に使用し，使用後は周囲や自身の汚染に注意し，使用区域で脱衣し廃棄する ●必要な防護具の選択は，血液や体液，病原微生物への接触の程度や飛散範囲などにより決定する 　・環境や医療機器清掃には手袋を使用する 　・ディスポーザブルの手袋を洗浄消毒処理して再使用してはならない 　・同一患者であっても，汚染部位から清潔部位に処置が移る場合は手袋を交換すること 　・2人以上の患者ケアに同じ手袋を使用してはならない 　・脱いだガウンはそのまま継続使用してはならない
	呼吸器衛生咳エチケット	●咳やくしゃみは口鼻を覆い，ティッシュを使い飛散を防止する ●咳やくしゃみの処理後は手指衛生を行う ●ティッシュペーパーの提供とその廃棄容器を配置し，手指衛生できる環境を整備する ●呼吸器感染症流行期には，その患者と同行家族にマスク着用を指導する ●待合室などでは呼吸器感染症とほかの患者との距離を1m以上あける
	患者の収容	●感染症の有無だけでなく，感染性病原体の伝播リスクを検討し，分泌物や排泄物，創傷からの排膿など，他者に伝播する可能性がある場合は個室収容する
	使用後器材の取扱い	●血液や体液で汚染した器材は，微生物や汚染の伝播を防御できる方法で取扱い，有機物を洗浄除去後に消毒または滅菌処理を行う
	環境整備	●患者周囲の環境表面や機器は，接触頻度に応じて回数を増やし清拭清掃を行う ●体温計やPHS，キーボードなどの電子機器類も清浄化する
	リネン処理	●使用ずみリネンは汚染拡散を防止できる方法で回収し，洗たく処理する
	安全な注射処置	●注射器に準備した薬剤は針を変えても複数の患者には使用できない ●患者に使用した輸液関連器材は他者に使用できない ●バイアル剤は単回使用を優先し1患者1バイアルとする ●バイアル剤残薬の詰替えや異なる患者への転用はできない
	特殊な腰椎穿刺時の対策	●脊髄造影，腰椎穿刺，脊椎麻酔，硬膜外麻酔の際には，サージカルマスクを装着する

表3 透析室にて発生した医療に関連したC型肝炎アウトブレイク(米国)

発生場所	発生年	発生地域	感染者数／検査対象者数	判明または疑われた感染経路
外来透析センター	2012	カリフォルニア	4／42	不明
外来血液透析施設	2011	ジョージア	6／89	汚染区域と清潔区域の分断不備
外来血液透析施設	2010	テキサス	2／171	不明
外来血液透析施設	2009	メリーランド	8／250	薬剤の準備と管理の手順不遵守, 不適切な環境の清掃・消毒
病院内の外来部門血液透析施設	2009	ニュージャージー	21／144	薬剤の準備と管理の手順不遵守, 不適切な環境の清掃・消毒
外来血液透析施設	2008	ニューヨーク	9／657	患者ごとの手指衛生や手袋交換の不徹底, 不適切な環境の清掃・消毒

(CDC:Healthcare-Associated Hepatitis B and C Outbreaks:Reported to the Centers for Disease Control and Prevention(CDC) in 2008-2012. をもとに作成)

感染対策の実際

医療従事者の手指衛生と個人防護具

- 手指に目視できる汚染がない場合には,擦式手指消毒薬を使用する.
- 血液など目視できる汚染がある場合や対象患者にアルコールの効果が低い微生物が検出されている場合には,流水下石けん手洗いを行う.
- 個人防護具着脱の前後には手指衛生が必須である.
- 透析室での処置や透析関連機器に触れるときは常に手袋を着用する.
- 血液飛散が予測される場合は,マスク,アイシールド,ディスポーザブルガウンやプラスチックエプロンを着用する(図1).
- 異なる患者への処置時には個人防護具を交換する.

気をつけよう!

◎個人防護具着脱の前後には手指衛生が必要である.

〈理由〉
・手袋には目に見えないピンホールがあるため.
・脱衣の際に防具についた微生物によって手指が汚染するため.

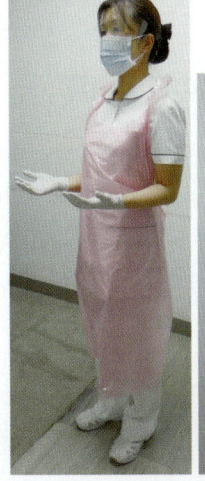

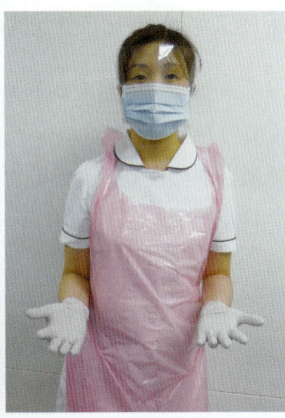

図1 個人防護具の着用

患者のシャント肢の洗浄

- 穿刺時の消毒効果を減じさせないために，シャント肢皮膚表面の常在菌や有機物の除去を目的に，シャント肢の洗浄を患者に指導する．
- 洗浄場所には適切な洗浄方法を掲示し，液体石けんと紙タオルを設置する．

> **ここが重要！**
> ▶ ゴシゴシ擦るなどの刺激の強い洗い方は，皮膚を傷つけるため感染リスクになる．
> ▶ ハンカチで手を拭くと，ハンカチに付着した微生物が皮膚に移行し，穿刺時の感染リスクにつながる．
> ▶ 固形石けんの使用や液体石けんの継ぎ足し使用は微生物の温床となるため，感染リスクになる．

必要物品，薬剤準備時の感染対策

- 必要物品を共用カートなどで各患者のベッドサイドに供給しない．
- 必要物品は個別のトレイを使用して準備する．
- 患者の感染症の有無にかかわらず，ベッドサイドに持ち込んだ物品は汚染されたものと考えて取り扱う．
- ディスポーザブル製品を選択するか，再生使用が可能な物品は必要な洗浄・消毒・滅菌処理を施してから次の患者に使用する．
- 注射薬剤の準備は透析室内清潔エリアにて行い，単回使用や患者専用とする．プレフィルドシリンジ製品の優先使用が望ましい．
- バイアル剤は単回使用品を選択する．
- 複数回量入りバイアルを使用する場合は特に清潔操作に注意し，バイアルへの頻回な穿刺行為が薬液の無菌性を損なうものであることを常に認識する．
- 血液回路のセットやプライミングは，可能な限り透析療法を始める直前に行う．

バスキュラーアクセスの皮膚消毒

- 穿刺部からの感染は重篤な敗血症につながるため，アルコール，10％ポビドンヨード製剤，クロルヘキシジン製剤などを用いて適切で確実な消毒を行う．
- 殺菌力の速効性や速乾性を得るために10％ポビドンヨードアルコール製剤，クロルヘキシジンアルコール製剤も選択が推奨されている．

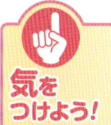

> **気をつけよう!**
> ◎アルコールは速効性に優れるが，持続性に乏しい．
> ◎ポビドンヨード製剤は乾燥し被膜形成して持続的殺菌効果が得られるため，消毒後乾燥まで2〜3分待つ．
> ◎ポビドンヨード製剤の褐色の脱色を目的にハイポアルコールを作用させると不活性化され，持続殺菌効果は損なわれる．

ベッドの配置

- 交差感染を防止するために，感染症や病原微生物が検出されている患者の透析は，個室や専用エリア，固定ベッドを確保し，担当する医療従事者も固定することが望ましい．
- HBs抗原陽性患者はHBV感受性患者から十分に離し，環境や機器を共用しない．
- 専用エリア確保が困難な場合は，HBs抗原陽性患者とHBV感受性患者の間に，HBs抗体陽性患者を配置する方法も選択できる．
- 担当医療従事者を固定できない場合は，個人防護具着用や手指衛生を厳重に徹底する．
- HCV陽性患者やHIV患者の隔離の必要性は低い．
- 多剤耐性菌検出患者や市中流行感染症の患者，オムツ交換の必要な患者や排膿，滲出液の多い患者などには，状況に応じた感染経路別対策などを追加する．

機器，環境の整備

●透析機器や処置台

血液で汚染されたか，その可能性がある場合

- 感染症の有無にかかわらず，その都度，消毒薬による清拭清掃を行う．
- 清拭消毒の際は，手指衛生後に手袋，プラスチックエプロン（飛散が予測される場合はマスク，アイシールドも必要）を着用し，環境清掃用ワイプなどで血液汚染を除去してから，次亜塩素酸ナトリウム液（500〜1,000 ppm：0.05〜0.1％）または消毒用アルコールなどを用いて念入りに行う．

各患者の透析終了時

- 透析機器の外表面やベッド柵，オーバーテーブルなども同様に清拭清掃し，環境が病原微生物の培地とならないよう整備する．

> **気をつけよう!**
> ◎消毒薬には蛋白凝固作用があるため，血液などの有機物が付着したままで作用させても，消毒効果は得られない．

- **シーツなどのリネン類**
- 患者ごとに交換することが推奨されるが，ディスポーザブルシーツを患者接触面に敷き，その都度交換する方法も活用できる．
- 血液体液汚染が生じた場合は放置せず早急に交換する．
- 血液体液の付着したリネンは汚染が周囲に飛散しないよう，その場で水溶性バッグやビニール袋などに収容し，洗濯時に熱水消毒（80℃，10分間）の工程を加えるか次亜塩素酸ナトリウム消毒を行う．
- **透析チェア**
- 清拭消毒が可能な製品を選択し，血液汚染が生じやすい部分にはディスポーザブルシーツを敷いて対応する．

透析液の清浄管理

- 透析用水配給システムにはグラム陰性桿菌などが繁殖しやすい．これが原因でエンドトキシンが発生し，患者に深刻な悪影響を及ぼす．
- 日本透析医学会が定める透析液水質基準を維持するよう清浄な管理を行う．
    - 透析用水配給システムの洗浄・消毒を定期的に実施する．
    - エンドトキシンカットフィルターなどを使用する．
    - 透析用原水に対して水質検査結果を年1回以上確認する．
    - 透析用希釈水に対して細菌学検査とエンドトキシン検査などを月1回実施する．

血液体液汚染物や鋭利器材の廃棄

- ダイアライザや血液回路は感染性廃棄物として残血の漏出がないよう密閉容器に入れ搬出する．
- 使用した個人防護具や血液汚染のある医療材料などは，周囲に汚染が飛散しないようまとめて感染性廃棄物として処理する．
- 穿刺針などの鋭利器材は，耐貫通性の専用廃棄容器に廃棄する．

> **ここが重要！**
> ▶廃棄容器への動線が清潔操作を行う動線と交差しないようレイアウトする．
> ▶感染性廃棄物の廃棄容器は，手指を触れずにフットペダルでふたが開閉できる製品を選択する．
> ▶鋭利器材を持ち歩くことのないよう，鋭利器材廃棄容器は使用場所に設置するか，携帯できる容器とする．

1 透析療法における感染対策

感染経路別対策

- 透析を受ける患者が感染症もしくは病原微生物が検出されている場合は，その伝播経路を確認し，必要な感染経路別対策を講じて対応する（表4, 5）．
- 透析患者の感染症や微生物検出状況についてもれなく情報を得る手段を確保し，必要となる感染経路別対策について，施設内の感染制御部門にも相談して決定する．

表4 感染経路と主な病原微生物

感染経路	伝播様式	主な病原微生物
空気感染	空気中に浮遊し，長距離でも感染性を維持する．同室者や離れた場所の感受性のある人が吸入して感染が成立する	結核菌，麻疹ウイルス，水痘ウイルス
飛沫感染	呼吸器分泌物が，他者の呼吸器や粘膜に密接に接触（咳，くしゃみ，気道内処置など）することで拡散伝播する．長期間の空気中浮遊はない	インフルエンザウイルス，ムンプスウイルス，アデノウイルス，風疹ウイルス，髄膜炎菌，百日咳菌，ジフテリア菌，マイコプラズマなど
接触感染	患者やその環境に直接または間接的に接触することで拡散伝播する	多剤耐性菌，腸管出血性大腸菌，ノロウイルス，ロタウイルス，疥癬（ヒゼンダニ）など

表5 感染経路別対策の概要

空気感染対策	患者配置	●下記条件の空気感染隔離室に収容する 　・1時間に6〜12回の換気ができる 　・室内空気の外部直接排気システムがある 　・直接排気が不能な時はHEPAフィルター使用する 　・室内の空気圧を毎日監視する 　・隔離室の扉は常時閉鎖しておく
	外来環境	●患者トリアージを確保する ●患者にサージカルマスクを着用させ，早急に空気感染隔離室へ収容する
	個人防護具	●空気感染隔離室入室時には，フィットテストずみのN95微粒子濾過マスクを着用する
	患者搬送	●必要最小限とし，患者にはサージカルマスクを着用させる ●患者がマスクを装着している場合や，水痘や結核などによる皮膚病変を被覆している場合は，同行する医療従事者のN95微粒子濾過マスクは不要である
飛沫感染対策	患者配置	●個室に収容する ●同じ病原微生物検出患者であれば同室に収容できる ●他患者と同室にする場合は下記条件とする 　・免疫不全者などの易感染患者との同室は避ける 　・ベッド間隔を1m以上とし，カーテンで遮って飛沫飛散を防御する 　・患者ごとに手指衛生し，個人防護具を交換する ●外来患者にはマスクをさせ，呼吸器衛生，咳エチケットを指導する
	個人防護具	●患者病室入室時にはサージカルマスクを着用する
	患者搬送	●必要最小限とし，患者にはサージカルマスクを着用させ，呼吸器衛生，咳エチケットを指導する ●患者がマスクを装着していれば，同行する医療従事者のマスクは不要である
接触感染対策	患者配置	●個室に収容する ●同じ病原微生物検出患者であれば同室に収容できる ●他患者と同室にする場合は下記条件とする 　・免疫不全者などの易感染患者との同室は避ける 　・ベッド間隔を1m以上とし，カーテンで遮って接触の機会を回避する 　・患者ごとに手指衛生し，個人防護具を交換する ●外来患者は他の患者との接触を避け，すみやかに診察室などに入室させる
	個人防護具	●患者病室入室時には常に手指衛生して手袋，プラスチックエプロン（またはガウン）を着用する ●個人防護具脱衣後は手指衛生を遵守する ●脱衣後は周辺環境との接触を回避する
	患者搬送	●必要最小限とし，当該微生物検出部位を確実に被覆する ●検出部位の被覆が十分なされていれば，搬送中の個人防護具は不要だが，搬送先でのケアには，新たに着用が必要である
	使用ずみ器材	●ディスポーザブル製品を優先する ●器材は患者専用にする ●別な患者に使用の際は，洗浄・消毒処理して用いる
	環境整備	●高頻度接触部位や患者に近接する機器は，1日1回以上の清拭清掃を行う

感染の予防と発症時の対応

患者への対策

●B型, C型肝炎の定期検査

陽性患者の早期発見

血液への曝露リスクが高いため, B型（HBs抗原　HBs抗体　HBc抗体）, C型肝炎（HCV抗体）の検査を年2回以上実施する.

ワクチン追加接種の要否判断

HBVワクチンを接種している患者であっても免疫不全状態であるため, HBs抗体価を年1回検査し, 抗体価を確認する.

> 気をつけよう！
> ◎患者の肝機能検査に異常を認めた際や, 複数の患者において同時期にB型またはC型肝炎が発生した場合は, 定期外であっても検査を実施し, 状況を評価しなければならない.

●ワクチン接種

透析室で曝露リスクの高いB型肝炎やインフルエンザについては, ワクチン接種により抗体を獲得することが推奨される. ほかに肺炎球菌ワクチンや破傷風ワクチンなどの接種も推奨されている.

医療従事者への対策

●肝機能（トランスアミナーゼなど）の定期検査

定期健康診断にて肝機能検査を実施し, 肝機能障害を認めたときにはHBs抗原・HCV抗体などを測定して感染の有無を追跡し, 対応する.

●ワクチン接種

医療従事者自身の感染と周囲への感染拡大防止のために, ワクチンを接種する. 医療従事者が感染して透析室に持ち込むことのないよう管理が必要である. ワクチン接種によりHBs抗体獲得が確認された医療従事者の定期的抗体検査の必要性や, 抗体価が減弱した場合の追加接種については, ガイドラインにより見解が異なっている.

血液体液曝露時の防御：HBVワクチン
市中流行時の防御：麻疹, 水痘, 風疹, 流行性耳下腺炎, インフルエンザなどのワクチン

●血液体液曝露時の対応

針刺しや眼粘膜への血液飛散などの曝露事象が生じた際には, その医療従事者に感染リスクが生じるため, 一連の対応が必要である. 感染源となった患者がHBs抗原やHCV抗体, HIVなどが陽性である場合には, 早急に感染予防処置ができるよう対応を構築しておく（図2）.

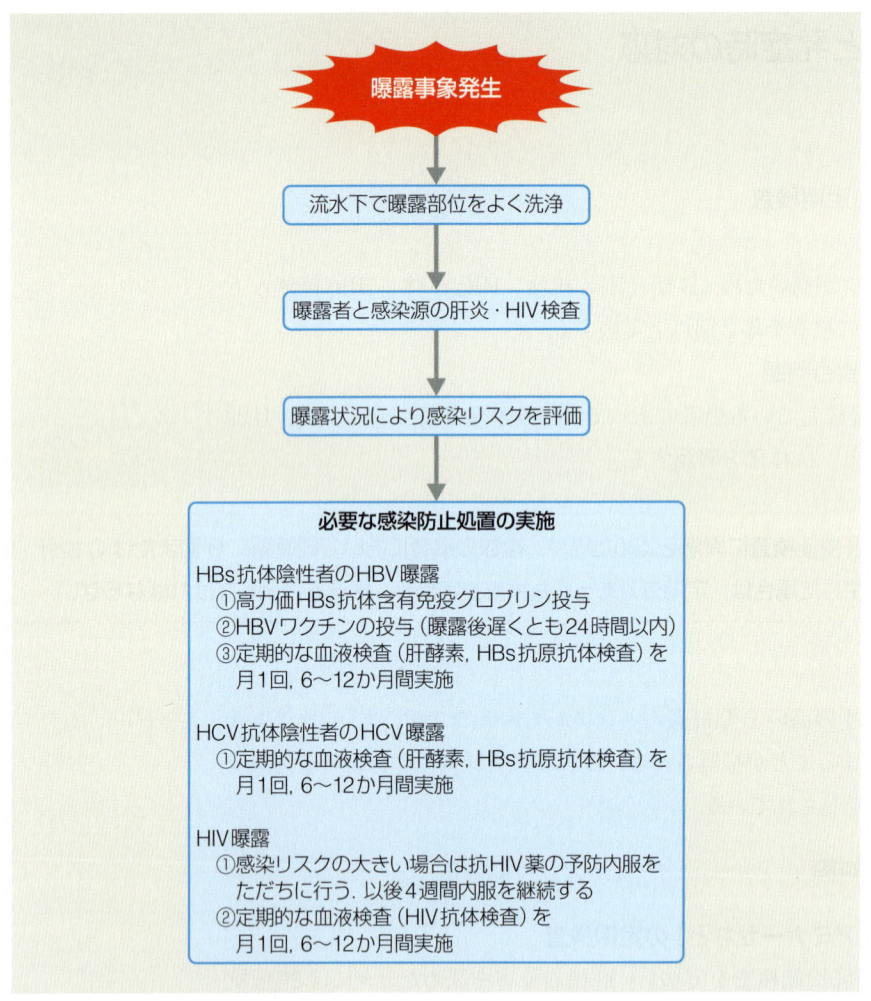

図2 血液体液曝露時対応の概要

● 感染症発症時の就業制限

　インフルエンザや感染性胃腸炎などの流行期には，注意していても医療従事者が感染してしまうことがある．発熱や嘔吐，下痢症状など感染を疑う症状がある場合はすみやかに外来を受診し，感染症の場合は患者やほかの医療従事者への感染拡大を防ぐために，伝播リスクがなくなるまで一定期間の就業制限を行う（**表6**）．

表6 医療従事者感染症発症時の就業制限

感染症		制限内容	期間	
ウイルス性呼吸器感染症	RSウイルス	ハイリスクな患者ケアを回避	急性期症状が消失するまで	
	インフルエンザ（季節性）	就業停止	症状発現日より5日間 ただし解熱しない場合は解熱後2日間	
疥癬		就業停止	限局的発症	内服開始後24時間まで
			全身性または難治性	内服開始後の皮膚科診察で評価（約1週間）
感染性胃腸炎	ロタウイルス	就業停止	嘔吐・下痢などの症状が消失後3日間	
	アデノウイルス			
	ノロウイルス			
水痘		就業停止	単発例	全病変の痂皮化まで
			抗体陰性者が感染者に曝露したとき	最初の曝露10日後 〜 最後の曝露21日後
帯状疱疹		ハイリスクな患者ケアを回避	単発例	全病変の痂皮化まで
			抗体陰性者が感染者に曝露したとき	最初の曝露10日後 〜 最後の曝露21日後
百日咳		就業停止	適正抗菌薬治療開始後5日間，またはカタル初期から最終発作後3週間	
風疹		就業停止	単発例	皮疹発現後5日間
			抗体陰性者が感染者に曝露したとき	最初の曝露7日後 〜 最後の曝露21日後
麻疹		就業停止	単発例	皮疹発現後7日間
			抗体陰性者が感染者に曝露したとき	最初の曝露5日後 〜 最後の曝露21日後
流行性角結膜炎		就業停止	分泌物が消失するまで（約1週間）	
流行性耳下腺炎		就業停止	単発例	耳下腺炎発症後9日間
			抗体陰性者が感染者に曝露したとき	最初の曝露12日後 〜 最後の曝露26日後

透析患者の感染症判明時の対応

　透析患者が感染症に罹患していることが後から判明した場合には，当該患者の隔離や治療を開始すると同時に，同じエリアで透析を受けていたほかの患者の感染予防処置も講じる必要がある．施設内の感染制御部門と相談して対応し，透析室内の感染拡大防止に努める（**表7**）．

表7 透析室内における感染症患者発生時の感染拡大防止概要

	感染患者への対応	曝露対象者	曝露対象者への対応
結核	空気感染対策実施 透析治療は 陰圧個室にて実施	感染者と同時期に透析室にいた患者 担当医療従事者	濃厚曝露：2～3か月後に感染の有無を確認する検査（T-Spotなど）を実施（T-Spot：血中リンパ球を試薬操作し，インターフェロンを産生するT細胞の数で結核感染を確認） 通常曝露：曝露後2か月，半年，1年，2年をめどに胸部X検査で追跡 抗結核薬の予防内服：感染リスクがきわめて高い曝露や検査結果で必要と判断した事例に実施
麻疹		感染者と同時期に透析室にいた患者	曝露後72時間以内にワクチン接種 または曝露5日以内のγグロブリン投与
水痘・帯状疱疹		抗体未獲得・不明の医療従事者	曝露72時間以内にワクチン接種 または曝露5日以内のγグロブリン投与 またはアシクロビルの予防内服（曝露後7～14日目）
インフルエンザ	飛沫感染対策実施 透析治療は個室またはカーテンで遮ったエリアで実施	感染者と同時期に両隣など近位でマスクの着用なく透析治療を受けた患者	特定エリア設置 潜伏期間中は他患者と2m以上離れた特定エリアで透析実施 発症時は感染者対応 発症がなければ対応解除 抗インフルエンザ薬の予防内服実施
疥癬	透析治療は個室またはカーテンで遮ったエリアで実施 器材，リネンは専用化 角化型疥癬のみ接触感染対策実施	感染者と異なる時間に同ベッドで透析治療を受けた患者 担当医療従事者	通常疥癬：患者ごとのリネン交換がなされていれば経過観察でよい．未交換であれば予防的治療実施． 角化型疥癬：予防的治療 通常疥癬：経過観察 角化型疥癬：接触頻度や時間により検討

（大友陽子）

● **参考文献**

1) 平成19年度厚生労働科学研究費補助金（肝炎等克服緊急対策研究事業）「透析医療における感染症の実態把握と予防対策に関する研究班」：透析医療における標準的な透析操作と院内感染予防に関するマニュアル（三訂版）．2008.
2) CDC：Recommendations for Preventing Transmission of infections Among Chronic Hemodialysis Patients. 2001.
3) CDC：Guideline for Isolation Precautions：Preventing Transmission of infectious Agents in Healthcare Settings 2007.
4) CDC：Healthcare-Associated Hepatitis B and C Outbreaks：Reported to the Centers for Disease Control and Prevention（CDC）in 2008-2012.
http://www.cdc.gov/hepatitis/Outbreaks/HealthcareHepOutbreakTable.htm
5) CDC：Guidelines for Environmental Infection Control in Health-Care Facilities. 2003.
6) CDC：Guideline for Infection Control in Healthcare Personel. 1998.
7) 富野康日己編：透析ナーシングQ&A. 第2版．総合医学社；2012.
8) 日本腎不全看護学会編：透析看護．第2版．医学書院；2007.
9) 大橋信子編：感染管理看護師から学ぶ！ 透析室のDO NOT. 透析ケア 2004；10：15-50.
10) 日本環境感染学会：院内感染対策としてのワクチンガイドライン．2009.

7章 腎移植と看護

1 生体腎移植

生体腎移植の特徴

　腎移植は腎臓のはたらきすべてが整うため，透析療法と比較すると時間的拘束がきわめて少なく，社会復帰しやすい，妊娠・出産が可能，小児の場合，成長・発達にもよいなどの利点が多く，健康な人とほぼ同じ生活を送ることができる治療法である．その一方で免疫抑制薬を服用し続けなければならず，感染症や拒絶反応のリスクがある．

　近年，ドナーに対する腹腔鏡下腎臓摘出により，ドナーの入院期間が4日～1週間程度ときわめて短くなり負担の少ない手術になったことや，日本国内での献腎移植の機会が少ないことを背景に，生体腎移植は年々増加している．

　生体腎移植では，健康な人にメスを入れて臓器を摘出するため，ドナーに自発的意思があることが大前提となり，さらにドナーの腎提供後の生活を保障するものでなければならない．そのため，移植希望で移植施設を受診すると，移植医による医学的な評価とともに，レシピエント移植コーディネーター（RTC）※や精神科医から自発的意思や家族のサポート体制などの確認が行われ，移植を希望した経緯や生活歴，自己管理能力などの評価や指導を並行しながら移植の準備が進められる．

　腎不全治療の選択を考慮するとき，維持透析中に移植を考えたい，移植を勧めたほうがよいのではないかという患者がいる際には，各移植施設のRTCに問い合わせるとよい．

※ レシピエント移植コーディネーター（RTC）：レシピエントを取り巻くあらゆる問題を調整する役割を担う．生体間移植ではドナーに対しても対応する．2011年より日本移植学会をはじめとした関連学会で構成されたレシピエント移植コーディネーター合同委員会による認定制度が開始された．

レシピエント

腎移植の適応

年齢	・65歳以下（これ以上でも身体条件がよければ可能）
体重	・7 kg以上（10 kg以上が望ましい）
原疾患	・原発性過シュウ酸血症を除く大部分の慢性腎不全患者 ※肝臓も移植すれば原発性過シュウ酸血症の患者も可能
腎機能	・透析を必要とする慢性腎不全
身体的条件	・心不全，慢性呼吸不全，全身感染症，悪性腫瘍，消化性潰瘍を伴わない状態で，全身麻酔ができる身体条件を備えていること
精神的条件	・精神的安定が得られていること

移植のメリットとデメリット

メリット	デメリット
・時間を自由に使える ・腎臓のはたらきがすべて整う ・食事制限がほとんどない ・生命予後がよい ・妊娠・出産が可能 ・成長・発達によい（小児）	・ドナーが必要 ・免疫抑制薬を飲み続ける ・感染症のリスク ・拒絶反応のリスク ・移植腎を生涯にわたり使い続けられない 　（再透析導入の不安）

移植手術

移植手術の際，レシピエントの腎臓はそのままに，ドナーの腎が下腹部（腸骨窩）に移植される（図1）．腸骨窩に移植するのは，つなぎやすい血管がある，観察しやすい（エコー，腎生検），尿が逆流しないように尿管と膀胱をつなぐことができる，患者が「今日もありがとう」などと声をかけやすい（腎に手をあてることで感謝の気持ちを再認識できる）などのメリットがある．

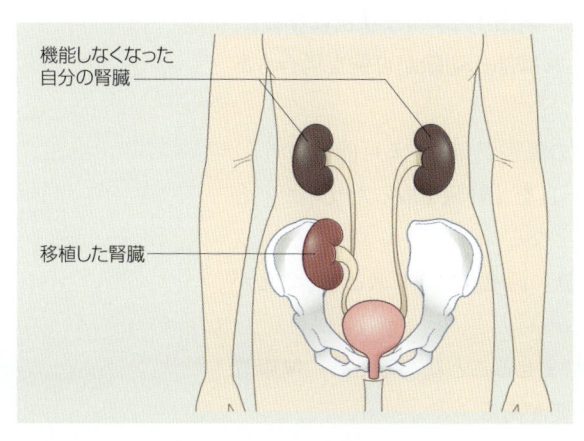

図1 生体腎移植の移植部位

術後管理

腎移植の目的は生活の質の向上であるため，患者には積極的にやりたいことに挑戦してもらう．ただし，免疫抑制薬の内服や定期受診を厳守してもらうこと，ドナーへの感謝の気持ちを忘れないことが移植腎の長持ちの秘訣である．

ドナー

生体腎移植のドナーは，自分のためではない手術を受ける．そのため自発的な意思があることと，ドナーの安全性が保障されなければならない．意思確認の面談を受けるとともに，レシピエントにうつす可能性のある病気（感染症やがんなど）がないかどうか，将来，腎臓が悪くなりそうな病気や生活習慣（糖尿病，高血圧，肥満，喫煙）がないかどうか，病気や生活習慣を改善し維持できるだけの自己管理能力があるか，腎機能の予備力が十分あり腎臓を1つ提供しても今までと同じ生活を送ることができる保障ができるかどうかなどを確認しながら準備を進める．

レシピエントとドナーの関係は，レシピエントが40歳くらいまでの場合は親子，50〜70歳代になると夫婦間が多くなっている．

ドナー候補

- 健康で，腎臓を提供する意思がある者
- 6親等以内，3姻族以内（民法でいう親族と同じ範囲，図2）
- 血液型は問わない
- ヒト白血球抗原（HLA）型が一致しなくても移植は可能

ドナーのリスク

- 移植により片腎になると慢性腎臓病（CKD）ステージ2に入る（表1，提供前がステージ2であれば提供後はステージ3になる）．
- 妊娠・出産時のリスクになる可能性がある．妊娠中毒症から腎機能が低下する人もいるため，妊娠・出産を希望される人は出産を終えてからのほうが望ましい．
- 残った腎臓に腎腫瘍や事故による障害が発生し，摘出するような状況になると，透析に移行する可能性がある．早期のがんであれば部分切除が可能な場合もある．
- 親族は体質や生活習慣が似ているため同じ腎臓の障害が発生する可能性がある．
- 納得していない状況での移植や提供後の体調不良を「腎臓を取ったせいだ」と感じると，移植後の家族関係を悪化させる原因となる．
- 腎提供後，体調が悪いときにレシピエントや家族に話せずストレスとなることがある．
- 腎提供後に元気でいないとレシピエントを悲しませることになるため，健康管理は腎提供までではなく，提供後も継続する必要がある．

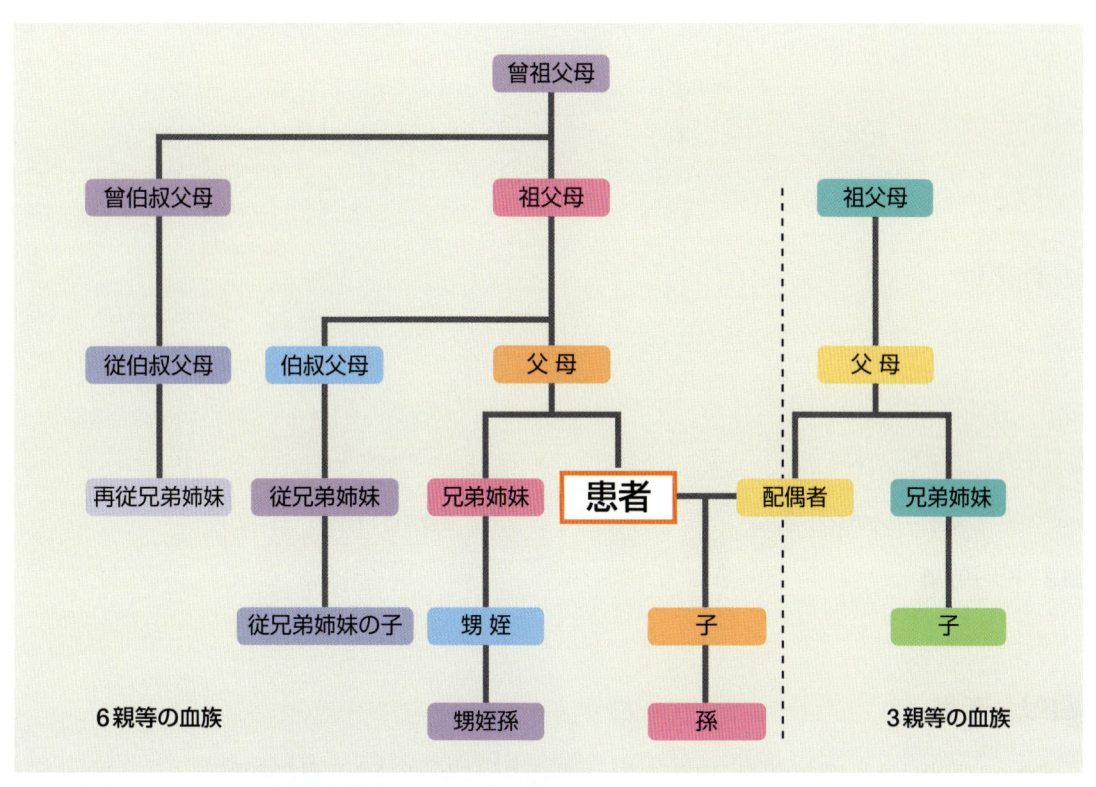

図2　生体ドナーとして日本移植学会で認められている範囲
（日本腎臓学会ほか：腎不全　治療選択とその実際．2012年版．2012．p.35．より）

表1　CKDステージ

	ステージ1	ステージ2	ステージ3	ステージ4	ステージ5
eGFR値 （mL/分/1.73 m^2）	90以上	60～89	30～59	15～29	15未満
腎臓の状態	正常	それ以上腎機能を悪化させないよう，生活面での注意が必要		透析や移植が必要

eGFR：血清クレアチニン値は，筋肉の量によって個人差が大きいため，クレアチニン値と年齢と性別を用いて算出した推算糸球体濾過量（eGFR）を用いてステージが決定される．
ドナーは進行する腎炎などがなく，CKDステージ2や3であっても，透析導入にならずに一生を送ることができると判断された人に許可される．

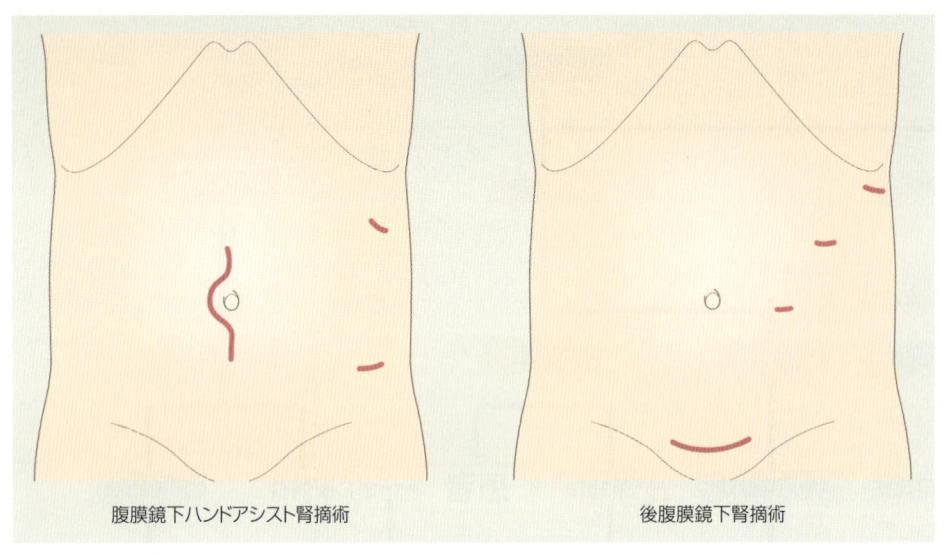

図3 ドナー手術

ドナー手術

ドナーの手術はほとんどの場合，内視鏡で行われるようになってきた．現在の手術方法は腹腔鏡下ハンドアシスト腎摘術と後腹膜鏡下腎摘術に大別される(図3)．

術後管理

退院後，2週間，1か月，3か月，6か月，1年，以降年1回の定期受診を受け，健康管理を継続する．

(岡部　祥)

2 献腎移植

献腎移植の現状

　献腎移植は脳死または心停止後のドナーからの善意の提供で行われる腎移植である．臓器移植ネットワークに登録して移植を待つ．献腎移植に登録している患者約12,000人に対して，移植を受けられる人は年間約200人であり，現在の平均待機年数は5,296.3日（約14.5年）と，移植を受けるチャンスがなかなか回ってこないのが現状である．そのため，移植を受けるレシピエントの高齢化や長期透析による合併症のため移植後の経過に難渋する場合がある．

献腎移植の登録手順

　献腎移植登録から移植までの流れを表1に示す．都道府県によっては検査費用助成制度を設けている場合がある．その手続き方法や問い合わせ先は異なるため，移植施設で確認するとよい．居住県内での検査では助成されるが，県外での検査には助成されないということもあるため，注意する．

先行的腎移植登録

　2012年より先行的腎移植（透析療法開始前の死体腎移植）の登録が可能になった．先行的腎移植登録には献腎登録判定用データ入力シートを作成したのち，先行的献腎移植申請審査委員会で審査し，登録許可が出た後，登録手続きを行うことができる．申請できる基準は申請時から約1年以内に腎代替療法が必要となると予測される進行性腎障害の場合で，かつ成人ではeGFRが15 mL/分/1.73 m^{2}未満，小児（20歳未満）または移植腎機能低下の場合はeGFRが20 mL/分/1.73 m^{2}未満であることが目安となっている．

更新手続き

　登録の翌年以降，年1回の更新手続きが必要となるため，臓器移植ネットワークより更新書類が自宅に郵送される．住所，緊急連絡先などの変更があれば記載し，医師記入欄も記載してもらい返送する．更新料5,000円の振込が必要である．手続きが完了すると，更新完了通知が郵送される．

表1 献腎移植登録から移植までの流れ

登録手続き

1. 腎移植登録を希望する施設の受診
- 移植施設に電話で受診方法を問い合わせたうえで受診
- 透析病院からの紹介状, 医療券, 検査費用など持参

2. 登録手続き
- レシピエント移植コーディネーターより登録手順, 待機中の注意点の説明, 意思確認
- 移植の適応があるかどうかの診察, 各種検査
- HLA検査センターでHLA検査
- 登録用紙を臓器移植ネットワークに郵送
- 登録料30,000円振込（生活保護世帯, 非課税世帯免除）

待機中

3. 移植施設受診
- 年1回程度, 移植ができる状態が維持されているか確認のため受診
- 移植希望の意思確認, 移植の現状など説明

4. 登録更新手続き
- 臓器移植ネットワークから更新書類が郵送される
- 登録料5,000円振込（生活保護世帯, 非課税世帯免除）
- 更新書類の返送（変更点の記入, 透析主治医の署名）

5. 保存血採血
- リンパ球交差試験用保存血採血. 年1回, 保存血清を新しいものに交換する

移植時

6. 移植受諾の意思決定
- ドナーが発生すると臓器移植ネットワークでレシピエント候補の選定が行われる
- 移植施設からレシピエント候補者に連絡する
- すみやかに受けるか, 辞退するかの返答を行う

7. 移植施設入院, 移植手術
- 移植医からの説明, 各種検査, 同意書署名, 必要に応じて透析
- ドナーの状況や提供条件などにより, 手術の中止もありうる

レシピエント

選択基準

前提条件	●血液型が一致 ●抗体反応陰性
優先順位 ※4項目の点数の 合計順に選ばれる	●提供施設と移植施設の所在地 　同一都道府県内 12 点　同一ブロック内 6 点 ●HLA（ヒト白血球抗原）の適合度 　全部一致 14 点 〜 すべてミスマッチ 0 点 ●待機日数 N 　＜　4,014 日　　N/365 　≧　4,014 日　　10 ＋ log $_{1.74}$（N/365－9） ●レシピエントの年齢 　20 歳以上 0 点　　16 歳以上 20 歳未満 12 点　　16 歳未満 14 点

親族優先提供

　親族（ここでの親族は，配偶者，子ども，父母）が臓器提供の意思表示に併せて親族優先提供の意思を書面により表示している場合（図1）には，親族が優先的に腎移植を受けられるルールがある．ただし，親族だけに提供したいという意思表示では臓器提供自体を行うことができない．

移植前後の注意点

待機期間中

　いつ移植になってもいいように，日ごろの健康管理が重要になる．透析施設と移植施設の連携が求められる．

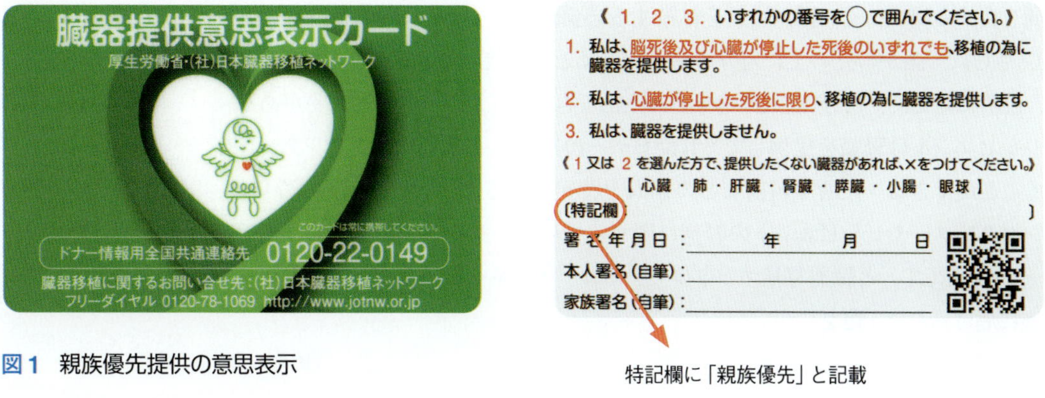

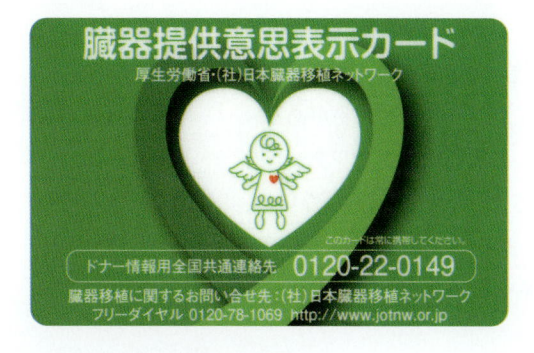

図1　親族優先提供の意思表示

特記欄に「親族優先」と記載

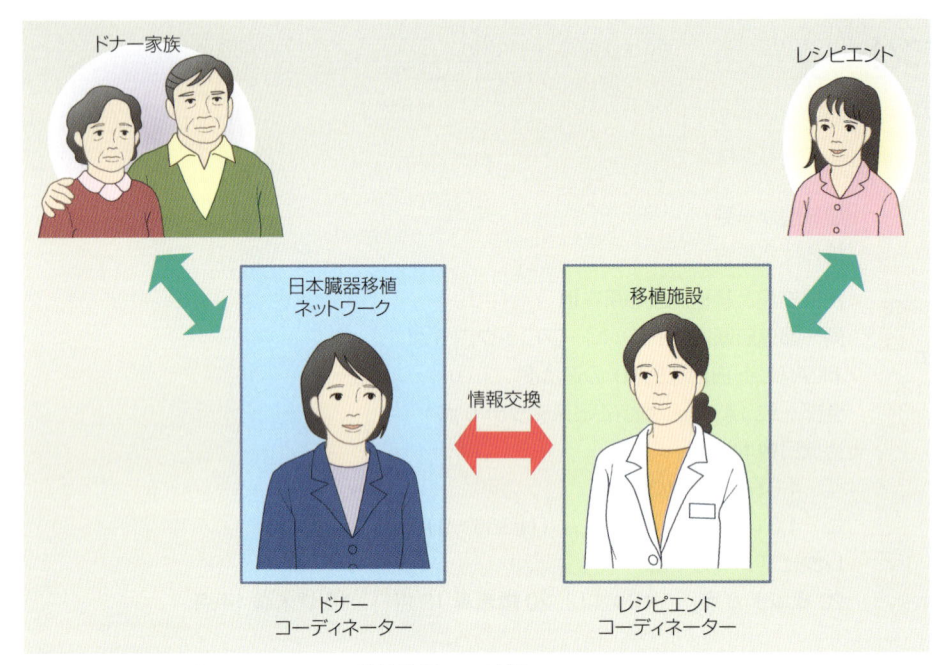

図2 日本臓器移植ネットワークと移植施設との連携

移植時

　移植施設から本人（自宅，携帯，緊急連絡先）に連絡があり，移植を受けるか受けないかをすみやかに返答する必要がある．その後，移植医と相談のうえ，冷静に対応し，移植施設へ向かう．移植施設では各種検査を行い，説明を受け，透析日でなければ透析を受けてからの移植となる．なお，コーディネート費用として10万円，臓器搬送の実費費用の負担がある．

移植後

　献腎移植は生体腎移植とは異なり，血液型不適合移植や抗体陽性での移植は行われない一方，待機年数の長い患者がレシピエントとして選ばれるため，透析合併症，心機能の低下，高齢，膀胱容量の低下が問題となる．また，腎機能発現まで時間を要する場合，その間，透析を継続する必要がある（ほかは生体腎移植に準じる）．さらに，誰かの死の上に自分の幸せがあるという負い目を感じることもあるため，患者に対して，自分らしくいきいきと生活できるようサポートする必要がある．

　レシピエントは腎臓を提供してくれたドナーの家族に手紙（サンクスレター）を書くことができる．住所や名前などの個人を特定できるような情報は書けないが，サンクスレターやレシピエントの経過に関する情報は，レシピエント移植コーディネーター（RCT）と臓器移植ネットワークのコーディネーターを通して，ドナーの家族に届けられる（図2）．

（岡部　祥）

3 免疫抑制薬の理解と看護

免疫抑制薬とは

　免疫抑制薬は移植された臓器の拒絶反応を抑える重要な役割を果たしている．腎移植における免疫抑制療法では多剤併用療法が行われている．ほとんどの場合，移植腎が生着している限り免疫抑制薬の服薬を継続する必要がある．血中濃度によって内服量を調整するため，決められた時間に内服することが求められる．

　腎移植患者にとって免疫抑制薬の服用は移植腎機能の維持に不可欠であり，服薬を守れないときには，移植した腎臓が急性または慢性拒絶反応を起こし，腎機能が悪化する場合がある．そのため，免疫抑制薬の作用・副作用や内服に関する指導は重要である．

免疫抑制薬の種類

　免疫抑制薬の組み合わせは，免疫学的リスクや薬剤の副作用を考慮して決定され，投与量も同様にそれぞれのレシピエントの状況に合わせて決定される．

　表1の①～③から各1種類，計3種類を組み合わせて服用し，④を追加する場合もある．当院ではグラセプター®，セルセプト®，メドロール®を使用することが多い．

表1　免疫抑制薬の種類

	分類	働き	一般名	商品名	略語
①	カルシニューリン阻害薬	Tリンパ球の働きを抑える	シクロスポリン	ネオーラル	CyA
			タクロリムス	プログラフ	FK
				グラセプター	
②	代謝拮抗薬	T・Bリンパ球の増加を抑える	ミコフェノール酸モフェチル	セルセプト	MMF
			ミゾリビン	ブレディニン	MZ
			アザチオプリン	アザニン	AZ
③	副腎皮質ステロイド	免疫全般を抑える	プレドニゾロン	プレドニン	PSL
			メチルプレドニゾロン	メドロール	MP
④	mTOR阻害薬	T・Bリンパ球の増殖抑制	エベロリムス	サーティカン	EVR

免疫抑制薬の作用・副作用

薬剤	作用	副作用
カルシニューリン阻害薬	・各細胞にある特異的な蛋白と結合し，この複合体がT細胞活性化にはたらくカルシニューリンを阻害する．これにより各種炎症性サイトカイン産生が抑制される	腎毒性，振戦，多毛，高血圧，歯肉肥厚，血糖上昇，肝障害，脂質異常症，高カリウム血症，胸痛，血糖上昇，白質脳症 ・治療量と毒性の出現する濃度が近く，吸収や代謝に個人差が大きいため，厳密な血中濃度管理が必要である ・他剤や食品との相互作用が多いため，ほかの医療機関を受診する際は本剤を服用していることを伝えるよう指導する ・グレープフルーツやグレープフルーツジュースを摂取すると薬物代謝速度が遅延し，血中濃度が上昇するため，内服開始後は摂取を禁止する ・健康食品やハーブティーに含まれることのあるセイヨウオトギリソウ（セント・ジョーンズ・ワート）は効果を弱めるため，摂取しないよう注意する
代謝拮抗薬	・細胞周期の核酸合成のさかんな時期にそれを阻害し，免疫担当細胞の増殖・分化を抑制する ・免疫担当細胞に特異的な薬物ではなく，一部は悪性腫瘍薬としても使用されている	下痢，白血球減少，食欲不振，貧血，食欲不振，悪心，肝障害，脱毛，口内炎，膵炎
副腎皮質ステロイド	・主な作用は免疫抑制作用と抗炎症作用である ・主な作用点は，各種炎症性サイトカインの産生抑制と，種々の酵素の発現抑制によるプロスタグランジン産生抑制である ・製剤には注射剤，錠剤があり，移植直後は注射剤，長期には錠剤が使用される ・急性拒絶反応治療のための大量療法には注射剤が用いられる ・静脈注射は緩徐に行うことが原則であり，特にパルス療法では1時間以上かけて点滴投与する ・一般にメチルプレドニゾロンの錠剤内服では20 mg以下が開始用量となる	消化管潰瘍，糖尿病，白内障，緑内障，骨粗鬆症，大腿骨頭壊死，満月様顔貌，肥満，挫創，精神症状，膵炎，創傷治癒遅延，成長障害，不眠 ・非ステロイド性抗炎症薬（NSAID）との併用で消化性潰瘍の頻度が高くなるので注意する ・胃酸分泌抑制薬，制酸薬や粘膜保護薬の併用は必須ではないが，軽症の消化管障害予防のため，原則として食後に服用する

mTOR 阻害薬	・タクロリムスと同じ細胞内蛋白に結合するが，カルシニューリンには作用せずに細胞増殖シグナルを阻害する	腎障害，高血糖，白血球・血小板減少，貧血，脂質異常症，創傷治癒遅延，尿蛋白

免疫抑制薬内服中の患者の看護

入院中

- 移植患者の免疫抑制薬の内服は，手術の1週間前から開始する.
- 血中濃度によって内服量が決定されているため，決められた時間（当院では9時，21時）に内服をする.
- 当院では患者が正確な指示量で内服しているかを確認するために，専用の免疫抑制薬内服薬指示書（**図1**）を用いて指示量の内服を確認するシステムをとっている.
- 内服はその場で確認する．または内服後の薬剤の外装の確認を行う.
- 免疫抑制薬の内服開始後は副作用症状の出現に注意し，症状が現れた場合は主治医に報告する.
- 副作用の症状により内服量の変更や，内服回数を数回に分けるなどの調整が行われる.

〈免疫抑制薬内服薬指示書〉

ID NO.					
患者氏名					
生年月日		性別		診療科名	
年	才	カ月	日		
病棟名		起票年月日	年	月	日

主治医＿＿＿＿＿＿＿＿

		／	／	／	／	／	／	／	／	／	／	／	／	／	／
9時	指示量														
	医師印														
	看護師印														
21時	指示量														
	医師印														
	看護師印														

図1　免疫抑制薬内服薬指示書

退院後

- 提供された腎臓を長く生着させるために，規則正しい服薬が基本となる．服薬しなければ多くの場合は拒絶反応を生じ，その治療は簡単ではないため，結果的に移植腎の寿命を短くすることにつながる．
- 入院中より退院後の生活を考え，患者自身が内服薬を自己管理できるよう介入することが必要である．自己管理が困難な場合は家族を含めた内服管理指導を行い，退院後も確実に内服できるよう介入していく．当院では入院時から薬剤師が介入し，患者への内服薬に関する情報提供，内服管理についての相談を受け付けている．また，入院中は検査や状態を見て免疫抑制薬の内服量の調整を行うことができるが，退院後は定期的な受診による調整を行う必要がある．
- 飲み忘れた場合には，6時間以内であれば通常の内服量を気付いた時点で内服する．内服忘れから6時間以上経過した場合は次回内服より内服し，通常の倍量内服しないよう説明する．内服忘れ防止として，アラームを使用し定時での内服を行う工夫や，医師と相談しながら個人の生活スタイルに合わせた内服時間の設定を調整していく．

患者指導項目

外来受診時は免疫抑制薬の血中濃度を測定するため，採血後に免疫抑制薬を内服すること
免疫抑制薬の血中濃度を保つために，決められた時間に指示通りの服薬を行うこと
副作用発現時は必ず主治医に相談すること
飲み忘れた場合の対応方法について
薬物相互作用のリスクを説明し，サプリメントなどの市販薬は必ず医師に相談すること
外出時や旅行時には予定日数より数日分多めに持参すること

日常生活における注意点

- マスクの着用，手洗い・うがい，人混みを避けるなど，日常生活において感染予防行動をとる．
- ペット，特に猫には寄生虫のトキソプラズマ，鳥には真菌のクリプトコッカスがいることがあるため，移植後の免疫抑制状態では重大な感染症を起こすことがある．そのため動物との接触には注意が必要であり，ペットの飼育に関しては主治医に相談する．
- 感染症予防のため，刺身や生肉の摂取は移植後3か月程度控える．
- 免疫抑制薬内服により免疫力が低下した状態であるため，潜伏感染しているウイルス（サイトメガロウイルス，水痘・帯状疱疹ウイルス，アデノウイルス，EBウイルス，BKウイルスなど）が再活性化することがある．
- 38℃以上の発熱，下痢，腹痛などの症状がみられる場合は，早期受診する．

- 移植後の予防接種については，生ワクチンは感染症の発症リスクがあるため原則禁忌であり，不活化ワクチンは感染症予防のため主治医と相談のうえ行う．
- 流行性疾患（水痘，耳下腺炎，麻疹，インフルエンザなど）の発症者と接触した場合には，すぐに受診するよう説明する．
- 免疫抑制薬を内服しているため移植後のう歯治療は敗血症などの感染リスクが高まる．そのため，抜歯・神経根治療などの治療が必要な場合は主治医に相談する．

妊娠・分娩

- 妊娠を考える場合は，あらかじめ医師に相談が必要である．
- 移植から1〜2年経過し，移植腎のはたらきが十分によいこと（血清クレアチニン 2.0 mg/dL 未満），蛋白尿・高度の高血圧・糖尿病がないことなどが条件となる．
- 免疫抑制薬の胎児への影響は少ないとされているが，ミコフェノール酸モフェチル，エベロリムスには胎児の催奇性があるため，そのほかの薬剤（アザチオプリンなど）への変更が検討される．

（齊藤舞衣，森山道代）

● 参考文献
1) 高橋公太：腎移植のすべて．メジカルビュー社；2011．
2) 高橋公太：腎移植患者のフォローアップ．日本医学館；1998．

4 拒絶反応の治療と看護

拒絶反応の治療

腎移植後拒絶反応の頻度

　カルシニューリン阻害薬（CNI：calcineurin inhibitor，シクロスポリンやタクロリムス）が使用される以前の古典的免疫抑制療法では，腎移植後，患者の約50％に急性拒絶反応が発生しており，その中でも細胞性拒絶反応の頻度が最も多く，代表的なものであった．しかし，CNIやミコフェノール酸モフェチルおよび抗リンパ球製剤が広く使用されるようになり，急性拒絶反応の発症頻度は，移植後1年で約10％，5年で約20％に認めるのみとなっている．

拒絶反応の治療の概要

細胞性拒絶反応の治療 (表1)

　まず行うのは，メチルプレドニゾロン（MP：methylprednisolone）によるステロイドパルス療法である．ステロイド治療抵抗性急性拒絶反応に対しては，デオキシスパガリン（DSG：deoxyspergualin）と抗ヒト胸腺細胞ウサギ免疫グロブリン（rATG：rabbit antithymocyte globulin）が使用可能である．

表1 細胞性拒絶反応の治療法

	特徴	投与方法	副作用
メチルプレドニゾロン（MP）	Tリンパ球の活性化を最初の段階で抑制したり，リンパ球の増殖を阻害する．血管壁を安定化させ，血漿の血管外漏出抑制により浮腫・炎症を防ぐ	250〜500mgを点滴静注で1時間以上かけて3日間連続で投与する（MPパルス療法）．腎機能の改善が認められない場合は，125〜250mgに減量して，さらに3日間投与する	● 急性期合併症 急性胃粘膜症候群・胃潰瘍，浮腫，高血圧，耐糖能異常，眼圧亢進，創傷治癒遅延，精神障害など ● 晩期合併症 白内障，動脈硬化，脂質異常症，骨粗鬆症，大腿骨頭壊死，易感染性，小児例における成長障害など
デオキシスパガリン（DSG）	活性化Tリンパ球の細胞増殖を抑制し，Bリンパ球からの抗体産生も抑制することにより，液性免疫反応も抑制する．MPやrATGのような即効性はない	1日1回，3〜5 mg/kgを点滴静注で3時間かけて連日5〜7日間投与する．MPパルス療法後に反応が悪い場合にさらに追加して投与するか，細胞性拒絶反応が高度または抗体関連拒絶反応と合併する場合にMPパルスと同時に開始する．	顔面・口唇周囲のしびれ感，食欲不振，顔面の紅潮，骨髄抑制など．投与開始2週間前後に白血球数が最低値となることが多いので，投与後数週間の経過観察が重要である．投与後に顕在化するサイトメガロウイルス（CMV：cytomegalovirus）感染に対してガンシクロビルまたはバルガンシクロビルを併用する場合は，骨髄抑制（特に血小板抑制）が高度になることがあるので，注意が必要である．
抗ヒト胸腺細胞ウサギ免疫グロブリン（rATG）	ヒト胸腺細胞を抗原とし，ウサギに免疫して得られたポリクロナール免疫グロブリンであるため，Tリンパ球だけでなく，さまざまなリンパ球に対する抗体も含有している．	原則としてMPパルス療法で十分な治療効果が得られない場合に使用する．1日1回rATG 1.5 mg/kgを6時間以上かけて点滴静注し，7〜14日間投与する．静注投与による血管炎をきたすことが多く，中心静脈からの投与が推奨される．Infusion associated reaction（リンパ球融解によるサイトカイン放出症候群を含む）を回避するためにはヒドロコルチゾン，解熱薬，抗ヒスタミン薬を併用することが重要である．	発熱・悪寒，嘔吐・下痢，白血球減少症，貧血，高カリウム血症など

抗体関連拒絶反応の治療

　ドナーに対する抗HLA抗体の役割とその病態が明らかにされてきたことで，治療法が確立されつつある．抗体の除去・中和，Bリンパ球に対する治療，形質細胞に対する治療，補体に対する治療などであるが，現時点ではほとんどの治療法が，わが国では適応外使用となるため，注意が必要である．

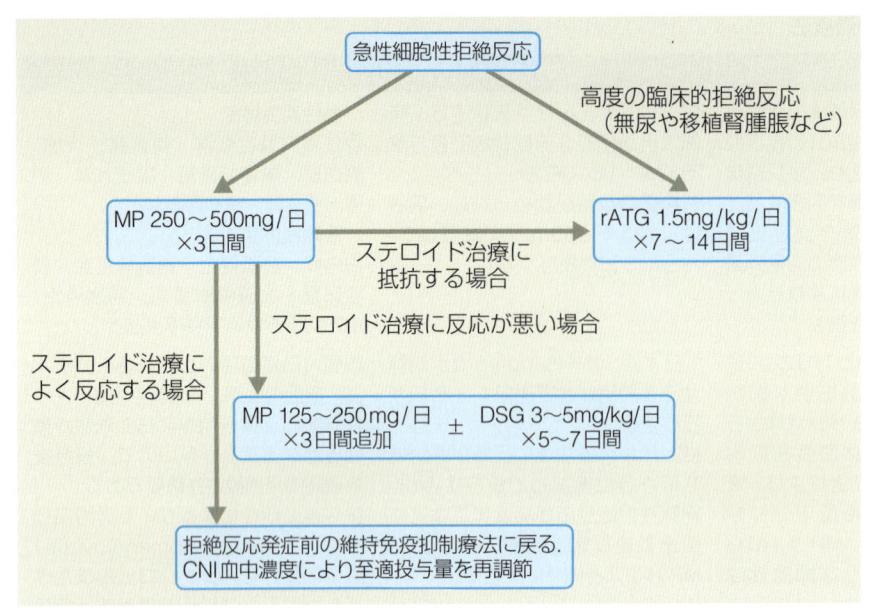

図1 細胞性拒絶反応に対する治療法の流れ

細胞性拒絶反応に対する治療法の流れ（図1）

　無尿や移植腎の著しい腫脹を認めるような臨床的に高度な急性細胞性拒絶反応でない場合は，通常はMPパルス療法を行う．反応があれば拒絶反応発症以前の維持免疫抑制療法に戻る．反応はあるが腎機能が拒絶反応発症前値にまで回復しない場合は，減量したMPパルス療法を追加するか，DSGを追加投与する．MPパルス療法にまったく無反応で腎機能がさらに悪化する場合は，速やかにrATG投与を考慮する．

　治療後はCNIの血中濃度を確認し，至適濃度まで投与量を調節する．代謝拮抗薬およびステロイド投与量に関しては，これらによる副作用・合併症の発現を観察しながら増量を行う．

　拒絶反応治療後には日和見感染，特にサイトメガロウイルス（CMV）感染症を合併することがあるため，移植腎機能のみならず感染症予防ないしは感染症早期発見をすべく，全身管理が重要である．

（奥見雅由）

拒絶反応に対する看護

標準看護計画

　現在，免疫抑制薬の改良により，拒絶反応の頻度は少なくなっている．
　移植患者においては，拒絶反応の観察は重要であり，早期発見，早期対応が求められている．術前から患者に拒絶反応について説明し，毎日の症状観察，対処方法を指導する必要がある．
　また，治療が必要とされた場合，確実な点滴投与，副作用の観察，精神的支援が重要となる．

観察項目

主観的項目	客観的項目
倦怠感，脱力感，浮腫，移植腎の腫脹（違和感，硬くなる，腫れる，疼痛，熱感）	発熱（37〜38℃），血圧の上昇，尿量低下，体重増加

ここが重要！ ▶入院中は，看護師の観察下にバランス・体重管理を行っているが，退院後は自己にて拒絶症状の確認をしてもらうため，数値で確認できる体重の増減の観察を指導する．

ケア項目

移植前の介入	・拒絶のリスクが高い患者には，そのリスクについて理解しているかを術前から確認しておく．必要時，医師からインフォームドコンセントを実施する ・服薬のアドヒアランスが重要となってくるため，薬剤師と情報交換を行いながら，服薬指導を術前より行う
退院後の指導内容	・パンフレットに沿って「観察項目」に示した事項の観察を患者自身が行えるように指導する ・入院中はエコーや採血・バランス管理を行い，拒絶の有無を確認しているが，退院後は自己にて確認できるよう患者の理解度に合わせ，ポイントを絞って介入する ・退院後も自己にて体重管理・血液データの管理が行えるよう指導する ・異常の早期発見が大事であるため，体調に変化を感じたら受診するよう指導する

精神的支援	・拒絶反応が疑われた時点で，患者は精神的ショックを受けている．患者の思いを傾聴し，必要であればリエゾン受診の検討や，レシピエント移植コーディネーターへ相談し，チームで介入する ・ドナーが誰であるかを把握し，ドナーの精神面のフォローも行う 　ドナーは自分のせいで拒絶反応を起こしたと思いがちである．そのようなドナーの反応も考慮してかかわる ・レシピエントも拒絶反応を起こすことでドナーに対して申し訳ない思いを抱くことがあるので，その思いを傾聴し，かかわる
治療に対する看護	・拒絶反応が疑われた際には，速やかに腎生検を行う．腎生検は，エコー下にて局所麻酔を行い，実施する．約6時間の安静を伴うため，身体的・精神的苦痛の緩和に努める ・迅速病理を提出している場合には，早期に治療が開始されることもあるため，患者の身体的・精神的支援を行いながら，治療が受けられるよう準備する．病理標本により治療を決定する場合には，いったん退院することもあるため，退院後の注意点（拒絶症状の有無の観察，体重の増加，尿量低下，浮腫の有無などを確認してもらう）を共有し，異常があれば速やかに受診をするよう説明を行う ・拒絶反応に対する治療を行うことで，さらなる免疫抑制がかかり，感染症を併発することも多い．そのため，患者には感染予防行動を徹底してもらう．特にインフルエンザやノロウイルスなどが流行している時期には注意するよう説明する ・以下の治療薬に対し，確実な点滴投与，全身状態観察，副作用の観察に努める

	メチルプレドニゾロン（MP）	・500 mg を投与するときには，1時間以上かけて行う．振戦や倦怠感などの症状が出現した際には，点滴速度を遅くして投与する ・大量ステロイド投与となるため，必要であれば血糖測定を行う． →患者へは甘い物の摂取は控えるよう説明する．糖尿病患者は，医師の指示のもと，血糖コントロールを行う
	デオキシスパガリン（DSG）	・副作用で，投与中に顔面・口唇・手指のしびれなどが起こることがある．その際は点滴の投与速度を遅くして投与を継続する ・投与後に白血球の減少が起こることが多いため，患者には感染予防行動を指導する．
	抗ヒト胸腺細胞ウサギ免疫グロブリン（rATG）	・ウサギの血清製剤であるため，ウサギ血清製剤の治療歴を確認する ・投与前にスクリーニングで，X線写真の撮影，体重測定などを行う．→拒絶反応を示す場合，数日で体重増加している患者もいるため，心胸郭比や体重による評価をしてから，投与を行う ・心電図モニター・持続のSpO_2モニターを装着し，投与を行う ・静脈投与による血管炎をきたすことが多いため，末梢ラインの挿入部は定期的に観察を行い，患者にも疼痛があれば伝えるよう説明する ・発熱・消化器症状が起こることが多いので，適宜対処する． ・投与後，白血球の減少・血小板減少を認めるため感染予防行動を指導する．また，打撲・転倒などに注意するように指導する．

（松村里美，森山道代）

● 参考文献
1）高橋公太編：腎移植のすべて．メジカルビュー；2009．

5 腎移植患者の看護

腎移植前の看護

　腎移植前の患者は腎不全の状態にあり，水分・電解質バランスを主とした全身状態の管理が必要である．術前からの免疫抑制薬内服に伴い易感染状態となるため，感染リスクを踏まえた指導・管理を行う．また，移植に対してのさまざまな患者心理を理解し，背景・個別性に合わせたかかわりが求められる．オリエンテーションを行い，移植手術へのイメージがつくようにするとともに，術後の自己管理に対する意識を確立できるようにかかわる必要がある．

観察項目

	主観的項目	客観的項目
病態に関する項目	禁煙状況，服薬管理状況，感染徴候，睡眠状況	血圧，透析状況，水分出納バランス，膀胱容量・残尿・逆流の有無
患者背景・精神面に関する項目	説明に対する反応と理解度，表情，言動，ドナー，家族との関係性	ペットの有無

ケア項目

服薬管理	・確実に内服できるよう服薬管理を行う ・服薬に対する意識・管理能力を評価し，管理方法を選択する **看護のPOINT** ◎それまで患者自身が服薬管理をしていなかった場合には，移植後の服薬管理を視野に入れて早期から指導を行い，必要に応じて家族への指導や社会資源の活用も考慮する．
精神的サポート	・傾聴や必要な情報提供を行い，手術や今後の生活に対する不安の軽減に努める ・強い不安や不眠がある場合は，精神科医の介入を依頼する ・患者・家族の個別性に合わせたオリエンテーションを行い，正しい知識を提供する ・インフォームドコンセントには担当看護師が同席し，意思の確認をするとともに，必要に応じて意思決定の援助を行う

患者指導項目

感染予防	・免疫抑制薬内服に伴う易感染状態を十分に説明し，うがい・手洗い・マスク着用を励行すること ・乳幼児や感冒症状のある面会者との接触，人混みを避けること ・口腔ケア・入浴で意識的に清潔を保つこと ・皮膚の乾燥による瘙痒感を予防するために保湿を行うこと，掻き傷をつくらないようにすること
食事	・免疫抑制薬の血中濃度の上昇の原因となるグレープフルーツの摂取を避けること
排尿	・術前検査で膀胱容量が小さいことが明らかな場合には，それが不眠や疲労につながる可能性や，排尿障害が起こる可能性について説明・共有する
服薬管理	・免疫抑制薬の必要性・内服方法を説明する

腎移植後の看護

　腎移植後は，出血，感染，拒絶症状，縫合不全，高血糖などさまざまな合併症が起こりうる．十分な全身状態の観察を行うとともに，術後合併症の予防とケアが重要である．術後経過で変化する患者心理を理解し，個別性に合わせた自己管理への指導を行う必要がある．

　特に感染症については，重症化すれば肺炎の治療を優先させないと生命にかかわるため，免疫抑制薬を減量，もしくは中止することもある．そうなれば移植腎機能の低下を招いて，移植腎廃絶となり，透析導入となる症例もある．しかし，感染症への恐怖や透析再導入への恐怖を術後に抱くレシピエントも多く，極度な指導は逆効果になる可能性もある．精神活動の低下や引きこもり，必要以上の周囲への配慮を求めたりすることで，家族や周囲から孤立してしまう患者もいるため，患者の個別性に合わせて指導することが重要である．

観察項目

	主観的項目	客観的項目
循環動態	発汗，尿性状，ドレーン排液の性状，創出血の有無，呼吸苦，浮腫	体温，血圧，中心静脈圧，時間尿量，水分出納バランス，ドレーン排液量，血液検査，尿検査，胸部X線

看護のPOINT
◎生体腎移植では，術後利尿による体液不足に伴う脱水症状・血圧低下に注意する．また，腎血流保持のためのドパミンやステロイド投与により高血圧にもなりやすい．急激な尿量低下時には溢水・肺水腫をきたす可能性があり，十分な観察と迅速な対応が求められる．

感染徴候	創部・各ライン挿入部の性状（発赤，腫脹，熱感，滲出液有無，疼痛），ドレーン排液の性状・臭い，感冒症状，尿の性状（混濁，浮遊物，血尿の有無），全身の皮膚・粘膜の状態（単純ヘルペスや帯状疱疹などウイルス感染症の可能性）	発熱，白血球数，CRP，細菌培養
	看護のPOINT ◎糖尿病を合併していると神経障害から膀胱機能が低下していることもある．排尿しても残尿がある場合は尿路感染症をきたすこともあるため，尿の性状，発熱の有無も確認する必要がある．	
その他	表情，精神状態，痛みの部位・程度，体動状況	

■ケア項目

術後管理	・確実な薬剤・輸液管理 ・経時的な尿量・水分出納バランスのチェック ・尿道留置カテーテル・尿管ステント管理 ・ドレーン管理 ・安静度の保持
苦痛の軽減	・創痛，腰背部痛に対しては鎮痛薬を使用する ・疼痛に応じてマッサージや体位変換介助を行う
精神的サポート	・術後安静や創痛，複数のライン類による苦痛から術後せん妄のリスクが高いため，苦痛に共感的な態度で接する ・経過が良好な場合には移植腎機能の改善を示す検査結果を患者に知らせ，移植腎が機能していることを共有すると精神的苦痛の軽減につながる

■患者指導項目

生活指導	・水分出納バランスに応じた飲水制限について説明する ・安静の必要性，安静度拡大について説明する
	看護のPOINT ◎術後は吻合血管の安静と移植腎血流の保持のため，ベッド上での安静期間がある．安静度は日数とともに変化し，また足の屈曲制限もあるため，患者が理解できるように毎日指導を行う．
	・膀胱容量，尿量に応じた排尿間隔の調整について説明する ・尿量1,500〜2,000 mL/日を目標に水やお茶による飲水を勧める
	看護のPOINT ◎糖分を含んだ飲料の大量の摂取は糖尿病のリスクもある．境界型糖尿病レシピエントの飲水は厳重に注意する．
	・起床時の体重測定と，必要に応じた血圧測定の実施について説明する ・拒絶反応の徴候・移植腎の観察方法について説明する ・患者の状態により，早期より退院指導を実施し，理解度によっては家族を含めた指導を行う

感染対策	・抗菌薬を使用する理由を説明する ・うがい，手洗い，口腔ケアの重要性を説明する ・外出時，人混みの多い場所へ出かける際はマスクを着用し，帰宅後はうがい，手洗いを行うよう指導する ・ペットの飼育については，感染リスクがあるため，主治医に相談するよう説明する ・移植後かかりやすい感染症（サイトメガロウィルス感染やニューモシスチス・カリニ肺炎など）について説明する
食事指導	・刺身や生肉などや，調理後時間が経過したものは移植後3か月程度は避けるよう指導する（特に夏場） ・1つの食品に偏った食事や健康補助食品は避け，栄養のバランスのよい食事を心がけることを説明する ・過剰な塩分や脂肪の摂取は動脈硬化や移植腎の血管の硬化を招くため，摂りすぎないように指導する ・術後のステロイド投与に伴う食欲亢進や，腎不全状態から脱したことによる味覚の変化から食事量が増えることがあるため，必要に応じて栄養士からの食事指導を行う ・患者の理解度・家族構成を把握し，家族への指導も考慮する
服薬管理指導	・術後数日が経過し，身体的苦痛が軽減したら，内服を自己管理へ移行し，退院後の生活へ向けた指導を行う
データ管理	・検査データの長期的経過が自己管理において重要であることを説明し，パンフレットや手帳などで管理するよう指導する
妊娠，出産，社会復帰	・妊娠，出産を考えるときには，胎児への影響の少ない免疫抑制薬，降圧薬等に変更になるため，外来主治医と相談するよう指導する ・社会復帰は腎機能が安定し，感染症の危険性も減る3か月を過ぎてからが望ましい．仕事の内容や労働時間によってはそれ以前に復帰することも可能であるため，外来主治医と相談するよう指導する
医療保険制度	・更生医療手続きについてソーシャルワーカーとの面談を調整する

（岩嵜佐和子）

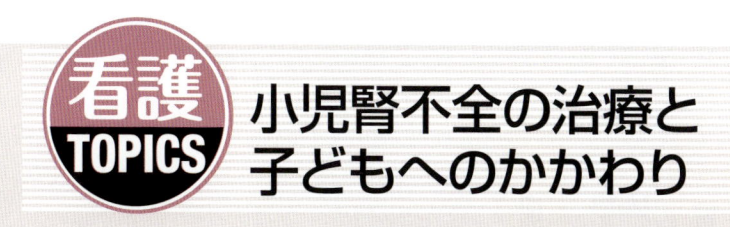

看護TOPICS 小児腎不全の治療と子どもへのかかわり

腎不全の小児がかかえる問題点

小児腎不全特有の問題点として，幼少期から慢性疾患をもつことで，子どもが親や医療スタッフに対して依存的になりやすいこと，親や医療スタッフが子どもに対して過保護・過干渉になりすぎる傾向にあること，自立（他の援助や支配を受けず，自分の力で身をたてること）／自律（自分で自分の行為を規制すること，外部からの制御から脱して，自分の立てた規範に従って行動すること）した大人になることが困難であること，子ども病院など小児専門施設から成人施設への移行が難しいことなどがあげられる．

そのため，小児腎不全の治療を成功させるためにも小児に特化した移行準備プログラムが用いられている（表1）．

小児腎不全の治療

小児腎不全の治療目標は，健常児と遜色なく心身ともに健やかに育て，自立した社会人にすること，保存期腎不全の時期から腎不全による合併症（成長障害など）を最小限にとどめるようにきめ細やかな治療を行うこと，子どもたちの生涯にわたる（成人医療へのスムーズな移行も含めた）腎不全治療計画を立てることである．

小児腎不全治療は基本的に腹膜透析→腎移植→血液透析の順で行われる（図1）．各治療が奏効すればそれ以前の治療に戻ることもある．

各治療法のメリットとデメリットを表2に示す．なお，先天性疾患（5歳未満での導入）と原疾患の合併症による腎障害（思春期での導入）とでは，疾患の経過が異なる．

小児腎不全に関する統計

成人を含めた全透析患者数は2013年末において305,859人であるのに対し，20歳未満の腎不全患者の数はきわめて少ない（表3）[1]．また，成人を含めた透析導入患者数は36,130人であるのに対して，20歳未満の透析導入患者の数もきわめて少ない（表4）[1]．

東京女子医科大学腎臓病総合医療センターでの取り組み

腎代替療法選択時

家族に集まっていただき（児の両親，できれば祖父母も），母親の精神的負担を軽減するこ

表1 移行準備プログラム

教育プログラム	疾患や治療，薬の作用と副作用などの知識を提供する支援
セルフケアプログラム	内服管理，食事管理，腹膜透析（PD）管理，カテーテルケア，シャント管理などを指導する支援
心理的支援プログラム	定期的な心理社会性の発達評価，臨床心理士や心療内科医師の介入，社会性を促すかかわり
社会的支援プログラム	就学・就職先との連携，社会資源サービスの情報提供など
転院・転科支援プログラム	成人施設についての情報収集，施設見学や面接など

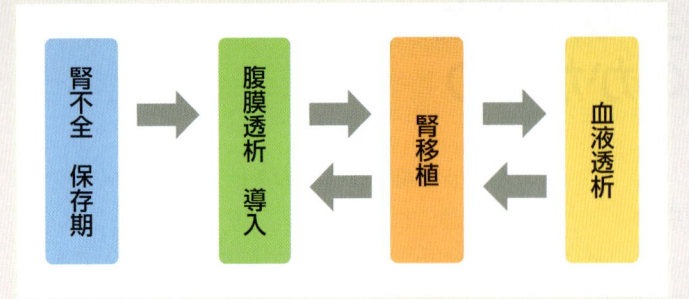

図1 小児腎不全の治療過程

表2 各治療法のメリットとデメリット

	腎移植	腹膜透析	血液透析
メリット	●生活に制限がない	●在宅での治療が可能 ●学校生活に合わせて治療メニューが組める	●除水量・データの管理ができる
デメリット	●免疫抑制薬内服の継続 ●免疫抑制薬の副作用 ●感染予防が必要	●治療に期限がある （学会推奨8年）	●バスキュラーアクセスの作製が必要 ●食事制限が厳しい ●通院が必要

表3 20歳未満の小児腎不全患者数〔人〕（2013年末）

年齢	男性	女性	全体	統計
5歳未満	25	17	42	42（0.0）
5歳〜	11	15	26	26（0.0）
10歳〜	28	20	48	48（0.0）
15歳〜	63	34	97	97（0.0）

（日本透析医学会：2013年末の慢性透析患者に関する基礎集計．図説　わが国の慢性透析療法の現況．p.14.[1]より抜粋）

表4 20歳未満の透析導入患者数〔人〕（2013年末）

年齢	男性	女性	全体	統計
5歳未満	10	8	18	18（0.0）
5歳〜	5	3	8	8（0.0）
10歳〜	6	5	11	11（0.0）
15歳〜	15	10	25	25（0.1）

（日本透析医学会：2013年末の慢性透析患者に関する基礎集計．図説　わが国の慢性透析療法の現況．p.10.[1]より抜粋）

とから始める．

腹膜透析の導入時

児の年齢に合わせて，児に対しても一緒に説明する．児の生活パターンに合わせて自動腹膜灌流装置（APD装置）の説明・指導も行う．外来受診時には手技を確認する．

児が学校行事に参加できるように予定を組む．

血液透析の導入時

多くの場合は入院しての治療となるため，病棟看護師との連携をとる．

乳幼児の場合は入院環境と同じ環境をつくる（ベッド周囲のおもちゃなど）．また頻繁にバイタルサインの測定・体重測定を行う．

腎移植への対応

移植コーディネーターとの面接を必ず設定し，家族（児の両親）に献腎移植登録を勧める（小児の場合はポイント加算があるため〔表5〕）．思春期の児では副作用を気にして拒薬する場合があるため，リスクについて十分に説明する．

先行的腎移植について

先行的腎移植とは透析導入前に腎移植をする

表5 献腎移植レシピエント優先順位の点数

1. 搬送時間　　同一都道府県内　　12点
　　　　　　　同一ブロック内　　　6点

2. HLA型の適合度

DRミスマッチ数	0	0	0	0	0	1	1	1	1	2	2	2	2	2
AおよびBミスマッチ数	0	1	2	3	4	0	1	2	3	4	0	1	2	3	4
点数	14	13	12	11	10	9	8	7	6	5	4	3	2	1	0

上記点数に各×1.15

3. 待機日数（N）　＜4,014日　　N/365
　　　　　　　　　≧4,014日　　$10 + \log_{1.74}(N/365 - 9)$

4. 未成年者　　20歳以上　　　　0点
　　　　　　　16〜20歳未満　　12点
　　　　　　　16歳未満　　　　14点

（厚生労働健康局長から社団法人日本臓器移植ネットワーク理事長宛『臓器提供者（ドナー）適応基準及び移植希望者（レシピエント）選択基準の一部改正について』健発0218第3号：平成23年2月18日付け文書．より）

ことで，バスキュラーアクセスの作製やカテーテル挿入などの外科的手術の必要がなく，透析による合併症がない状態で手術を受けられるため，移植後の長期成績に優れているといわれている．

（星井英里）

●文献
1) 日本透析医学会：2013年末の慢性透析患者に関する基礎集計．図説　わが国の慢性透析療法の現況．p.10, 14.

付録

●英語・略語一覧

略語	英語	日本語・意味
【記号・数字など】		
2HPT	secondary hyperparathyroidism	二次性副甲状腺機能亢進症
β_2MG	β_2 microglobulin	β_2ミクログロブリン
Ca^{2+}	calcium ion	カルシウムイオン
Fe	iron	鉄
HCO_3^-	bicarbonate ion	重炭酸イオン
Kt/V	Kt over V	透析効率
K	potassium	カリウム
Mg^{2+}	magnesium ion	マグネシウムイオン
Na	sodium	ナトリウム
P	phosphorus	リン
Xa	coagulation factor Xa	活性化第X因子
IIa	coagulation factor IIa	活性化第II因子（トロンビン）
A		
ABI	ankle brachial index	足関節上腕血圧比
AC	autoclave	高圧蒸気滅菌
ACE	angiotensin converting enzyme	アンジオテンシン変換酵素
AchR	acetylcholine receptor	アセチルコリン受容体
ACT	activated coagulation time	活性化凝固時間
ADH	antidiuretic hormone	抗利尿ホルモン
ADL	activities of daily living	日常生活動作
ADPKD	autosomal dominant polycystic kidney disease	常染色体優性多発性嚢胞腎
Af	atrial fibrillation	心房細動
AF	atrial flutter	心房粗動
AFBF	acetate free biofiltration	アセテートフリーバイオフィルトレーション
AGEs	advanced glycation end products	最終糖化物質
AKI	acute kidney injury	急性腎臓障害
Alb	albumin	アルブミン
ALP	alkaline phosphatase	アルカリ性ホスファターゼ
ANCA	anti-neutrophil cytoplasmic antibody	抗好中球細胞質抗体
APD	automated peritoneal dialysis	自動腹膜透析
APTT	activated partial thromboplastin time	活性化部分トロンボプラスチン時間
ARB	angiotensinII receptor blocker	アンジオテンシンII受容体拮抗薬
ARF	acute renal failure	急性腎不全
ARPKD	autosomal recessive polycystic kidney disease	常染色体劣性多発性嚢胞腎
ASO	arteriosclerosis obliterans	閉塞性動脈硬化症
AT-III	antithrombin-III	抗トロンビン-III
AVF	arteriovenous fistula	動静脈瘻
AVG	arteriovenous graft	動静脈グラフト（人工血管使用皮下動静脈瘻）
B		
BMI	body mass index	肥満指数
BNP	brain natriuretic peptide	脳性ナトリウム利尿ペプチド
BUN	blood urea nitrogen	（血液）尿素窒素
BV	blood volume	循環血液量
C		
CA	cellulose acetate	酢酸セルロース

略語	英語	日本語・意味
CABG	coronary artery bypass graft	冠動脈バイパス
CAPD	continuous ambulatory peritoneal dialysis	持続式携行型腹膜透析
CCPD	continuous cycling peritoneal dialysis	連続性周期的腹膜透析
CDDS	central dialysate fluid delivery system	多人数用透析液供給装置
CGN	chronic glomerulo nephritis	慢性糸球体腎炎
CHD	continuous hemodialysis	持続的血液透析
CHDF	continuous hemodiafiltration	持続的血液透析濾過
CHF	continuous hemofiltration	持続的血液濾過
CK	creatine kinase	クレアチンキナーゼ
CKD	chronic kidney disease	慢性腎臓病
CK-MB	creatine kinase myocardial band	クレアチンキナーゼ心筋由来アイソザイム
CL	clearance	クリアランス
CMV	cytomegalovirus	サイトメガロウイルス
CNI	calcineurin inhibitor	カルシニューリン阻害薬
Cr	creatinine	クレアチニン
CRF	chronic renal failure	慢性腎不全
CRP	C-reactive protein	C反応性蛋白
CRT	cardiac resynchronization therapy	心臓再同期療法
CRT-D	cardiac resynchronization therapy-defibrillator	心臓再同期療法除細動器
cryo	cryofiltration	冷却濾過
CT	computed tomography	コンピュータ断層撮影
CTA	cellulose triacetate	セルローストリアセテート
CTR	cardiothoracic ratio	心胸（郭）比
CVD	cardiovascular disease	心血管疾患
D DEHP	diethylhexyl phthalate	フタル酸ジエチルヘキシル
DFPP	double filtration plasmapheresis	二重濾過血漿交換
DIC	disseminated intravascular coagulation	播種性血管内凝固症候群
DM	diabetes mellitus	糖尿病
DPP-4	dipeptidyl peptidase-4	ジペプチジルペプチダーゼ-4
DSA	destructive spondyl arthropathy	破壊性脊椎関節症
DSG	deoxyspergualin	デオキシスパガリン
Dsg1	desmoglein 1	デスモグレイン1
Dsg3	desmoglein 3	デスモグレイン3
DW	dry weight	ドライウェイト
E ECUM	extra corponeal ultrafiltration method	体外限外濾過法
EAVL	ethylene vinyl alcohol	エチレンビニルアルコール
EF	ejection fraction	（左室）駆出率
EOG	ethylene oxide gas	エチレンオキサイドガス
EPO	erythropoietin	エリスロポエチン
EPS	encapsulating peritoneal sclerosis	被嚢性腹膜硬化症
E-PTEE	expanded polytetrafluoroethylene	延伸性ポリテトラフルオロエチレン（Gore-Tex）
ESA	erythropoiesis stimulating agent	赤血球造血刺激因子製剤

略語	英語	日本語・意味
ESRD	end-stage renal disease	末期腎臓病
G		
G-CAP	granulocytapheresis	顆粒球除去療法
GCS	Glasgow coma scale	グラスゴーコーマスケール
GDPs	glucose degradation products	ブドウ糖分解産物
GLP-1	glucagon-like peptide-1	グルカゴン様ペプチド-1
GOT（AST）	glutamic oxaloacetic transaminase	グルタミン酸オキザロ酢酸トランスアミナーゼ
GPT（ALT）	glutamic pyruvic transaminase	グルタミン酸ピルビン酸トランスアミナーゼ
H		
hANP	human atrial natriuretic peptide	ヒト心房性ナトリウム利尿ペプチド
Hb	hemoglobin	ヘモグロビン
HbA1c	hemoglobin A1c	ヘモグロビン A1c
HBV	hepatitis B virus	B 型肝炎ウイルス
HCV	hepatitis C virus	C 型肝炎ウイルス
HD	hemodialysis	血液透析
HDF	hemodiafiltration	血液透析濾過
HDL	high density lipoprotein	高密度リポ蛋白
HF	hemofiltration	血液濾過
HIT	heparin-induced thrombocytopenia	ヘパリン起因性血小板減少症
HIV	human immunodeficiency virus	ヒト免疫不全ウイルス
HLA	human leukocyte antigen	ヒト白血球抗原
Ht	hematocrit	ヘマトクリット
HT	hypertension	高血圧
I		
ICD	implantable cardioverter defibrillator	植込み型除細動器
IDL	intermediate density lipoprotein	中間比重リポ蛋白
IgA	immunoglobulin A	免疫グロブリン A
IgG	immunoglobulin G	免疫グロブリン G
IgM	immunoglobulin M	免疫グロブリン M
intact PTH	intact parathyroid hormone	インタクト副甲状腺ホルモン
ISPD	International Society for Peritoneal Dialysis	国際腹膜透析学会
J		
JCS	Japan coma scale	ジャパンコーマスケール
L		
L-CAP	leucocytapheresis	白血球除去療法
LDL	low density lipoprotein	低比重リポ蛋白
M		
MCV	mean corpuscular volume	平均赤血球容積
MP	metylprednisolone	メチルプレドニゾロン
MRA	magnetic resonance andiography	核磁気共鳴血管造影
MRC	modified regenerated cellulose	表面改質再生セルロース
MRI	magnetic resonance imaging	核磁気共鳴画像法
MuSK	muscle-specific kinase	筋特異的キナーゼ
N		
NaSSA	noradrenergic and specific serotonergic antidepressant	ノルアドレナリン作動性・特異的セロトニン作動性抗うつ薬
NGSP	National glycohemoglobin standardization program	糖化ヘモグロビン国際標準値
nPCR	normalized protein catabolic rate	標準化蛋白異化率
NPD	nocturnal peritoneal dailysis	夜間腹膜透析
NPO	non-profit organization	非営利活動法人

略語	英語	日本語・意味
NSAIDs	non-steroidal anti-inflammatory drugs	非ステロイド系抗炎症薬
OTC医薬品	over the counter drugs	一般用医薬品
P	pulse	脈拍
PAN	polyacrylonitrile	ポリアクロニトリル
PCI	percutaneous coronary intervention	経皮的冠動脈形成術
PCIT	percutaneous (parathyroid) calcitriol injection therapy	経皮的副甲状腺（上皮小体）カルシトリオール注入療法
PD	peritoneal dialysis	腹膜透析
PE	plasma exchange	単純血漿交換法
PEIT	percutaneous (parathyroid) ethanol injection therapy	経皮的副甲状腺（上皮小体）エタノール注入療法
PEPA	polyester-polymer alloy	ポリエステル系ポリマーアロイ
PES	polyethersulfone	ポリエーテルスルホン
PET	positron emission tomography	ポジトロン断層撮影法
PET	peritoneal equilibration test	腹膜平衡試験
PKD	polycystic kidney disease	多発性嚢胞腎
PMMA	polymethylmethacrylate	ポリメチルメタクリレート
PP	polypropylene	ポリプロピレン
PRR	plasma refilling rate	血漿再充満速度
PS	polysulfone	ポリスルホン
PTA	percutaneous transluminal angioplasty	経皮経管血管形成術
PTH	parathyroid hormone	副甲状腺ホルモン
PT-INR	prothrombin time-international normalized ratio	プロトロンビン時間国際標準化比
PTX	parathyroidectomy	副甲状腺摘出術
PVP	polyvinylpyrrolidone	ポリビニルピロリドン
QOL	quality of life	生活の質
RA	renin angiotensin	レニン・アンジオテンシン
rATG	antithymocyteglobulin	抗ヒト胸腺細胞ウサギ免疫グロブリン
RBC	red blood cell	赤血球
RC	regenerated cellulose	再生セルロース
RO	reverse osmosis	逆浸透
RPGN	rapidly progressive glomerulonephritis	急速進行性糸球体腎炎
RRT	renal replacement therapy	腎代替療法
RTC	recipient transplant coordinator	レシピエント移植コーディネーター
rt-PA	recombinant tissue-type plasminogen activator	血栓溶解療法
SCUF	slow continuous ultrafiltration	緩徐持続限外濾過
SLE	systemic lupus erythematosus	全身性エリテマトーデス
SMAP	stepwise initiation of peritoneal dialysis using Moncrief and Popovich technique	段階的腹膜透析導入法
SNRI	serotonin norepinephrine reuptake inhibitor	セロトニン・ノルエピネフリン再取り込み阻害薬

略語	英語	日本語・意味
SPECT	single-photon emission computed tomography	単光子放射型コンピュータ断層撮影
SPP	skin perfusion pressure	皮膚灌流圧
SSRI	selective serotonin reuptake inhibitor	選択的セロトニン再取り込み阻害薬
T TAC-BUN	time averaged concentration blood urea nitrogen	時間平均（血液）尿素窒素濃度
TAT	thrombin-antithrombinIII complex	トロンビン・アンチトロンビンIII複合体
TDM	therapeutic drug monitoring	薬物血中濃度モニタリング
TG	triglyceride	中性脂肪
TIA	transient ischemic attacks	一過性脳虚血発作
TIBC	total iron binding capacity	総鉄結合能
TMP	trans membrane pressure	膜間圧力差
TOTM	trioctyl trimellitate	トリメリット酸トリオクチル
TP	total protein	総蛋白
TPD	tidal peritoneal dialysis	タイダール式腹膜透析
TPN	total parenteral nutrition	完全静脈栄養
TSAT	trans ferrin saturation	トランスフェリン飽和度
U UA	uric acid	尿酸
W WBC	white blood cell	白血球
V VF	ventricular flutter	心室粗動
Vf	ventricular fibrillation	心室細動
VLDL	very low density lipoprotein	超低比重リポ蛋白
VT	ventricular tachycardia	心室頻拍
X X-P	x-ray photograph	X線写真

（庄子智美）

● 透析患者に注意が必要な薬剤一覧

薬効分類		一般名	商品名	注意事項	用量	主な副作用
抗ウイルス薬	抗インフルエンザウイルス薬	オセルタミビルリン酸塩	タミフル	● 投与間隔の延長による用量調節	減量 ★★★	精神神経症状
		ペラミビル水和物	ラピアクタ	● 透析日は透析後に投与（原則単回投与）	減量 ★★★	肝障害
		アマンタジン塩酸塩	シンメトレル	● A型インフルエンザウイルスのみ	禁忌	意識障害 精神症状
	抗ヘルペスウイルス薬	アシクロビル	ゾビラックス	● 透析日は透析後に投与 ● 錯乱，幻覚，意識消失，せん妄，しびれ，振戦，痙攣などの精神神経症状には特に注意を要する	減量 ★★★	精神神経症状 血液障害 腎障害
		バラシクロビル塩酸塩	バルトレックス		減量 ★★★	
		ファムシクロビル	ファムビル		減量 ★★★	
		ビダラビン	アラセナ-A		減量 ★	
	抗サイトメガロウイルス薬	ガンシクロビル	デノシン	● 透析日は透析後に投与	減量 ★★★	血液障害 精神神経症状 腎障害
		バルガンシクロビル塩酸塩	バリキサ	● 透析患者にはガンシクロビル製剤の静脈内投与を行う（※1）	禁忌 （※1）	
		ホスカルネットナトリウム水和物	ホスカビル	● 適応症が限られている	禁忌	血液障害 電解質異常 腎障害
	抗B型肝炎ウイルス薬	ラミブジン	ゼフィックス	● 透析日は透析後に投与 ● 1回投与量の減量による用量調節	減量 ★★★	頭痛 倦怠感
		アデホビル ピボキシル	ヘプセラ	● 透析日は透析後に投与（週1回のみ）	減量 ★★★	腎障害
		エンテカビル水和物	バラクルード	● 投与間隔の延長による用量調節	減量 ★★★	消化器症状 頭痛
	抗C型肝炎ウイルス薬	リバビリン	コペガス レベトール	● 併用するインターフェロン製剤により使用できる製品が異なる	禁忌	血液障害（特に貧血） 精神神経症状
		テラプレビル	テラビック	● 併用するリバビリンが禁忌であるため使用できない（※2）	禁忌 （※2）	皮膚症状 血液障害

薬剤の使用に際しては，添付文書を参照のうえ，十分に配慮してご使用くださいますようお願いします。

薬効分類		一般名	商品名	注意事項	用量	主な副作用
抗菌薬	抗MRSA薬	バンコマイシン塩酸塩	バンコマイシン	●内服薬は除く ●TDM対象薬剤 ●初回投与量は減量しない ●透析日は透析後に投与	減量 ★★★	レッドマン症候群 腎障害
		テイコプラニン	タゴシッド	●TDM対象薬剤 ●ローディング投与は減量しない ●透析日は透析後に投与	減量 ★★	肝障害
		ダプトマイシン	キュビシン	●透析日は透析後に投与	減量 ★★	横紋筋融解症 筋肉痛 ニューロパシー
		アルベカシン硫酸塩	ハベカシン	●TDM対象薬剤	減量 ★★	聴覚障害 腎障害
	カルバペネム系	イミペネム/シラスタチンナトリウム配合	チエナム	●初回投与量は減量しない ●透析日は透析後に投与 ●てんかんの既往歴のある患者には注意	減量 ★★	痙攣 意識障害 肝障害
		パニペネム/ベタミプロン配合	カルベニン		減量 ★★	
		メロペネム水和物	メロペン		減量 ★★	
		ビアペネム	オメガシン		減量 ★★	
		ドリペネム水和物	フィニバックス		減量 ★★	
	ペニシリン系（合剤含む）	アモキシシリン水和物	サワシリン アモリン パセトシン ワイドシリン	●初回投与量は減量しない ●透析日は透析後に投与	減量 ★	皮膚症状 血液障害
		アンピシリン水和物	ビクシリン		減量 ★★	
		タゾバクタムナトリウム/ピペラシリンナトリウム配合	ゾシン		減量 ★★	
		アンピシリンナトリウム/スルバクタムナトリウム配合	ユナシン-S		減量 ★★	

※1 添付文書上，透析患者にはバリキサよりデノシンが優先されるための「禁忌」
※2 テラビック自体の性質というより，必ず併用しなければならないリバビリン製剤が「禁忌」なため，それに付随してテラビックも「禁忌」となる

透析患者に注意が必要な薬剤一覧

薬効分類		一般名	商品名	注意事項	用量	主な副作用
抗菌薬	セフェム系	セファクロル	ケフラール	●初回投与量は減量しない ●透析日は透析後に投与	減量 ★★	皮膚症状 血液障害
		セファゾリンナトリウム	セファメジンα		減量 ★★	
		セフォチアム塩酸塩	パンスポリン		減量 ★★	
		セフェピム塩酸塩水和物	マキシピーム		減量 ★★	
		セフォゾプラン塩酸塩	ファーストシン		減量 ★★	
		セフタジジム水和物	モダシン		減量 ★★	
		セフトリアキソンナトリウム水和物	ロセフィン		減量 ★	
		セフカペン ピボキシル塩酸塩水和物	フロモックス		減量 ★★	
		セフジトレン ピボキシル	メイアクトMS		減量 ★★	
		セフジニル	セフゾン		減量 ★★	
	オキサセフェム系	フロモキセフナトリウム	フルマリン		減量 ★★	
	モノバクタム系	アズトレオナム	アザクタム		減量 ★★	
	アミノグリコシド系	アミカシン硫酸塩	アミカシン硫酸塩	●TDM対象薬剤	減量 ★★★	聴覚障害 腎障害
		イセパマイシン硫酸塩	イセパシン エクサシン		減量 ★★	
		ゲンタマイシン硫酸塩	ゲンタシン		減量 ★★	
		トブラマイシン	トブラシン		減量 ★★	

301

薬効分類		一般名	商品名	注意事項	用量	主な副作用
抗菌薬	ニューキノロン系	レボフロキサシン水和物	クラビット	●初回投与量は減量しない ●透析日は透析後に投与（レボフロキサシン，パズフロキサシン） ●てんかんの既往歴のある患者には注意	減量★★	痙攣 意識障害
		パズフロキサシンメシル酸塩	パシル パズクロス		減量★★	
		プルリフロキサシン	スオード		減量★★	
		シタフロキサシン水和物	グレースビット		減量★★	
		シプロフロキサシン	シプロキサン		減量★★	
		トスフロキサシントシル酸塩水和物	オゼックス トスキサシン		減量★★	
		ノルフロキサシン	バクシダール		減量★★	
		ロメフロキサシン塩酸塩	バレオン ロメバクト		減量★★	
	抗真菌薬	フルコナゾール	ジフルカン	●透析日は透析後に投与（透析日のみ） ●投与間隔の延長による用量調節	減量★★	肝障害 血液障害 意識障害 痙攣
		ホスフルコナゾール	プロジフ		減量★★	
		ボリコナゾール	ブイフェンド	●注射薬に含有する添加物が蓄積することで腎障害の悪化を招く可能性がある（したがって，腎機能が廃絶した透析患者では使用できる可能性あり） ●内服薬は常用量で使用できる ●TDM対象薬剤（ボリコナゾール）	原則禁忌	肝障害 視覚障害
		イトラコナゾール	イトリゾール		禁忌	肝障害
		フルシトシン	アンコチル	●透析日は透析後に投与（透析日のみ）	減量★★★	血液障害 肝障害

薬効分類		一般名	商品名	注意事項	用量	主な副作用
抗結核薬		ピラジナミド	ピラマイド	●透析日は透析後に投与（透析日のみ）	減量 ★★	肝障害
		エタンブトール塩酸塩	エサンブトール エブトール		減量 ★★	視覚障害 肝障害
		ストレプトマイシン硫酸塩	硫酸ストレプトマイシン		減量 ★★★	聴覚障害 腎障害
		カナマイシン硫酸塩	硫酸カナマイシン		減量 ★★★	
		サイクロセリン	サイクロセリン	●てんかん患者には禁忌	減量 ★	精神神経症状
抗精神病薬		リスペリドン	リスパダール リスパダールコンスタ	●筋注製剤は，少なくとも1日2mgまでの経口製剤により忍容性があることを確認した上で投与する	減量 ★	悪性症候群 高血糖 低血糖
		パリペリドン	インヴェガ	●リスペリドンの活性代謝物の徐放性製剤である	禁忌	
		クロザピン	クロザリル	●クロザリル患者モニタリングサービス（Clozaril Patient Monitoring Service：CPMS）による徹底した管理が必要	禁忌	無顆粒球症 高血糖 心筋炎
		スルピリド	ドグマチール	●透析日は透析後に投与 ●経口製剤：規格（用量）により，抗うつ薬，消化性潰瘍治療薬としても使用される	減量 ★★★	錐体外路症状 高プロラクチン血症
抗うつ薬	SSRI	パロキセチン塩酸塩水和物	パキシル	●副作用に注意 ●自殺企図に注意	減量 ★	セロトニン症候群（不安，焦燥，興奮，錯乱，発汗，発熱，頻脈など）
		エスシタロプラムシュウ酸塩	レクサプロ		減量 ★	
	SNRI	ミルナシプラン塩酸塩	トレドミン		減量 ★	
		デュロキセチン塩酸塩	サインバルタ		禁忌	
	NaSSA	ミルタザピン	リフレックス レメロン		減量 ★	

薬効分類	一般名	商品名	注意事項	用量	主な副作用
気分安定薬	炭酸リチウム	リーマス	● TDM対象薬剤 ● 減量し，TDMを適切に実施すれば投与可能と考えられる ● 透析による除去率は高い（透析施行後のリチウム濃度再上昇にも注意）	禁忌	リチウム中毒（消化器症状，振戦，傾眠，運動障害など）
抗てんかん薬	ラモトリギン	ラミクタール	● 皮膚症状に注意	減量 ★	皮膚粘膜眼症候群 中毒性表皮壊死症
	ガバペンチン	ガバペン	● 透析日は透析後に投与（透析日のみ） ● 投与方法および症状コントロール状況によっては透析後の補充投与が必要になる可能性あり	減量 ★★★	精神神経症状（傾眠，めまい，頭痛など） 複視
	トピラマート	トピナ	● 透析日は透析後に投与 ● 投与方法および症状コントロール状況によっては1日量を透析前後に分割投与するなど，補充投与が必要になる可能性あり	減量 ★	精神神経症状（傾眠，めまいなど） 眼症状（急性近視，複視など） 体重減少
	レベチラセタム	イーケプラ	● 透析日は透析後に投与 ● 投与方法および症状コントロール状況によっては透析後の補充投与が必要になる可能性あり	減量 ★★	皮膚症状 血液障害
	スルチアム	オスポロット	● 腎障害リスクを考慮して禁忌となっているので，腎機能が廃絶した透析患者では使用できる可能性あり	禁忌	腎障害
抗パーキンソン病薬	アマンタジン塩酸塩	シンメトレル	● 蓄積による副作用リスクが高い	禁忌	意識障害 精神症状

薬効分類		一般名	商品名	注意事項	用量	主な副作用
抗パーキンソン病薬		プラミペキソール塩酸塩水和物	ビ・シフロール（速放性）	●透析患者には速放性のビ・シフロール®を慎重投与する	減量★★	突発的睡眠 精神神経症状（幻覚，妄想など）
			ミラペックス（徐放性）		禁忌	
血糖降下薬	スルホニル尿素薬	グリベンクラミド	オイグルコンダオニール	●低血糖を起こしやすい ●インスリン治療への切り替えが望ましい	禁忌	低血糖
		グリクラジド	グリミクロン		禁忌	
		グリメピリド	アマリール		禁忌	
	速効型インスリン分泌促進薬	ナテグリニド	ファスティックスターシス		禁忌	
		ミチグリニドカルシウム水和物	グルファスト		減量★★	
		レパグリニド	シュアポスト		慎重	
	α-グルコシダーゼ阻害薬	ミグリトール	セイブル	●アカルボース，ボグリボースと異なり血中に吸収される ●透析性あり	慎重	低血糖 肝障害
	ビグアナイド薬	メトホルミン塩酸塩	メトグルコグリコラン	●軽度～中等度以上の腎機能障害から禁忌	禁忌	乳酸アシドーシス 低血糖
		ブホルミン塩酸塩	ジベトス		禁忌	
	チアゾリジン薬	ピオグリタゾン塩酸塩	アクトス	●副作用に注意	禁忌	心不全 浮腫
	DPP-4阻害薬	シタグリプチンリン酸塩水和物	ジャヌビア	●他のDPP-4阻害薬に比べて腎排泄の寄与が大きい	減量★★	低血糖 腸閉塞
		アログリプチン安息香酸塩	ネシーナ		減量★★	
		サキサグリプチン水和物	オングリザ		減量★	
		アナグリプチン	スイニー		減量★★	低血糖（腸閉塞）
	GLP-1作動薬	エキセナチド	バイエッタ ビデュリオン	●腎臓で分解される ●皮下注射製剤	禁忌	消化器症状 低血糖
高尿酸血症治療薬		アロプリノール	ザイロリック リボール アロシトール	●過敏症症候群（皮膚粘膜眼症候群，中毒性表皮壊死症）に注意	減量★★★	皮膚症状 血液障害
高尿酸血症治療薬		フェブキソスタット	フェブリク	●中等度までの腎機能低下であれば常用量で使用できる	減量★★	肝障害

付録

薬効分類	一般名	商品名	注意事項	用量	主な副作用
高尿酸血症治療薬	ベンズブロマロン	ユリノーム ムイロジン	●尿酸排泄促進薬であるため，無尿の透析患者では効果が期待できない（※3）	禁忌（※3）	肝障害（劇症肝炎）
痛風治療薬	プロベネシド	ベネシッド		禁忌（※3）	貧血
	コルヒチン	コルヒチン	●使用は発作予防に限り，かつ連続使用は推奨されない	減量 ★	ミオパチー 血液障害 消化器症状
フィブラート系脂質異常症治療薬	フェノフィブラート	リピディル トライコア	●同系統でもクリノフィブラート（リポクリン®）は慎重投与	禁忌	横紋筋融解症
	ベザフィブラート	ベザトールSR ベザリップ		禁忌	
脂質代謝改善薬	ニセリトロール	ペリシット	●副作用に注意	減量 ★	血小板減少 貧血
肺高血圧治療薬	タダラフィル	アドシルカ	●透析によるクリアランスの促進が期待できない	禁忌	紅潮 動悸
ジギタリス製剤	ジゴキシン	ジゴシン ジゴキシン	●TDM対象薬剤 ●いかなる透析療法によっても効率的な除去は望めない	減量 ★★★	ジギタリス中毒（消化器症状，視覚障害，頭痛，不整脈など）
	メチルジゴキシン	ラニラピッド		減量 ★★★	
抗不整脈薬 Ⅰa群	ジソピラミド	リスモダン	●TDM対象薬剤 ●副作用に注意	減量 ★★	低血糖 催不整脈作用
	リン酸ジソピラミド徐放剤	リスモダンR（徐放性）	●徐放性製剤（リスモダン®）は禁忌	禁忌	
	シベンゾリンコハク塩酸	シベノール	●TDM対象薬剤 ●他剤を選択	禁忌	
	プロカインアミド塩酸塩	アミサリン	●TDM対象薬剤 ●副作用に注意	減量 ★★	徐脈 催不整脈作用
Ⅰc群	ピルシカイニド塩酸塩水和物	サンリズム		減量 ★★★	
	フレカイニド酢酸塩	タンボコール		減量 ★	
Ⅲ群	ソタロール塩酸塩	ソタコール	●TDM対象薬剤 ●他剤を選択	禁忌	
β遮断薬	アテノロール	テノーミン アテノロール	●副作用に注意	減量 ★★	低血圧 徐脈
	ビソプロロールフマル酸塩	メインテート		減量 ★	

※3　薬剤の性質というより，投与する意義が見込めないという意味での「禁忌」

薬効分類	一般名	商品名	注意事項	用量	主な副作用
抗凝固薬	ダビガトランエテキシラートメタンスルホン酸塩	プラザキサ	●適切な腎機能評価による用量調節が必須である	禁忌	出血
	リバーロキサバン	イグザレルト		禁忌	
	アピキサバン	エリキュース		禁忌	
	エドキサバントシル酸塩水和物	リクシアナ		禁忌	
	エノキサパリンナトリウム	クレキサン	●ヘパリン起因性血小板減少症（HIT）のリスクあり	禁忌	
	フォンダパリヌクスナトリウム	アリクストラ	●規格（用量）により適応症が異なる	禁忌	
	ダナパロイドナトリウム	オルガラン	●ヘパリン起因性血小板減少症（HIT）のリスクは低いが注意 ●DIC治療薬	原則禁忌	
	トロンボモデュリンアルファ	リコモジュリン	●DIC治療薬	減量★★	
骨粗鬆症治療薬	テリパラチド	フォルテオ	●副甲状腺機能亢進症には禁忌 ●皮下注射製剤	慎重	消化器症状
	ラロキシフェン塩酸塩	エビスタ	●副作用に注意	減量★	静脈血栓塞栓症
	エチドロン酸二ナトリウム	ダイドロネル	●他剤を選択	禁忌	消化器症状
	リセドロン酸ナトリウム水和物	ベネット アクトネル	●他剤を選択	禁忌	食道穿孔 顎骨壊死
高カルシウム血症治療薬	ゾレドロン酸水和物	ゾメタ	●副作用に注意	減量★	低カルシウム血症 顎骨壊死
消化性潰瘍治療薬（H_2受容体拮抗薬）	ファモチジン	ガスター	●プロトンポンプ阻害薬（エソメプラゾール，ラベプラゾールなど）であれば減量の必要なく使用できる ●過量投与により副作用が発現しやすい	減量★★★	血液障害（無顆粒球症，血小板減少など） 精神神経症状（意識障害，痙攣など）
	シメチジン	タガメット カイロック		減量★★	
	ラニチジン塩酸塩	ザンタック		減量★★	
	ニザチジン	アシノン		減量★★	
	ロキサチジン酢酸エステル塩酸塩	アルタット		減量★★★	
	ラフチジン	プロテカジン		減量★	

付録

薬効分類	一般名	商品名	注意事項	用量	主な副作用
消化管運動調整薬	メトクロプラミド	プリンペラン エリーテン テルペラン ペラプリン	●副作用に注意	減量 ★	錐体外路症状 悪性症候群
緩下薬	酸化マグネシウム	酸化マグネシウム 重質酸化マグネシウム マグラックス	●マグネシウム中毒（血圧低下，呼吸抑制，意識障害など）を起こす可能性があるため長期投与は避ける ●血清マグネシウム濃度を定期的にモニタリングする（基準値：1.8～2.6mg/dL）	慎重	高マグネシウム血症
止瀉薬	天然ケイ酸アルミニウム	アドソルビン	●アルミニウムを含有しており，長期投与によりアルミニウムが蓄積する可能性がある ●他のアルミニウム含有製剤も透析患者に対しては禁忌である ●リマーク®は添加物にアルミニウムを含有するため禁忌であるが，同成分でもメリスロン®はアルミニウムを含有しないため使用可能である（※4）	禁忌	アルミニウム脳症 アルミニウム骨症 貧血
胃粘膜保護薬	スクラルファート	アルサルミン		禁忌	
	水酸化アルミニウムゲル/水酸化マグネシウム配合	マーロックス		禁忌	
	ジサイクロミン塩酸塩/乾燥水酸化アルミニウムゲル/酸化マグネシウム	コランチル		禁忌	
健胃消化薬	（各種配合散）	S・M配合散		禁忌	
	（各種配合散）	つくしA・M配合散		禁忌	
抗めまい薬	ベタヒスチンメシル酸塩（※4）	リマーク		禁忌	
緑内障治療薬	アセタゾラミド	ダイアモックス	●副作用に注意 ●他にも適応症あり	減量 ★★★	電解質異常 しびれ
免疫抑制薬	ミゾリビン	ブレディニン	●副作用に注意	減量 ★★★	骨髄抑制
抗リウマチ薬	メトトレキサート	リウマトレックス メトレート錠	●他剤を選択	禁忌	骨髄抑制

※4　同じベタヒスチンでも，リマーク®は禁忌だが、メリスロン®は禁忌ではない

薬効分類	一般名	商品名	注意事項	用量	主な副作用
抗リウマチ薬	アクタリット	モーバー オークル	●他剤を選択	減量 ★★★	腎障害 血液障害（再生不良性貧血など）
	オーラノフィン	リドーラ		禁忌	
	金チオリンゴ酸ナトリウム	シオゾール		禁忌	
	ブシラミン	リマチル	●他剤を選択 ●透析日は透析後に投与（透析日のみ） ●腎機能低下患者（腎機能が廃絶していない）は禁忌	減量 ★★★	
	ペニシラミン	メタルカプターゼ		減量 ★★★	
抗悪性腫瘍薬	テガフール/ギメラシル/オテラシルカリウム配合	ティーエスワン	●使用を避ける	禁忌	骨髄抑制 肝障害（劇症肝炎など）
	カペシタビン	ゼローダ		禁忌	手足症候群 骨髄抑制
	フルダラビンリン酸エステル	フルダラ		禁忌	骨髄抑制
	ペメトレキセドナトリウム水和物	アリムタ		禁忌	
	メトトレキサート	メソトレキセート		禁忌	
	ペントスタチン	コホリン		禁忌	
	ブレオマイシン	ブレオ		禁忌	間質性肺炎 肺線維症
	ペプロマイシン硫酸塩	ペプレオ		禁忌	
	シスプラチン	ランダ アイエーコール ブリプラチン	●基本的には禁忌と考える	減量 ★★	消化器症状 腎障害
	カルボプラチン	パラプラチン	●Calvertの式にて用量調節	減量 ★★	
	ネダプラチン	アクプラ	●使用を避ける	禁忌	

薬効分類	一般名	商品名	注意事項	用量	主な副作用
麻薬性鎮痛薬	コデインリン酸塩水和物	コデインリン酸塩	●疼痛に合わせて慎重に用量を調節する ●オキシコドン，フェンタニル，メサドンは腎機能正常患者と同量を慎重投与する	減量 ★	呼吸抑制 傾眠 便秘 悪心・嘔吐
	ジヒドロコデインリン酸塩	ジヒドロコデインリン酸塩		減量 ★	
	モルヒネ硫酸塩水和物徐放剤	MSコンチン		減量 ★	
	モルヒネ塩酸塩水和物	オプソ			
非麻薬性鎮痛薬	トラマドール塩酸塩	トラマール	●疼痛に合わせて慎重に用量調節 ●副作用に注意	減量 ★★	消化器症状 傾眠
	トラマドール塩酸塩/アセトアミノフェン配合	トラムセット		減量 ★★	
疼痛治療薬	プレガバリン	リリカ	●透析日は透析後に投与 ●投与方法および症状コントロール状況によっては透析後の補充投与が必要になる可能性あり	減量 ★★★	めまい 傾眠
片頭痛治療薬	エルゴタミン酒石酸塩/無水カフェイン/イソプロピルアンチピリン	クリアミン配合錠A1.0 クリアミン配合錠S0.5	●他剤を選択	禁忌	麦角中毒 しびれ 脈の消失
	リザトリプタン安息香酸塩	マクサルト		禁忌	悪心・嘔吐 めまい
	ナラトリプタン塩酸塩	アマージ		禁忌	悪心・嘔吐
皮膚外用薬	マキサカルシトール	オキサロール	●活性型ビタミンD_3誘導体であり，皮膚より吸収されて血中カルシウム値が上昇する可能性がある	慎重	高カルシウム血症
市販薬（OTC）	H_2受容体拮抗薬を含有する市販薬		●医療用医薬品と重複し，過量投与となる可能性がある ●アルミニウム含有製剤は透析患者に禁忌である		
	アルミニウムやマグネシウムを含有する市販薬				

〈表の見方〉

① 用量の表示

慎重：用量は大きく減量する必要はないが，低用量から投与を開始するなど，慎重投与が必要な薬剤

減量★：軽度（50％以下）減量が必要な薬剤

減量★★：中等度（51～80％）減量が必要な薬剤

減量★★★：大幅な（81％以上）減量が必要な薬剤

禁忌：添付文書上禁忌である薬剤，または禁忌として扱うのが望ましい薬剤

② TDM（therapeutic drug monitoring：治療薬物モニタリング）対象薬剤

薬剤の血中濃度を測定し，治療効果や副作用をモニタリングしながら投与設計を実施する薬剤を示す．

（外賀裕次郎）

〈参考資料・文献〉

各社添付文書およびインタビューフォーム

平田 純生ほか：透析患者への投薬ガイドブック 慢性腎臓病（CKD）の薬物治療．改訂2版．じほう；2009．

戸塚恭一ほか監：日本語版サンフォード感染症治療ガイド2013．第43版．ライフサイエンス出版；2013．

透析患者が利用できる社会資源

医療費の助成

人工透析療法は継続して医療費がかかる治療のため，医療費助成制度が設けられており，透析患者の負担軽減が図られている．所得や自治体などによって申請できるものが異なるため，各制度の申請窓口に確認をしたうえで手続きをすることが望ましい．

特定疾病療養受療証

継続して人工透析が必要な場合や血友病の治療をしている場合に，医療費を軽減する基本的な制度である．申請した月の1日にさかのぼって制度が適用されるため，月末に透析導入になった場合には早急に手続きをする必要がある．

● 助成内容

自己負担限度額が所得・年齢に応じて月額1万円または2万円となる（表1）．

表1　特定疾病療養受療証の限度額

70歳未満	上位所得※の人は2万円 上記以外の人は1万円
70歳以上	所得に関係なく，一律1万円

※上位所得者：国民健康保険は年間所得が600万円を超える，社会保険は標準報酬月額が約53万円以上の人を指す．

● 申請窓口

加入している健康保険の窓口へ申請する（表2）．

表2　特定疾病療養受療証の申請窓口

70歳未満の場合	
国民健康保険	役所の国民健康保険課
社会保険	各健康保険または全国健康保険協会各支部
70歳以上の場合	
健康保険高齢受給者証	各健康保険または全国健康保険協会各支部
国民健康保険高齢受給者証	役所の国民健康保険課
後期高齢者医療被保険者証	役所の高齢者医療担当課

東京都難病医療費等助成制度

都内に居住し，人工透析を受けている腎不全患者に対して，医療費の自己負担分をさらに1万円助成する制度である．ただし医療保険が優先されるため，特定疾病療養受療証の取得が前提となる．

- **申請窓口**

  居住地の保健所・保健センターなど（自治体によって異なる）．

自立支援医療

障害を取り除いたり軽減したりするために行う手術などの治療（透析を含む）に利用できる医療費助成制度である．18歳以上の場合は「更生医療」，18歳未満の場合は「育成医療」が対象となる．

ただし，医療保険が優先となる．特定疾病療養受療証の制度を利用したうえで，自己負担限度額をさらに減額するための制度である．所得によっては減額されない場合もあるため，申請窓口に確認する必要がある．

- **対象者**
  - 更生医療：18歳以上で身体障害者手帳が交付されている人
  - 育成医療：18歳未満の人．身体障害者手帳の有無は問わない
- **助成内容**
  - 医療費が1割負担となり，所得に応じて自己負担限度額（住民税の課税状況に応じ0〜2万円）が設定される．
- **申請窓口**

  役所の障害福祉担当課

重度心身障害者医療費助成

重度の障害者が，病院や薬局などで負担する保険診療の自己負担額の全部または一部が助成される制度である．

対象者は各都道府県や市区町村によって異なり，年齢制限・所得制限が設けられている場合もある．助成内容も各自治体により異なる．

他都道府県の医療機関を受診する場合には，一度窓口で支払い，役所で払戻しの手続きが受けられる（療養費払い）．

- **対象者**

  身体障害者手帳の1，2級の交付を受けている人など
- **申請窓口**

  役所の障害福祉担当課

小児慢性特定疾患医療費助成

小児（18歳未満）で慢性疾患に対して治療（透析を含む）を要する場合に，医

療費を助成する制度である．申請をした場合は20歳まで延長して助成が受けられる．
- ●助成内容
  医療費の全額助成（透析の場合は重症認定に該当する）
- ●申請窓口
  保健所・保健センター

医療費控除

透析に限らず，医療費を支払った場合に一定の金額の所得控除を受けることができる制度である．前年（1月1日〜12月31日）に支払った医療費自己負担額の総額が，一定額（10万円もしくは世帯の合計所得額の5％）を超えた場合に，最高200万円までの医療費控除が受けられる（図1）．ただし，控除の対象外になるものもあるため，申請窓口で確認することが望ましい．

$$\text{1年間に支払った医療費} - \text{保険金等で補填される金額}^{※1} - 10\text{万円}^{※2} = \text{医療費控除額（最高200万円）}$$

※1：高額療養費や生命保険などで支払われる入院費給付金など
※2：所得が200万円未満の場合は所得の5％が適用される

図1 医療費控除額の計算方法

- ●申請窓口
  管轄の税務署（翌年の2〜3月の確定申告の時期に申請）
  5年前までさかのぼって申請が可能（この場合は年中いつでも申請可能）

経済的支援（医療費以外）

医療費の助成以外にも，経済的支援としては次のような制度の利用を検討できる．

傷病手当金

事業所に雇用されて健康保険に加入している人が，病気やけがで働けずに休業し，事業主から十分な報酬を受けられない場合に，経済的支援が受けられる制度である．
- ●支給要件
  ①疾病や負傷のための休養であること
  ②労務に服することができないこと
  ③3日間の待機期間があること（3日間連続して欠勤し，4日目から支給開始）

④給料が十分に支給されていないこと

- **支給額**

待機期間後の休職日より，1日につき標準報酬月額の3分の2を支給（給料が出ている場合はその差額）

- **支給期間**

支給開始日より1年6か月（同一の傷病に対しては1回のみ申請可）

- **申請窓口**

加入している健康保険の窓口

障害年金

公的年金の加入者が，病気やけがのために一定の障害状態になった場合に受けられる年金である．人工透析療法を受けている場合，障害年金では2級相当に該当する．病状によっては上位等級に該当する可能性もある．なお，等級は身体障害者手帳の等級とは無関係である．

- **支給要件**

①初診日（障害の原因となった傷病について初めて受診した日）に公的年金に加入していること．加入していた年金が国民年金の場合は障害基礎年金，厚生年金の場合は障害厚生年金の支給対象となる．20歳未満に初診日がある場合は障害基礎年金の対象となる．

②年金保険料が初診日の前日までに，保険加入期間の3分の2以上納付されていること．

③障害認定日（初診日から1年6か月が経過した日．透析患者は透析開始日から3か月を経過した日）の状態が障害認定基準に該当していること

- **支給額**

障害基礎年金2級：786,500円/年（平成24年度）

障害厚生年金の場合はさらに報酬比例分が上乗せされる．

- **申請窓口**

管轄の年金事務所

療養生活の支援

日常生活のなかで身体介護や家事援助，通院のサポートなどが必要になった際に利用できる制度としては，次のものがあげられる．

身体障害者手帳

国や各自治体で行われている障害者に対する医療的・社会的・経済的なさまざまな福祉制度を利用するための証明書である．身体障害者福祉法で定める程度の障害がある場合に申請することで交付される．人工透析療法を受けている場合や腎臓病の場合，腎臓機能障害で申請をする（表3）．各都道府県により基準の解釈

表3 腎臓機能障害の障害程度基準

等級	障害程度の基準
1級	腎臓の機能の障害により自己の身辺の日常生活活動が極度に制限されるもの 血液浄化を目的とした治療をすでに行っているもの 腎移植後，抗免疫療法を必要とする期間中であるもの
3級	腎臓の機能の障害により家庭内での日常生活活動が著しく制限されるもの
4級	腎臓の機能の障害により社会での日常生活活動が著しく制限されるもの

の方法が異なり，正式な決定は都道府県によって行われる．

● **申請窓口**

役所の障害福祉担当課

● **利用できるサービス**

・医療費の助成（重度心身障害者医療費助成や，更生医療）

・税金（所得税や住民税など）の控除・減免

・手当金（自治体により年齢制限や所得制限あり）

・各種交通運賃の割引（JRの旅客運賃・航空旅客運賃・有料道路交通料等の割引）

・障害者総合支援法によるホームヘルパーの派遣，福祉用具・日常生活用具の給付など（腎臓機能障害の場合は腹膜透析の加温器が助成される）．利用できるサービスの種類と量は「障害程度区分（区分1〜6）」の認定手続きを経て決定される（図2）．

・駐車禁止除外標章の交付（等級により異なる）

・障害者雇用枠としての就労支援

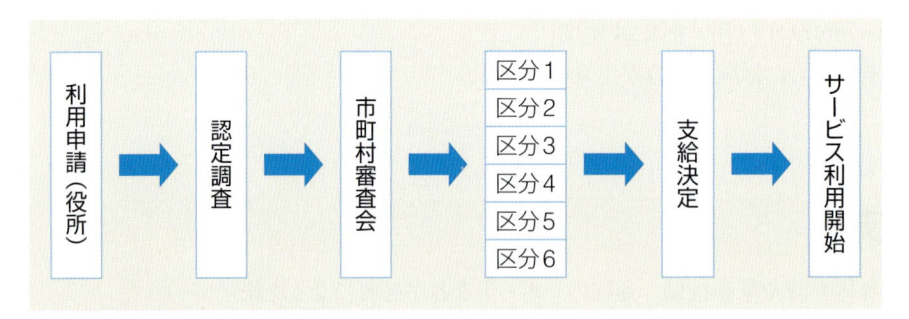

利用申請（役所）→認定調査→市町村審査会→区分1／区分2／区分3／区分4／区分5／区分6→支給決定→サービス利用開始

図2 障害程度区分の認定の流れ

介護保険

介護を必要とする場合に，サービスを1割負担で利用することができる制度である．障害者総合支援法でも介護のサービスが受けられるが，原則は介護保険が優先となる．要支援1〜2，要介護1〜5の要介護状態区分の認定を受けたうえで，

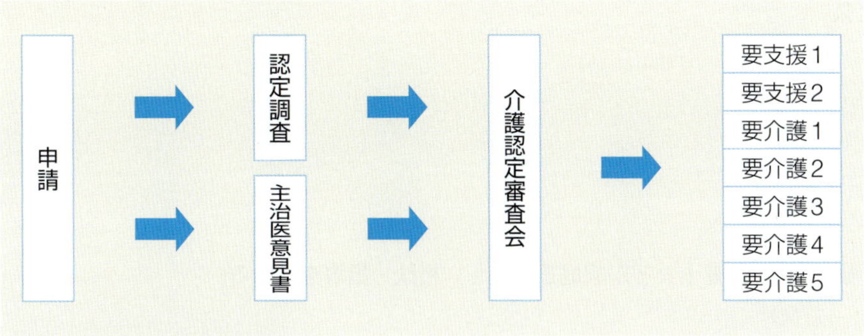

図3 要介護度状態決定の流れ

サービスを利用する（図3）．

● **対象者**
- 65歳以上
- 40歳以上65歳未満で，表4の特定疾病に該当する人

表4 介護保険の対象となる特定疾患

- 末期がん ・関節リウマチ ・筋委縮性側索硬化症 ・後縦靱帯骨化症 ・脊髄小脳変性症
- 骨折を伴う骨粗しょう症 ・初老期における認知症 ・パーキンソン病関連疾患 ・早老症
- 脊柱管狭窄症 ・脳血管疾患 ・多系統萎縮症 ・閉塞性動脈硬化症 ・慢性閉塞性肺疾患
- 糖尿病性神経障害，糖尿病性腎症および糖尿病性網膜症
- 両側の膝関節または股関節に著しい変形を伴う変形性関節症

● **申請窓口**

役所の介護保険担当課，地域包括支援センター，在宅介護支援センター

● **利用者負担**

利用したサービスの1割を支払う．要介護状態区分に応じて負担する利用額には上限があり（表5），この上限額を超えてサービス利用をした場合には超過分が全額自己負担となる．

表5 介護サービスの利用上限額

要介護状態区分	利用者負担の上限額（1か月の支給限度額）
要支援1	5,003円（50,030円）
要支援2	10,473円（104,730円）
要介護1	16,692円（166,920円）
要介護2	19,616円（196,160円）
要介護3	26,931円（269,310円）
要介護4	30,806円（308,060円）
要介護5	36,065円（360,650円）

●利用できるサービス

居宅サービス
- 訪問介護（ホームヘルプ）
- 訪問入浴
- 訪問リハビリテーション
- 訪問看護
- 居宅療養管理指導（医師，栄養士などが家庭を訪問し，相談・指導を受ける）
- 通所介護（デイサービス）
- 通所リハビリテーション（デイケア）
- ショートステイ
- 特定施設入居者介護（有料老人ホームなどに入居し，介護を受ける）

施設サービス（要介護1～5が対象）
- 介護老人福祉施設（特別養護老人ホーム）
- 介護老人保健施設
- 介護療養型医療施設

地域密着型サービス
- 小規模多機能型居宅介護（通所・訪問・宿泊を組み合わせたサービス）
- 認知症対応型通所介護
- グループホーム（要支援2，要介護1～5が対象）
- 夜間対応型訪問介護（要介護1～5が対象）
- 地域密着型施設入居者介護（要介護1～5が対象）

その他のサービス
- 福祉用具の貸与（歩行補助杖，歩行器，車イス，介護用ベッドなど）
- 福祉用具購入費の支給（ポータブルトイレ，入浴補助用具など．10万円が限度）
- 住宅改修費支給（手すりの取付け，段差の解消など．20万円が限度）

通院に利用できるサービス

●通院等乗降介助

介護保険
　要介護1～5の人が通院などのために，指定を受けた事業所の訪問ヘルパーなどが自らの運転する車両への乗車または降車の介助を行い，併せて乗車前後の屋内外での移動などへの介助，または通院先・外出先での受診等の手続き・移動等の介助を行うこと．なお，原則として院内介助（受付から診察室までの移動など）は対象外となっているため，院内介助が必要な場合は透析施設やケアマネジャーとの相談が必要となる．

身体障害者手帳
　身体障害者手帳を取得していれば，障害程度区分の認定を受け，自立支援給付としてサービスを受けることが可能である．ただし介護保険が利用できる場合は

そちらが優先される．
- 有償送迎サービス

福祉有償運送

　各自治体の「福祉有償運送協議会」によって定められたNPO法人，社会福祉法人，医療法人などが，介護を要する高齢者や障害者を対象に有償で行う送迎サービスのこと．指定を受けている団体にあらかじめ登録する必要がある．

　また，これ以外にも地域によってはNPO法人などが送迎サービスを行っている場合もある．

就労支援

　現在，障害者に対する就労支援としてさまざまな相談窓口が設けられており，状況に応じて就職先の紹介や，職業訓練を受けられる支援機関につなげることのできる体制がとられている．

就労に関係する相談窓口

- 公共職業安定所（ハローワーク）

　障害の有無を問わず利用が可能で，主に職業の紹介や雇用保険の手続きをする窓口となっている．また，職業訓練機関への斡旋なども行っており，規模が大きい公共職業安定所では障害者専門の相談窓口を設けていることもある．

　在職中に受障した場合には，「継続雇用の支援」として，さまざまな支援策を活用しながら障害者・事業主のそれぞれに対する支援を行う．

障害者総合支援法による就労支援

- 障害者雇用率制度

　障害者雇用施策の一環として，企業の規模に応じて障害者を一定割合以上雇用することが義務づけられている．身体障害者手帳を所持している透析患者は障害者雇用枠での就労が可能である．

- 就労支援

　役所で申請をすることにより，下記のような支援が受けられる．

就労移行支援

　一般企業への雇用に向けた移行支援で，施設によっては入所の利用も可能である．利用期間は24か月である．

就労継続支援（A型：雇用型，B型：非雇用型）

　就労移行支援で一般の雇用に結びつかなかった場合に，利用が可能である．利用期間の定めはない．

- 就労相談窓口

　次のような相談窓口を通し，入所または通所しながら職業訓練を受けられる専門機関（施設）を利用することも可能である．

障害者職業センター

　障害者の職業相談や専門的な職業能力の評価を行うほか，事業所に職業適応援助者（ジョブコーチ）を派遣し，障害特性を踏まえた専門的な支援も可能である．

障害者就業・生活支援センター

　障害者の就業・生活を一体的に支援する機関である．職場での生活だけではなく，日常生活についての相談も行っている．

〔玉川ひとみ〕

索引

和文索引

あ

足つり　93
アテローム血栓性脳梗塞　129
アミロイド関節症　154
アルカローシス　34
アルドステロン　6
アルブミン　26, 31, 206
アンジオテンシンⅡ受容体拮抗薬　17
アンジオテンシン変換酵素　12
　──阻害薬　17, 174
異所性石灰化　35
イレウス　152
インクリメンタル腹膜透析　190
インタクトPTH　26, 40, 148
運動負荷テスト　103
エチレンオキサイドガス滅菌　53
エリスロポエチン　7, 104, 123, 125, 209, 248, 252
横隔膜交通症　240
温罨法　244

か

開頭外減圧術　128
開頭クリッピング術　128, 134
開頭血腫除去術　128, 133
開頭ラッピング術　128, 134
下肢挙上ストレス試験　143
活性化凝固時間　172
活性型ビタミンD_3製剤　32
カテーテルアブレーション　100, 105
カテーテルケア　200, 205
カテーテルトラブル　212
カテーテル法　77, 82
カテーテル留置術　199
肝炎　261
間歇性破行　143
鉗子　56, 58
緩徐持続的限外濾過　44

感染経路別対策　259
完全静脈栄養　247, 249
感染性廃棄物　258
冠動脈ステント留置術　105
冠動脈造影　103
冠動脈バイパス術　100, 105
起因性血小板減少症　84
起坐呼吸　107
脚ブロック　37
急性腎障害　14
急性腎不全　14
急速進行性糸球体腎炎　18
狭心症　39, 101
　安静──　103, 110
　冠攣縮──　105
　不安定──　103, 110
　労作性──　40, 103, 110
虚血性心疾患　99, 101, 102, 110
虚血性腸炎　152
巨赤芽球貧血　125
拒絶反応　280
起立性低血圧　106, 115, 118
筋痙攣　93
空気感染　259
空気混入　96
クッシング現象　131
くも膜下出血　128, 131, 132
グラフト　77, 80
クリアランス　45
鶏眼　146
頸動脈ステント術　133
経皮的冠動脈形成術　105
経皮的血管形成術　143
経皮的副甲状腺（上皮小体）エタノール注入療法　40, 160
経皮的副甲状腺内薬物注入療法　147
血液回路　258
　──遮断　95
　──内凝固　96
血液吸着　44

血液凝固異常　130
血液浄化療法　44, 49
血液透析　20, 44, 46, 49, 75
血液透析濾過　44, 49, 63, 117
血液濾過　44, 49
血管炎　130
血管拡張薬　143
血行再建術　143
血漿吸着　44
血漿交換法　44
血漿再充填速度　115
血漿成分分画器　168
血漿分離器　165, 168, 173
血清鉄　30
血栓内膜摘出術　143
血栓溶解療法　133
献腎移植　20, 271, 274
原尿　3, 6
高圧滅菌　53
高アルミニウム血症　125
高エンドトキシン血症　248
高カリウム血症　19, 33, 93, 104, 106, 112, 128
高カルシウム血症　142
抗凝固薬　84, 131, 143, 252
高血圧　141, 235
抗血小板療法　128, 133, 143
抗血栓療法　128
交差感染　253, 257
高窒素血症　10, 18
高ナトリウム血症　108
高ナトリウム透析　117
高尿酸血症　235
高リン血症　19, 94, 142
呼吸困難　106, 111
個人防護具　254, 255, 260
個人用透析装置　48, 64, 65, 66, 69
骨軟化症　12
骨嚢胞　152
骨ミネラル代謝異常　13

321

さ

サージカルマスク　254, 260
サーベイランス　252
再吸収　6
再生不良性貧血　125
残血　97
糸球体　3, 4, 6, 44
　　──濾過量　13, 148
脂質異常症　111, 140, 141, 235
持続式携行型腹膜透析　44, 178, 186, 192, 198, 205
持続性周期的腹膜透析　188
持続的血液透析濾過　132
市中感染症　253
自動腹膜灌流装置　241
自動腹膜透析　44, 178, 187, 230
シャント肢　256
シャント造設術　40
手根管症候群　153
手指衛生　254, 255
上室性頻拍　37
常時低血圧　115
小児腎不全　289
職業感染　253
白取の掻痒の重症度基準　162
心アミロイドーシス　102
腎移植　20
腎盂　3
心胸郭比　35, 102, 116
心筋梗塞　37, 39, 101, 103, 110, 235
心筋石灰化　102
腎硬化症　15, 17
人工血管　77, 80
心室細動　37
心室性期外収縮　37
心室粗動　37
心室頻拍　37, 120
心腎貧血症候群　124
腎錐体　3
腎性貧血　14, 99, 123, 125
新鮮凍結血漿　166, 168
腎乳頭　3
心不全　34, 40, 99, 101, 102, 104, 107, 115
心房細動　37, 99, 120
心房粗動　37, 120

睡眠時無呼吸症候群　235
スタンダードプリコーション　253, 254
ステント療法　100
生体腎移植　20, 266, 274
咳エチケット　254
赤血球造血刺激因子製剤　125, 127
接触感染　259
線維性骨炎　147
先行的腎移植登録　271
穿刺針　78
全身エリテマトーデス腎炎　18
臓器移植ネットワーク　272, 274
総蛋白　26, 31, 206
瘙痒感　10, 32

た

ダイアライザ　20, 28, 46, 47, 51, 54, 76, 89, 97, 117, 258
退院指導　204
体外限外濾過法　108
代謝性アシドーシス　11, 19, 45
体組成測定　206
タイダール　189
ダイノルフィン　158
タッチコンタミネーション　226
多人数用透析液供給装置　64, 65, 72
多発性嚢胞腎　15, 17
単純血漿交換療法　44, 165, 168
弾性ストッキング　121
弾発指　152
チアノーゼ　111
中空糸　47, 51
超低比重リポ蛋白　173
腸閉塞　244, 247, 248
痛風　235
低アルブミン血症　117, 247, 248
低温透析　117
低カリウム血症　33, 93, 104, 112
低カルシウム血症　93
低カルシウム透析液　147, 148
低比重リポ蛋白　173
出口部感染　213, 243
鉄欠乏性貧血　14
鉄剤　123, 127
電解質異常　19

電子線滅菌　53
透析アミロイドーシス　152
透析液　63, 71, 72, 253
　　──異常　96
透析液供給装置　46, 48, 69, 70, 72
透析回路　28
透析監視装置　65
透析関連低血圧　114, 138, 140
透析原液　71
透析効率　28, 210
透析装置　46, 48, 74, 89, 253
透析低血圧　115
透析用監視装置　48, 69, 74, 91
透析用希釈水　48, 70, 71
透析用水　64
糖尿病　36, 106, 111, 114, 118, 140, 141, 220, 235
　　──性腎症　15, 17, 91
洞不全症候群　37
洞房ブロック　37
動脈解離　130
動脈硬化　235
動脈表在化　77, 79
ドナー　266, 268
ドライウェイト　35, 40, 2, 110, 117, 119, 121, 138
トランスフェリン　125
トンネル感染　213, 243

な

内頸動脈内膜剥離術　133
内シャント　77
内臓脂肪　236
二次性副甲状腺機能亢進症　12, 19, 32, 147
二重濾過血漿交換法　44, 168
尿細管　3, 5, 44
尿酸　10, 26
尿素窒素　10, 26, 28, 91, 181, 206
尿毒症　10
　　──物質　14, 63
ネフロン　3, 4
脳血管障害　235
脳血管バイパス術　133
脳梗塞　128, 132, 137
脳室ドレナージ　133, 134

索引

脳出血　128, 130, 132, 137
　　高血圧性――　130
　　非高血圧性――　130
脳静脈血栓症　130
脳卒中　129
脳動脈コイル塞栓術　128
脳動脈瘤　128
脳保護療法　128, 133, 134, 137

は

バージャー体操　140
排液確認シート　194
破壊性脊椎関節症　152
バスキュラーアクセス　22, 40, 77, 88, 149, 190, 253, 256
バッグ交換　192, 201, 205, 206, 208, 226, 243
抜針事故　95
バネ指　152
被囊性腹膜硬化症　179, 240, 244, 247, 248, 259
飛沫感染　259
肥満　111, 220
貧血　19, 30, 102, 107, 112, 114, 247
頻脈　99
頻脈性不整脈　120
フェイススケール　162
フェリチン　26, 30, 125
副甲状腺摘出術　33, 147
副甲状腺ホルモン　12, 94, 147, 157, 206
副腎　2, 6
腹膜　180
腹膜炎　178, 222, 240, 244
　　カテーテル関連――　224
　　好酸球性――　227
　　再燃性――　224
　　難治性――　224
　　反復性――　224
　　無菌性――　227
腹膜透析液　178, 179, 183
腹膜透析カテーテル　178, 198
腹膜透析関連感染症　210
腹膜透析チューブ　209, 214
腹膜透析ノート　202, 205, 206, 208, 238
腹膜平衡試験　210, 248

腹膜癒着剥離術　247
腹膜劣化　182, 190, 244
浮腫　11, 106, 111, 119
不整脈　99, 102, 103, 106, 113
フットケア外来　145
ブドウ糖　183
プライミング　49, 53, 59, 61, 114, 157, 194
粉末透析液製剤溶解装置　64, 69, 73
閉塞性動脈硬化症　40, 140, 141
ペースメーカー治療　105
ヘマトクリット　30
ヘモグロビン　30
ヘルニア　229, 240
変形性膝関節症　235
返血　61, 62, 97, 157
胼胝　146
弁置換術　105
便秘　240, 244, 245
ヘンレループ　5
膀胱　3
傍糸球体装置　5
ボウマン嚢　3, 4

ま

末期腎不全　46
慢性糸球体腎炎　15, 17
慢性腎盂腎炎　18
慢性腎臓病　13, 124, 268
慢性腎不全　15, 21
水処理装置　64, 69
無形性骨症　13
無症候性脳血管障害　129
無痛性心筋梗塞　111
メサンギウム細胞　3
免疫抑制薬　275
もやもや病　130

や・ら・わ

夜間透析　188
輸出細動脈　4, 5
輸入細動脈　3, 4, 5
腰痛　229
　　――体操　233
ラインクランパ　58
ラクナ梗塞　130
リネン処理　254

冷却濾過法　171
レシピエント　267, 273, 286
レシピエント移植コーディネーター　266, 272, 274, 284
レニン―アンジオテンシン―アルドステロン系　7, 12
ワクチン　261

323

欧文索引

A

ABI　143
ACE　12
acetate free bio filtration（AFBF）　50
ACE阻害薬　17, 19, 174
ACT　172
AF　37
AFL　37
AKI　14
Alb　31
ARB　17, 19
ARF　14
ASO　40, 140, 141
automated peritoneal dialysis（APD）　44, 178, 187
　——装置　188, 230, 232, 241

B

Behavioral Rating Scale（BRS）　162
Body Mass Index（BMI）　236
BUN　10, 26, 29, 91, 206

C

CAPD　44, 178, 186, 192, 198, 205
　——外来　209
　——接続システム　195
cardio-real-anemia syndrome　124
CCPD　188
central dialysate delibery system（CDDS）　65
CGN　17
CHDF　132
CKD　13, 15, 18, 20, 33, 124, 268
continuous ambulatory peritoneal dialysis（CAPD）　44
Cr　10, 26, 29, 91
CRF　15
CRP　248
CTR　35, 36, 102

D

DFサーモ法　171
direct hemoadsorption　44
double filtration plasmapheresis（DFPP）　44, 168

E

ECUM　108, 114
EPS　179
ESA　123, 127
ESRD　46

F

FFP　166, 168
Fontaine分類　141

G

GFR　13, 15, 22, 148
Glasgow Coma Scale（GCS）　135

H

Hb　30
hemodiafiltration（HDF）　44, 49, 63, 117
hemodialysis（HD）　44, 75
hemofiltration（HF）　44, 49
Ht　30

J

Japan Coma Scale　135

L

LDL吸着療法　173

M

MMT徒手筋力テスト　135

N

N95微粒子濾過マスク　260
NPD　188
Numerical Rating Scale（NRS）　162

P

PCI　100, 105
PEIT　40, 160
percutaneous transluminal angioplasty（PTA）　140, 143
peritoneal dialysis（PD）　44, 132
PET　248
PIT　147
PKD　17
plasma adsorption　44
plasma exchange（PE）　44, 165, 168
plasma refilling rate（PRR）　115
PSA　152
PTH　12, 94, 147, 156, 158, 206
PTX　33, 148

R

RCT　274
RPGN　18
RTC　266
rt-PA　133

S

SLE　18
slow continuous ultrafiltration（SCUF）　44
SPP　143

T

TP　31
TPD　189
TPN　247

U

UA　10, 26

V

Verval Descriptor Scale（VDS）　162
VF　37
Vf　37
Visual Analogue Scale（VAS）　162
VT　37

W

WPW症候群　37

その他

β_2ミクログロブリン　26, 45
βエンドルフィン　158
γ線滅菌　53

中山書店の出版物に関する情報は，小社サポートページを御覧ください．
http://www.nakayamashoten.co.jp/bookss/define/support/support.html

透析看護ケアマニュアル

2014年9月1日　初　版第1刷発行Ⓒ　〔検印省略〕

編　集	川野良子・大橋信子
医学監修	秋葉　隆
発行者	平田　直
発行所	株式会社　中山書店
	〒 113-8666　東京都文京区白山 1-25-14
	電話　03-3813-1100（代表）
	振替　00130-5-196565
	http://www.nakayamashoten.co.jp/

装丁・デザイン	臼井弘志＋藤塚尚子（公和図書デザイン室）
DTP	株式会社　明昌堂
印刷・製本	株式会社　シナノ

Published by Nakayama Shoten Co., Ltd. Printed in Japan
ISBN 978-4-521-73970-0

落丁・乱丁の場合はお取り替え致します

・本書の複製権・上映権・譲渡権・公衆送信権（送信可能化権を含む）は株式会社中山書店が保有します．

・JCOPY ＜（社）出版者著作権管理機構委託出版物＞
本書の無断複写は著作権法上での例外を除き禁じられています．複写される場合は，そのつど事前に，(社)出版者著作権管理機構（電話 03-3513-6969, FAX 03-3513-6979, e-mail : info@jcopy.or.jp）の許諾を得てください．

本書をスキャン・デジタルデータ化するなどの複製を無許諾で行う行為は，著作権法上での限られた例外（「私的使用のための複製」など）を除き著作権法違反となります．なお，大学・病院・企業などにおいて，内部的に業務上使用する目的で上記の行為を行うことは，私的使用には該当せず違法です．また私的使用のためであっても，代行業者等の第三者に依頼して使用する本人以外の者が上記の行為を行うことは違法です．

急変・症状に対する看護の流れをナビゲートするアルゴリズムは必見！

PocketNavi
新書判／並製・ビニールカバー
平均240頁

- 新しい診療科に配属された看護師が，日常業務をこなすのに困らないための重要事項・知識を厳選して解説
- コンパクトに読み切れる簡潔な記述，どこから読んでもわかる章立て
- 注意すべき点や重要なポイントがわかり，なぜ注意すべきか，どうしてポイントになるかという「考える根拠」まで説明
- 知りたいときにすぐ確認できるよう白衣のポケットに携帯できるサイズ
- 急変・症状に対する看護の流れをナビゲートするアルゴリズムは必見

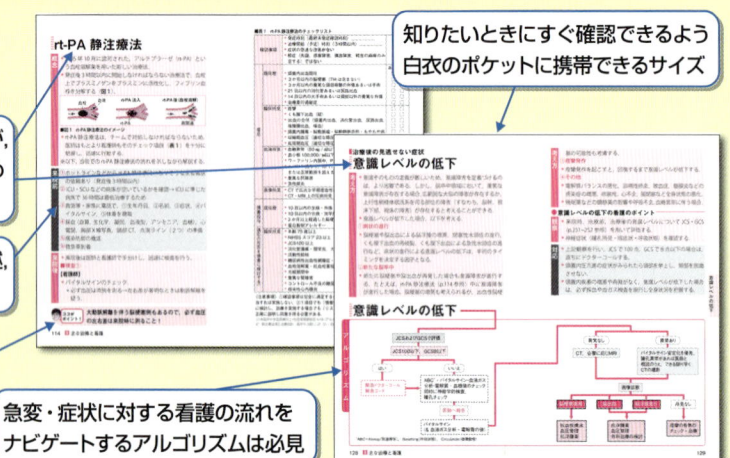

感染対策ポケットナビ
感染対策に必須の知識と実践法がこの1冊でわかる！

監修●矢野邦夫（浜松医療センター）
編集●大友陽子（東京女子医科大学病院）
　　　渡邉都貴子（岡山大学病院）

新書版／2色刷／176頁／定価（本体2,000円+税）
ISBN978-4-521-73915-1

最新刊!!

特徴
- 基礎知識はもちろん，看護に欠かせない洗浄・消毒・滅菌，周術期管理，職業感染対策などをコンパクトかつ丁寧に解説．
- 実際に病棟で感染者が発生したときを想定し，検査から感染性がなくなったと判断されるまでの流れ，また感染経路からみた感染症発生時の対応を，フローチャートで解説．

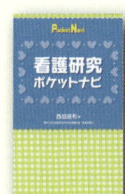

看護研究ポケットナビ
悩みがちな看護研究の進め方をフローチャートでナビゲート！

著●西垣昌和（東京大学大学院医学系研究科健康科学・看護学専攻）

新書版／2色刷／204頁／定価（本体2,000円+税）
ISBN978-4-521-73911-3

最新刊!!

特徴
- 看護研究で知っておきたい知識をすべて網羅！
- おさえておきたい看護研究の基本をわかりやすく解説
- 看護研究でよく聞かれる困りごと・失敗への対処法も満載！

「白衣のポケットに携帯する心強い味方」
ポケットナビシリーズ，続々刊行中!!

透析看護ポケットナビ	定価（本体2,200円+税）
小児看護ポケットナビ	定価（本体1,800円+税）
呼吸器看護ポケットナビ	定価（本体1,600円+税）
循環器看護ポケットナビ	定価（本体1,500円+税）
がん化学療法看護ポケットナビ	定価（本体2,400円+税）
内視鏡技師・看護師ポケットナビ	定価（本体3,800円+税）
脳卒中看護ポケットナビ	定価（本体1,900円+税）
脳神経看護ポケットナビ	定価（本体1,500円+税）
消化器看護ポケットナビ	定価（本体1,600円+税）
腎・泌尿器看護ポケットナビ	定価（本体2,000円+税）

中山書店　〒113-8666 東京都文京区白山1-25-14　TEL 03-3813-1100　FAX 03-3816-1015
http://www.nakayamashoten.co.jp/